W0400385

pfeiffer
bei Klett-Cotta

Zu diesem Buch

Psychisches Wachstum und emotionales Nachreifen ist auch bei schwer vernachlässigten oder traumatisierten Kindern möglich – das zeigen die Fallvignetten eindrucksvoll –, wenn eine liebevolle und tragfähige Therapeut-Patient-Beziehung entstanden ist. Es sind vor allem die kreativen Symbolisierungsleistungen, zu denen Kinder im geschützten Raum der Therapie finden können, die schließlich aus psychischen oder psychosomatischen Sackgassen herausführen. Sei es, dass dies die Abwehr- und Bewältigungsleistungen eines Kindes sind, das früh mit Krankheit und Tod konfrontiert wurde, oder sei es die immer wieder ausagierte Destruktion im Spiel, so können sich schließlich doch konstruktive und weiterführende Elemente herausschälen, wie organisierende Bilder und Spiele. Konzeptuell bezieht sich die Autorin immer wieder auf D. W. Winnicott, den genialen englischen Psychoanalytiker, unter anderem »Pionier« der Kleinkind-Beobachtung. Sein Werk hat nicht nur die Theorie und Praxis der Psychoanalyse, sondern auch das Denken in den benachbarten Geisteswissenschaften und in der Kunst zutiefst beeinflusst.
Die literarischen Qualitäten dieser Studien, die Plastizität der Fallgeschichten und der Grad der intellektuellen Durchdringung des therapeutischen Geschehens machen das Buch zu einem besonderen Lesevergnügen.

Lore Schacht, Dr. med., niedergelassene Psychoanalytikerin in der Umgebung von Freiburg/Brsg., nach kinderanalytischer Zusatzausbildung in London (1970–1973 Stipendiatin der Deutschen Forschungsgemeinschaft) Mitglied und Lehranalytikerin der Deutschen Psychoanalytischen Vereinigung; Publikationen zur Kinderanalyse in deutscher, englischer, französischer und italienischer Sprache.

Lore Schacht

Baustelle des Selbst

Psychisches Wachstum und Kreativität in der analytischen Kinderpsychotherapie

Pfeiffer bei Klett-Cotta

Leben lernen 143

Pfeiffer bei Klett-Cotta

Printed in Germany
Umschlag: Michael Berwanger, München
Titelbild: Pablo Picasso: Paul drawing/Paul beim Zeichnen

Satz: PC-Print, München
Auf holz- und säurefreiem Werkdruckpapier gedruckt
und gebunden von Gutmann + Co, Talheim
ISBN 3-608-89695-3

Die Deutsche Bibliothek – CIP-Einheitsaufnahme
Ein Titeldatensatz für diese Publikation ist bei Der Deutschen Bibliothek
erhältlich.

Inhalt

Vorwort

Der englische Psychoanalytiker D. W. Winnicott hat dem Spielen einen basalen Ort zugewiesen im Leben des Einzelnen, im Leben unserer Kultur und im psychotherapeutischen Kommunikationsfeld. Seine klinischen und theoretischen Konzepte faszinieren durch die Nähe, die sie zum Werden des Menschen herstellen, zum Werden seines Selbst.

Winnicott befand sich unermüdlich auf der Suche nach dem psychischen Wachstumspotenzial des Kindes und des Erwachsenen. Dies mag der Grund dafür sein, dass die Lektüre seines Werkes Hoffnung aufkommen lässt und neue Perspektiven.

Wenn ich nun über Erfahrungen in einigen Kinderbehandlungen Mitteilung machen werde, so geschieht dies als Hommage an Winnicott, der meine therapeutische Arbeit und Beobachtung so sehr stimuliert hat.

Darüberhinaus möchte ich das Gespräch mit denjenigen erweitern, die ähnliche Fälle in ihrer Obhut haben oder haben werden. Schließlich ist es mir ein Anliegen, auf die Einzigartigkeit des Kindes auch in seiner Verletzbarkeit hinzuweisen und auf seine Fähigkeit, dieser im therapeutischen Geschehen Ausdruck zu verleihen. Die klinische Situation kann zum Prisma werden, das Aspekte existenzieller Bedrohung auftauchen lässt und deren Entschärfung, die über das individuelle Schicksal hinaus das Bild vertiefen helfen, das wir von dem Menschen haben, dem wir gegenübertreten und dem, der wir selber sind und waren.

Lore Schacht, im Januar 2001

TEIL A

KREATIVE SYMBOLISIERUNGS-LEISTUNGEN

1. Baustelle des Selbst

a) Einleitung

An einer Baustelle herrschen ständig Tätigkeit, Unruhe und Bewegung. Dort wird nicht nur aufgebaut, sondern zuweilen auch soeben Errichtetes wieder abgerissen oder umgebaut. Unvorhersehbare Störungen müssen einbezogen werden und können zu Improvisationen und Verbesserungen Anlass geben. Eine Baustelle umschließt immer konstruktive und destruktive Elemente. Oftmals durch eine hohe Mauer gegen das Eindringen oder den neugierigen Blick Unbefugter abgeschirmt, ruft eine Baustelle den Eindruck hervor, ein Geheimnis zu hüten. Eine Baustelle ist ein ganz und gar intimer Bereich. Mag sie einerseits eine Vorstellung aufkommen lassen von dem einmal an ihrer Stelle Gewesenen, so mag sie andererseits auch eine Ahnung in dem vorübergehenden Betrachter wecken, was einmal dort sein wird, wie dort im Einklang oder in Missstimmung gar mit der Umgebung gelebt werden kann. Eine Baustelle umspannt einen Raum und entwirft die Perspektive einer »Gestalt in der Zeit« (Max Frisch).
Bei der Wahl des Titels habe ich mich von Julian inspirieren lassen, dessen vierstündige Analyse begann, als er vier Jahre alt war, und in dieser Intensität über drei Jahre ging. Die Schwere seiner Störungen hatte von Anfang an die Frage nach dem Selbst aufkommen lassen, nach der Defizienz des Selbst, dem Hin und Her zwischen seiner möglichen Fragmentation und Zerbrechlichkeit und seinem möglichen Zusammenwachsen, nach Gelingen und Misslingen der Integration verschiedener Selbst-Bilder. Eine Besonderheit der Behandlung lag darin, dass das Bauen im wahrsten Sinne des Wortes und in immer neuen Abwandlungen das Spiel während der Stunden prägte. Immer war da irgendeine Baustelle vorhanden, mit der er beschäftigt war und der seine beseelte Aufmerksamkeit galt. Mochte, so begann ich mich zu fragen, ein Zusammenhang bestehen zwischen den komplexen, sich ständig und vielfältig überlagernden psychischen Reifungs- und Integrationsprozessen und der anhaltenden Bautätigkeit, die Julian in seinem Spiel an den Tag legte? Bestanden am Ende doch mehr Sprünge

der symbolisierenden Überbrückung zwischen dem sichtbaren Spielen und dem dahinter verborgenen Erleben des Jungen, als es zunächst erscheinen mochte?
Julian selbst ließ erkennen, dass er in seinem Spielen während der Therapiestunden etwas verborgen sah, das ähnlich zu schützen sei wie eine Baustelle. In einer ihm bedrohlich erscheinenden Situation nämlich, ungefähr zwei Jahre nach Beginn unserer Arbeit, wollte er eines Tages einen Zettel an das Fenster des Therapiezimmers heften, der alle Vorübergehenden und Ankommenden, damit auch die Mutter, wenn sie ihn brachte oder abholte, gebieterisch abhalten sollte. Dieser Zettel trug die Aufschrift »Baustelle Julian«.

b) Zum Konzept des Selbst

»The concept of self has been compelling for psychoanalysts, for it is a concept well suited to the attempt to capture the gestalt of the whole person. Presumably, a person's sense of self is more representative of his or her personal essence than any other aspect of personality functioning. To speak of wishes, defences, fantasies, ego functions, unconscious process, relational schemata, and so on, is to speak of component parts of the personality. To speak of the self is to speak of the person as a unique individual. The concept of self, like the concept of character, attempts to grasp the functioning of the person as an integrated unit … The concept of self depicts the sense of individuality from the insider's perspective – what it feels like to be that individual. To describe the self requires empathy – to step into the other's shoes and experience the world from his or her point of view.« (Josephs, 1992, S. 90 f.)
Das Selbst ist für Winnicott immer das werdende Selbst, verankert in der frühen Beziehung zwischen dem Kleinkind und der Mutter und in seinem Schicksal, ob bzw. wie es sich entwickeln kann, unlösbar mit ihr verbunden. Es ging Winnicott immer darum, die konstante Entwicklung des Selbst in den verschiedenen klinischen Beschreibungen, die er vorlegte, zu fassen. Für ihn ist die Frage nach dem Selbst zunehmend verbunden mit der Frage danach, was das Leben überhaupt ausmacht. Er hat schließlich in seinen späten

Aufsätzen (1971b), angeregt durch Formulierungen von seinen Patienten, Begriffe wie »sense of self«, »lack of sense of self«, »searching for self«, »sense of existing as a person« gebraucht und mit solchen wie »creative experience« oder »creative living« zusammengebracht (Schacht, 1986).

Als seine Übersetzerin, Mme Jeannine Kalmanovitch, ihm darlegte, wie schwierig es sei, den Begriff »self« ins Französische zu übertragen, schrieb er ihr im Januar 1971 einen Brief, in dem er sich um eine Definition bemühte. Dieser Brief, der bei ihr erst nach seinem Tod eintraf, ist in der »Nouvelle Revue de Psychoanalyse« im Jahre 1971 abgedruckt worden, und zwar auf Englisch. Da es sich hierbei um die wohl umfassendste Definition Winnicotts zu dem so häufig von ihm verwandten Begriff des Selbst handelt, möchte ich kurz aus diesem Brief zitieren.

»For me the self, which is not the ego, is the person who is me, who is only me, who has a totality based on the operation of the maturational process. At the same time the self has parts, and in fact is constituted of these parts. These parts agglutinate from a direction interior-exterior in the course of the operation of the maturational process, aided as it must be (maximally at the beginning) by the human environment which holds and handles and in a live way facilitates. The self finds itself naturally placed in the body, but it may in certain circumstances become dissociated from the body or the body from it. The self essentially recognises itself in the eyes and facial expression of the mother and in the mirror which can come to represent the mother's face. Eventually the self arrives at a significant relationship between the child and the sum of the identifications which (after enough of incorporation and introjection of mental representations) become organised in the shape of an internal psychic living reality ... It is the self and the life of the self that alone makes sense of action or of living from the point of view of the individual who has grown so far and who is continuing to grow from dependence and immaturity towards independence, and the capacity to identify with mature love objects without loss of individual identity ... I think that the user of the term self is on a different platform from the user of the term ego. The first platform has to do with life and living in a direct way; the second, where the word, le moi, is used, the speaker or writer is more detached, less involved, perhaps clearer because of being able to use all that there is of the intellectual approach.« (1971a, S. 47 f.)

An anderer Stelle heißt es bei Winnicott:

»It is in playing and only in playing that the individual child or adult is able to be creative and to use the whole personality, and it is only in being creative that the individual discovers the self.« (1967a)

Schließlich gelangte Winnicott zu der Idee vom »potential space« zwischen Baby und Mutter und von der »third area, the area of cultural experience which is a product of play«. (ebd.)

Winnicott hat die Summe der kreativen Erfahrungen, wie sie sich im Spielen des Kindes im potenziellen Raum zwischen Baby und Mutter manifestieren, als Voraussetzung für die Formation eines »sense of self« betrachtet. Er hat diese Vorgänge mit der Idee vom potenziellen Raum eingefangen, der mehr und mehr mit dem Gebrauch von Symbolen angereichert wird und hinüberleitet zum kulturellen Leben.

Hiermit hat Winnicott meines Erachtens auch eine Möglichkeit eröffnet, dem Ablauf der verborgenen, organisierenden und synthetisierenden Schritte im Dienste des Selbst, wie sie sich im Fluss oder in der Bewegung des psychoanalytischen Prozesses abspielen mögen, im potenziellen Raum zwischen Analytiker und Kind nachzuspüren, so wie es sich ja gerade im Spielen des Kindes in der Kinderanalyse plastisch ereignen kann.

c) Hypothese

Mit der Idee der »Baustelle Julian« hatte der Junge ein Bild für seine Analyse geschaffen, er hatte einen therapeutischen Begegnungsraum, einen Spiel-Bau-Raum abgesteckt, aus dem die Schritte der Selbstintegration und Bereicherung in ihrer Prozesshaftigkeit gewissermaßen nach außen zu drängen und ableitbar schienen. Er hatte zur Vorsicht gemahnt und zum Respekt vor den Frühspuren des Selbst, wie sie in so einzigartiger Weise im transsubjektiven und intersubjektiven Raum, im Spielen des Kindes im potenziellen Raum zwischen Kind und Analytiker andeutbar werden mögen.

Im Falle von Julian richtete ich mich zunehmend darauf ein, dass das so gut wie niemals endende, dennoch stets abwechslungsreiche und wie frisch wirkende Spielen – hin und wieder kurz unterbrochen, zuweilen um so vermehrter und intensiver um das Bauen zentriert – als Indikator für die Intensität seiner Bemühungen begriffen werden konnte, überwältigende Erfahrungen und intrapsychische Konflikte zu integrieren. Die zum Fluss der Expansion einer Entwicklung gehörigen desintegrativen und integrativen Vorgänge, einem steten Wechsel unterworfen, erfuhren anscheinend zuweilen durch störende intrapsychische Faktoren oder Veränderungen in der Umwelt eine heftige Stimulierung. Ich vermutete zunehmend, dass die Abfolge der spielerischen Vorgänge in Krisenzeiten auch zu unerwarteten konstruktiven Selbsterfahrungen beitragen mochte.
Ich werde aus dem Verlauf (vier Wochenstunden) von Julians Analyse Aspekte von Spielaktivitäten herausgreifen, die meiner Auffassung nach auf einen verborgenen Prozess des Aufbaus oder Ausbaus des Selbst schließen lassen, unsichtbar, aber vielleicht doch spürbar. Ich begann die Baustelle als Hinweis auf eine »innere Baustelle« zu verstehen, als Hinweis auf eine verborgene Entwicklung des »sense of self« mit einer unmerklichen »gradual integration of various kinds of unconscious, preconscious, and conscious self-experiences and related self-representations« (Tyson & Tyson, 1990, S. 120).

d) Fallgeschichte

1. Das Bauen

Über Julian, der mir im Alter von 3 Jahren erstmals wegen massiver, ganz abrupter aggressiver Ausbrüche sowohl zu Hause als auch im Kindergarten vorgestellt worden war und dessen Vorgeschichte reich an Abbrüchen des äußeren Lebenszusammenhanges war, wurde berichtet, dass er im Hof seiner Eltern, wo er sich tagsüber zusammen mit seinem um zwei Jahre jüngeren Bruder aufhielt, still vor sich hin baggerte, ziellos und planlos, wie es den Eltern schien. Sie mochten seinen spielerischen Tätigkeiten keine Bedeutung oder Beachtung zukommen lassen. Allerdings

waren sie erleichtert darüber, dass er sich auf diese Weise über viele Stunden zu beschäftigen wusste.
In der Analyse wurde das Bauen bald zu einem Grundthema, das sich durch alle Stunden hindurch zog und um das sich beinahe alles, was immer sonst geschah oder Julian beschäftigte, herum bewegte. Es wurde, wie bereits angedeutet, so gut wie immer gebaut. Wenn einmal nicht gebaut wurde, so war doch wenigstens irgendwo im Zimmer eine Baustelle in Bereitschaft gehalten. Im Laufe der einzelnen Abschnitte der Analyse bildeten sich neuartige Bauweisen heraus, und ganz verschiedene Bauobjekte tauchten auf, die auf die Schattierungen seiner psychischen Befindlichkeit gewisse Rückschlüsse erlaubten, auf seine schwankende Stimmungslage und auf seine jeweiligen affektiven Zustände. Da wurden schützende Mauern und Zäune gebaut, Türen und Straßen, die der Kommunikation dienten, Werkhallen und Schleusen, Bahnhöfe und Büros, Scheunen, Häuser und Hütten. Es fiel dabei auf, dass sich die Vehemenz und Intensität des Bauens in Übereinstimmung mit beunruhigenden Faktoren in der inneren und äußeren Lebenssituation änderten. Die Motivationskurve des Bauens konnte geradezu plötzlich ansteigen oder sie mochte sich vorübergehend einem Plateau größerer Ausgeglichenheit annähern. Rückverbindungen mit der jeweiligen Übertragungssituation waren so gut wie immer möglich.
Bereits zu Beginn der Analyse war ich auf Julians Fähigkeit aufmerksam geworden, in der Sprache des Bauens geradezu wortlos seine intimen Mitteilungen zu machen oder zu beginnen. So hatte er einmal flugs das Therapiezimmer als Ganzes so umgebaut, dass ein Regal quer im Raume stand und ihm somit erlaubte, sich dahinter zurückzuziehen. Das sei jetzt sein Haus, gab er als Erklärung dafür an. Ich ließ es zu, dass er so eine Wand, eine schützende Mauer, zwischen sich und mir errichtete, da ich es als sein dringliches Bedürfnis verstand, allein sein zu können, ohne zwangsläufig meinem Einblick in sein Tun ausgeliefert zu sein. Natürlich mochte hier Winnicotts Konzept des Alleinseins in der Präsenz des anderen auftauchen, unübersehbar inszeniert. Rückblickend vermute ich, dass ich damals eine Art Feuerprobe bei Julian bestanden hatte, als ich ohne weiteren Kommentar und beinahe wie selbstverständlich dieses Arrangement zugelassen und nur bemerkt hatte, dass er wohl sein Reich brauche.

2. *Das Bauen und die Trennungen*

In den folgenden Wochen verstand ich ein ganz auffälliges, ganz entschiedenes Gedrängtsein Julians, ein bestimmtes Haus aus Klötzen zu bauen, gefolgt von ängstlichen und verwirrten Fragen, ob es denn jetzt alt sei und abgerissen werden müsse, und begleitet von seiner überzeugenden pantomimischen Darstellung eines Baggers, als Dramatisierung eines für ihn bedeutsamen lebensgeschichtlichen Ereignisses. Ich wagte eine Rekonstruktion: Vielleicht sei ein Haus, in dem er geboren oder als Baby gelebt habe, auch zerstört worden. Er beantwortete diese Interpretation mit einer unerwartet lebhaften Reaktion, die Beglücktheit verriet und die ich als Bestätigung registrierte: Er hatte plötzlich den Wunsch zu musizieren (vgl. Schacht, 1992). Von den Eltern erfuhr ich zu meiner Verblüffung, dass eine Scheune, in der Julian, bis er 2 Jahre alt war, täglich gespielt hatte, plötzlich abgerissen worden war bis auf eine Mauer. An der Stelle des zerstörten Gebäudes wurde, zum Teil auch aus dem angefallenen Material, ein neues Wohnhaus errichtet, in das die Familie ein halbes Jahr darauf einzog. Die Scheune war ohne jede Vorankündigung zerstört worden, während man Julian für ein Wochenende ausquartiert hatte. Demzufolge hatte Julian weitere sechs Monate in der unmittelbaren Umgebung einer Baustelle gelebt und gespielt, die sich an der Stelle befand, wo zuvor die Scheune gestanden hatte. Um ihn herum war also viel gebaut worden.

Mit Beginn der Analyse war ich für das Bauen bei ihm hellhörig geworden. Zunehmend begann ich es als Hinweis darauf zu betrachten, dass er sich mit ihm unverständlichen Zusammenhängen auseinander setzte, womöglich gerade dann, wenn die Verwirrung seiner Gefühle oder das Ausmaß seiner Ängste aus mir unbekannten Gründen zunahm. Das Bauen konnte über Stunden hinweg unauffällig und wie nebenbei erfolgen, dann wieder fand es unter dem jähen Ansturm eines heftigen inneren Getriebenseins statt.

Dabei saß mir Julian zumeist gegenüber. Es konnte geschehen, dass ich in Aktivitäten seines Bauens, in sein Spielen, mehr oder weniger locker einbezogen wurde. Es konnte auch geschehen, dass ich all die Bauklötze, deren er habhaft wurde, in meinen Schoß nehmen sollte, um sie ihm dann zur Verfügung zu stellen, wenn er seinen Kran langsam heranfuhr und ihn sorgfältigst beladen wollte. Ich sollte ihm dann die Klötze Stück um Stück reichen, und er packte sie locker und geschickt zusammen. Mir kam, wenn ich ihn dabei beobachtete, mehrmals der Einfall, dass er die einzelnen Klötze beinahe zärtlich anfasste oder von einer Hand in die andere gleiten ließ. Julian ging mit seinen Bauklötzen so sorgfältig um, dass ich an den Begriff des handling/Handhabens denken musste. Oftmals vollführte er recht gewagte Balanceakte mit dem Kran, dessen Arm er halsbrecherisch über die Baustelle oder über einen drohenden Abgrund hin- und herschwenkte. Indem er manchmal ängstlich, dann wieder beinahe elegant den Bewegungsradius des Krans erprobte, schien er spielerisch geradezu sein Können und seine Neugierde bei der Suche nach höheren Schwierigkeitsgraden abschätzen zu wollen. Wenn ihm etwas gelungen war, prüfte er mit einem scheuen Blick, ob ich es auch wahrgenommen hatte. Wenn etwas nicht klappte, so war es, als ob er um meine geduldige Zuwendung schweigend bangte, aber kaum aufsah dabei. Es war, als verschlüge es uns beiden den Atem in solchen Augenblicken der Spannung.

Der Rückgriff auf die Tätigkeit des Bauens erlaubte ihm zudem eine Verbindung von Stunde zu Stunde, einen illusorischen Beweis von Kontinuität herzustellen. Dies konnte explizit geschehen, indem Julian zum Beispiel den Plan entwarf, dass die Baustelle in einer bestimmten Weise in der kommenden Stunde auszugestalten sei oder indem er dieses oder jenes Baumaterial bereits für die Stunde nach seiner Rückkehr bereitlegte. Die Baustelle nahm übrigens nie viel Raum ein, kaum mehr als die Hälfte einer Schreibtischfläche.

Indem das Bauen zwischen ihm und mir stattfand, indem er also überwiegend an einem Bau-Raum zwischen ihm und mir festhielt, erreichte er, dass wir beide gleichermaßen beteiligt waren – er, indem er spielend handelte, ich, indem ich mehr oder weniger schweigend zugegen war und zuschaute. Ich gehe davon aus, dass es ein spielerisches Schweigen und Zuhören gibt, d. h. ein Schweigen und ein Zuhören, in denen das Tun des Gegenübers im Schweigenden und Zuhörenden innerlich spielerisch in Bewegung gehalten wird. Es geschah somit etwas auch Sichtbares zwischen uns, etwas, das einem Prozess des Entstehens, des Werdens entsprach und Zeit und Raum einnahm.

Dadurch jedoch, dass wir durch die Baustelle auch voneinander getrennt waren, erreichte Julian, dass ich in abschätzbarem Maße von ihm auf Abstand gehalten wurde. Abstand gewährte Nähe, und Nähe ermöglichte Abstand. Früher habe ich vom Spielerischen gesprochen, »das zugleich Beziehung herstellt und Distanz garantiert« (Schacht, 1987b).

Allerdings gab es auch immer wieder Situationen, in denen ich von seinem Bauen ganz und gar ausgeschlossen wurde, z. B. wenn er unter dem Tisch oder wenn er unter dem Sofa zu bauen begann, ähnlich wie ja bereits zu Beginn der Analyse, als er sich hinter der Wand verschanzt hatte.

Natürlich versuchte ich ihm das, was ich in der Analyse zu verstehen glaubte, in Form von Interpretation zu vermitteln. Durch seine Reaktionen, die recht vielfältig sein konnten, vermochte er Zustimmung anzudeuten. Nicht selten allerdings ließ er mich ahnen, dass ich gut daran tun würde, noch einmal ruhig abzuwarten. Es waren manchmal gerade solche Augenblicke, in denen ich die sorgfältigste und präziseste Handhabung der Bauklötze bei ihm beobachtete und ich selber die Notwendigkeit verspürte, ähnlich behutsam und abwägend mit meinen Worten umzugehen. In solchen Momenten begriff ich, wie wichtig es für ihn war, dass ich um die Toleranz des sicheren Abstandes wusste.

Das Bauen, das sich in einer spielerischen Interaktion zwischen dem Jungen und mir ereignete, schuf eine Situation, in der das Überlappen der Spielbereiche beider Beteiligten geradezu sichtbar schien. Wahrscheinlich trugen solche Phasen der Überlappung der Spielbereiche, solche Phasen der Übereinstimmung und Gegenseitigkeit, mit dazu bei, dass Julian oftmals ein Gefühl der Freude oder des Glücks in seinen unternehmenden Handlungen spüren ließ. Er konnte dann z. B. vor sich hin summen, singen oder improvisieren. Später konnte er auch Äußerungen machen, die eine gewisse Befriedigung mit seinem Tun ausdrückten. Stolz verband sich mit seiner Urheberschaft ebenso wie auch Freude über die Erfahrung der Korrespondenz unserer beider Aufmerksamkeit, etwas, was ihn ausrufen lassen konnte – ich selber hatte so gut wie nie einen Finger gekrümmt –: »Wir spielen zusammen« oder »Ich lasse dich mitspielen« oder »So schön wie heute haben wir noch nie gespielt«. Es konnte auch geschehen, dass er, wenn ihm eindeutig ganz allein und überraschend etwas gelungen war,

zu meiner Verblüffung behauptete: »Das haben wir zusammen gemacht.«
Weshalb war es ausgerechnet das Bauen, das Julian so unermüdlich in den Stunden betrieb? War es Ausdruck einer stereotypen Abwehr? Hatte er nicht, so sagte ich mir dann wieder, in besonderer Weise erlebt, dass eine Welt, in der er sich vermutlich einigermaßen wohl gefühlt hatte, von einem auf den anderen Tag ohne Vorwarnung verschwunden war, die Scheune nämlich? War nicht auch anzunehmen, dass dieser Zusammenbruch eines Gebäudes, der Abriss, dessen Ergebnis der Junge nach seiner Rückkehr vorgefunden hatte, auch überdeterminiert war und für frühere Verluste stehen mochte, auf die er nicht vorbereitet gewesen war? Handelte es sich um eine traumatisierende Erfahrung, die immer wieder aufs Neue zu bewältigen und zu integrieren war? Ich hatte, von dieser Annahme ausgehend, in späteren Gesprächen mit der Mutter herausgefunden, dass die Eltern – Julian war acht Monate alt – für eine Woche verreist waren, um einmal ohne ihn Urlaub zu machen. Sie hatten ihn während ihrer Abwesenheit bei den Großeltern zurückgelassen. Dies war ein Ereignis, das die Mutter mir lieber verschwiegen hätte, war sie doch inzwischen zu der Vermutung gelangt, Julian habe diese Trennung nicht gut bewältigt. Es war hinzu gekommen, dass die Mutter nach diesem Kurzurlaub ihre Arbeit halbtags wieder aufgenommen und Julian dann abermals der Obhut ihrer Eltern überlassen hatte.
Der Abriss der Scheune mochte also stellvertretend für frühere Abrisse in der Versorgung durch die Mutter stehen, Abrisse der »holding situation«, Trennungen von ihr, auf die Julian zu reagieren versucht hatte. Später einmal behauptete er, vor seiner Geburt sei alles umgebaut worden, sei das ganze Haus schön gestaltet worden und ganz für ihn, seine Mutter habe es ihm erzählt. Wie wir erarbeiten konnten, erzielte er durch diese Phantasie zumindest einen doppelten Gewinn: Zum einen war seine Existenz geplant und willkommen gewesen, und es war alles für ihn vorbereitet worden, zum anderen konnte er so die Erfahrung von schmerzlicher Diskontinuität und Verlust und Trennung verleugnen. Der Abriss der Scheune, so behauptete er ja plötzlich, hatte gewissermaßen in vorgeschichtlicher Zeit stattgefunden und ihn nicht im Geringsten tangiert. War es da nicht verständlich, wenn er auf Unterbrechungen mit Bauen reagierte, wie um den

Abriss der Scheune ungeschehen zu machen, wie um dem möglichen Trauma eine eigene Bewegung entgegenzusetzen, die ihm das Gefühl vermittelte, Herr der Dinge zu sein?

»Bau das auf, bau das auf, bau das wieder auf« – rief er mir in einer Stunde entrüstet entgegen, nachdem er soeben eine Veranda, kurz zuvor errichtet, wieder zu zerstören begonnen hatte. Ich begriff jäh, dass diese Aufregung mit den ersten längeren Ferien zu tun haben mochte, die vor uns lagen. Es sollte vermehrt aufgebaut, abgerissen und wieder aufgebaut werden. Die bevorstehende Trennung sollte im Vorhinein bereits als Aufgabe anvisiert werden. Es sollten die Ferien, der trennende Abgrund, den sie zwischen uns aufgerissen, dargestellt und wie überbaut werden. Gleichzeitig konnte er seinen Zorn auf mich unterbringen, wenn er alles wieder abriss.

Nicht genug, ein anderes Thema tauchte auf. Im Zusammenhang mit der Tätigkeit des Bauens oder gestützt darauf brachte er eine weitere Befürchtung bezüglich einer Trennung vor, die ihn tief bewegte: Er fürchtete, mein Interesse an ihm könne abreißen und er müsse sich schon im Vorhinein in Erinnerung bringen. Er begann wieder zu bauen, eine neue Veranda wurde zerstört, es wurde neu gebaut. Der Junge wirkte nachdenklich, ernst und beinahe verstört. Ich fragte mich, was ich dazu sagen solle, zögerte noch, und da begann er auch schon in ein Schweigen hinein: »Später einmal, wenn ich groß bin, wird mein Bruder hierher kommen.«

Während er nun weiterbaute, spielte das Thema der Eifersucht dem Bruder gegenüber, das schon sehr früh aufgetaucht war, in dem Sinne zwischen uns eine Rolle, dass er meine Treulosigkeit fürchtete. Mir ging dabei durch den Sinn, dass der Bruder, damals noch ein Säugling, als die Scheune abgerissen wurde, bei der Mutter hatte bleiben dürfen, während er, Julian, zu den Großeltern abgeschoben worden war. Dies war ein Gedanke, den ich erst sehr viel später mit ihm zu teilen wagte. Julian beruhigte sich nun allmählich und baute eine Umzäunung. Es wurde ein kleiner Wagenpark von ihm errichtet, in dem sein Bagger und sein Kran auch während der Ferien sicher bleiben konnten. Er baute geschickt ein Tor, das er ganz langsam öffnete, um den Bagger und den Kran, ohne irgendwo anzustoßen, hineinfahren zu lassen. Dann schloss er sorgfältig das Tor. Kran und Bagger, verschiedene

Selbstanteile von ihm verkörpernd, der Kran mehr die tragenden, sorgfältigen, haltenden, der Bagger mehr die aggressiven, zerstörerischen Anteile einschließend, wie ich dies seit einiger Zeit zu sehen gelernt hatte, standen jetzt wohl behütet da. In meiner Deutung beschränkte ich mich vorläufig auf die Sprache des Bauens und sagte:
»Ich glaube, es ist wichtig für dich, dass du weißt, dass ich mich noch gut erinnern kann, wie du hier alles gebaut hast, dass ich weiß, wie es aussah, wenn du hier warst, und auch, dass ich dafür sorge, dass hier die Dinge stehen bleiben.«
Julian wirkte jetzt insgesamt etwas ruhiger, aber noch traurig, als er schließlich ging.
Die Tatsache, dass er in dieser hektischen Weise die Intensität des Bauens vor den Ferien gesteigert hatte, veranlasste mich, die bisherigen Notizen mit der Fragestellung durchzugehen, ob sich vorher schon Vergleichbares gezeigt hatte. Tatsächlich entdeckte ich, dass vor und nach ausgefallenen Stunden eine gesteigerte Spiel-Bau-Tätigkeit bei Julian geherrscht hatte. Ich hatte sie vermerkt, aber nicht in einen größeren Zusammenhang psychischer Aktivität eingeordnet oder gar verstanden. Von nun an achtete ich sehr darauf, dass entweder einmal von ihm Gebautes erhalten bleiben konnte oder dass ich ihm schon warnend vorschlug, es z. B. auf einer beweglichen Unterlage so zu errichten, dass seine Arbeiten leicht beiseite geräumt und vor dem Zugriff anderer Kinder bewahrt bleiben konnten.
Das Spielen, das vornehmlich im Bauen bestand, verhalf Julian dazu, zu zerstören und wieder aufzubauen, seine Destruktion und seine Reparation offen darzustellen, es erlaubte ihm, seiner tiefen Zerstörungswut Raum zu geben, ohne nur vorgeben zu müssen, lediglich schöne Dinge errichten zu wollen. Eigentlich stellte er kaum irgendetwas fertig.
»Sentimentality contains an unconscious denial of the destructiveness underlying construction. It is withering to the developing child, and eventually it can make him need to show in direct form destructiveness which, in a less sentimental milieu, he could have conveyed indirectly by showing a desire to construct.« (Winnicott, 1939)
Das Bauen erlaubte dem Jungen, den Verlust bei Trennungen und beim Abreißen von Beziehungen zu bewältigen, diese Situationen

immer wieder zerstörend, reparierend und anklagend durchzuspielen. Er konnte damit auch die Kontinuität zwischen den Stunden herstellen, und es erlaubte ihm, handfest und prüfend und auch übend mit den Klötzen und dem Kran umzugehen. Es gab ihm die Möglichkeit, im wahrsten Sinne des Wortes die Aktivität zu ergreifen und damit einen sichtbar integrativen Akt zu gestalten. Es kam damit ein spielerischer Akt zustande, der einerseits vermutlich von einem »feeling of safety« (Sandler, 1960) gefolgt war, andererseits konnte dieser Akt des spielerischen Bauens nur zustande kommen, weil sich Julian in der therapeutischen Situation sicher fühlte. Es war von großer Wichtigkeit, dass er sich dabei ganz ernst genommen fühlen konnte und dass ich ihm zusah – wenn er das Angesehenwerden suchte.

Ich sagte zuvor einmal, dass mir sein Spielen immer frisch erschien. Wahrscheinlich war es auch von großer Bedeutung, dass Julian spürte, dass ich ganz präsent sein und die Art und Weise, wie er mit seinem Bauen umging, würdigen konnte. Es war wohl wichtig für ihn, dass ich an seinem Bauen Anteil nahm und seine Zerstörungsakte als dazugehörig und notwendig betrachtete und mich an seiner sich manifestierenden Lebendigkeit erfreute. Ich sollte dennoch wenigstens andeuten, dass zuweilen das Therapiezimmer wie ein Trümmerhaufen erschien und mir auch mancher Klotz schon um den Kopf geschwirrt war.

In den Objekten des Bauens ließ das Bauen neue Themen auftreten. In der spielerischen Aktivität des Bauens wurden der Abstand sichergestellt zwischen Julian und mir und, wie bereits dargestellt, Nähe geschaffen und Beziehung in einer zuweilen beinahe konkretistischen Weise. Durch seine Ausgestaltung der spielerischen Handlungen ließ Julian mich zuweilen spüren, wie weit ich mit meinen interpretativen Versuchen gehen durfte oder wann ich noch etwas zuwarten sollte.

Obwohl ich die Bedeutung, die das Bauen in seiner ganzen Tiefe oder Weite für Julian haben mochte, in den Anfangszeiten der Analyse gar nicht erfasste, beschäftigten mich doch seine Besessenheit und seine Konzentration auf das Bauen bereits damals. Es mag wie ein glücklicher Zufall aussehen, dass ich ausgerechnet damals auf ein Gedicht von Rilke aufmerksam gemacht wurde, das wie ein lyrisches Begleitschreiben zu meinen ersten und auch späteren Erfahrungen in Julians Analyse erscheint. Dieses Gedicht, wie manch ein anderes von Rilke die Metapher vom Bauen aufgreifend, bringt das Bauen in Verbindung mit dem Konzept des Selbst und hebt die Vulnerabilität der Mutter-Kind-Beziehung, die Gefährdung von Selbstintegrität und Selbstintegration durch den Übergriff der Mutter hervor:

»Ach wehe, meine Mutter reißt mich ein.
Da hab ich Stein auf Stein zu mir gelegt,
und stand schon wie ein kleines Haus, um das sich groß der Tag bewegt,
sogar allein.
Nun kommt die Mutter, kommt und reißt mich ein.

Sie reißt mich ein, indem sie kommt und schaut.
Sie sieht es nicht, daß einer baut.
Sie geht mir mitten durch die Wand von Stein.
Ach wehe, meine Mutter reißt mich ein.

Die Vögel fliegen leichter um mich her.
Die fremden Hunde wissen: das ist der.
Nur einzig meine Mutter kennt es nicht,
mein langsam mehr gewordenes Gesicht.

Von ihr zu mir war nie ein warmer Wind.
Sie lebt nicht dorten, wo die Lüfte sind.
Sie liegt in einem hohen Herz-Verschlag
und Christus kommt und wäscht sie jeden Tag.«

3. Inszenierungen der Integration

Inwieweit ging es bei all dem Bauen zwischen Julian und mir auch darum, dass, während ich ihm zuschaute, gewissermaßen billigend, das Bild, das er von sich und auch von mir hatte, lebendig gehalten oder zusammengefügt wurde? Inwieweit mochten Integrations-, Desintegrations- und Reintegrationsprozesse ihren Widerhall finden in dem ständigen Zusammensetzen, Auseinandernehmen und Wiederzusammensetzen, dessen Zeuge ich so oft wurde?

Bald nach den erwähnten ersten längeren Ferien, nachdem er Bagger und Kran wieder in Besitz genommen hatte und wir über die

überstandene Trennung hatten sprechen können, ereignete sich eine Szene zwischen uns, der ich große Bedeutung beimesse, eine Szene, die wie das Zusammensetzen seines Bildes von ihm, das ich ihm vermittelte, verstanden werden konnte. Ich habe diese Szene in einem anderen Zusammenhang als Inszenierung der Integration beschrieben (Schacht, 1993). Der Junge hatte sich beim Hinaufgehen zum Therapiezimmer im Treppenhaus versteckt. Er war verschwunden. Wenngleich Ungeduld zu mir gepasst hätte, setzte ich mich doch ruhig auf eine der unteren Treppenstufen. Es herrschte Schweigen im Treppenhaus. Ich spürte, Julian saß unter mir. Da, auf einmal, tauchte zwischen den Stufen, unmittelbar unter mir, ein Fuß auf. »Oh, der rechte Fuß«, sagte ich. Dann verschwand der Fuß, und erneut herrschte Stille. Es tauchte der linke Fuß auf. Erneut kommentierte ich: »Oh, das ist der linke Fuß.« Ähnlich tauchte später eine Hand auf, dann wieder die andere. Ich fuhr fort, die einzelnen Körperteile zu begrüßen. Zusammenfassend sagte ich: »Also, ich stelle mir vor, da ist der rechte Fuß, der linke Fuß, dann, wenn es weiter hoch geht, dann kommen die Beine, die Hose, dann kommt da der Bauch von dem Julian und dann die Arme und dann der Kopf. Und der Kopf, der kann ja nicht zwischen den Stufen hervorkommen.« Endlich tauchte der ganze Julian auf, dessen äußeres Bild ich zuvor aus meiner Vorstellung von ihm zusammengesetzt hatte. Er war vergnügt und bereit, mit mir ins Therapiezimmer zu kommen. Das Thema des Zusammengesetzt- oder Wiederzusammengesetztwerdens durch mich wurde in unterschiedlicher Weise und erfinderisch in späteren Analysestunden wiederholt. Es mag ermöglicht haben, dass Julian später seine Erfahrungen mangelnder Kohärenz seines Selbstbildes mitteilen konnte, entweder wenn er davon sprach, dass es drei Juliane, oder, dass es viele Juliane gäbe.
Einmal baute er sich im Therapiezimmer eine Hütte und verschwand lange drin, um zu zeichnen. Das Bild, das er schließlich im Schutz der Hütte fertig gestellt hatte, war eine abstrakte Darstellung von Zerrissenheit. »Es ist ein zerrissenes Bild«, sagte er dazu. Er hatte im gesteigerten Sinne der sicheren Umgebung bedurft, der analytischen Situation und der Nutzung des »potential space« und des Bauens einer Hütte, um sich an die Darstellung des inneren Zerrissenseins heranzumachen. Er hatte die geschützte Hütte kreiert, den geschützten äußeren Raum in meiner Präsenz,

der, wie ich annehme, auch einen Hinweis darauf gab, dass es einen geschützten inneren Raum des Reflektierens in ihm gab, indem ein erstes Gewahrwerden seiner psychischen Situation dämmern konnte. Dann wieder schien es, dass er gleichsam die Fäden der Erfahrungen in ihrer Brüchigkeit aufzeigte, wenn er, auch dies geschah bevorzugt vor und nach Unterbrechungen, eine lange Kordel z. B. im Treppenhaus herunterhängen ließ, sie in einzelne Teile zerschnitt und die so entstandenen Teilstücke triumphierend wieder aneinander knüpfte, dabei seine Fertigkeit des Knüpfens und die Erfahrung seiner Fertigkeit genießend.

4. *Das Bauen und die Übergriffe*

Seine Reaktionen und Übergriffe waren recht unterschiedlich. Sicher war, dass Julian äußerst empfindlich reagierte, wenn er sich in seiner Integrität bedroht oder beeinträchtigt sah. Er war ungefähr 4 Jahre alt, als etwas geschah, das Entsetzen in Julians Umgebung auslöste. Er gab einem Arzt, der ihn untersuchen sollte, eine Ohrfeige. Dazu meinte er in der darauf folgenden Stunde:

Julian: »Ich habe ihm keine Ohrfeige gegeben.«

Analytikerin: »Sondern?«

Julian: »Ich habe ihm eine gelangt.«

Analytikerin: »Offenbar ganz überraschend für den Doktor. Mir kommt die Idee, dass du dich selbst vom Doktor überrascht gefühlt hast, irgendwie überrumpelt. Dann hast du ihn überrumpelt.«

Julian: »Ich habe ihm eine gelangt, weil er mir in den Mund geschaut hat.«

Analytikerin: »Dir in den Mund geschaut, irgendwie in dich eingedrungen ist. Also, da hast du dich überrumpelt gefühlt und hast ihn deinerseits spüren lassen, wie sich das anfühlt.«

Er schien mit meinen Überlegungen einverstanden zu sein.
Hier war seine Empfindlichkeit gegenüber einem Eindringen und körperlichem Zugriff deutlich geworden, die nicht mit ihm abgesprochen und für ihn unvorhersehbar gewesen waren. Der Blick in seinen Mund hinein war für ihn wie die Verletzung der Körpergrenzen, gleich dem Eindringen in seinen intimen Bereich, war wie ein Griff in den Bereich seiner Selbstintegrität.

Auf einen Übergriff der Mutter auf die psychoanalytische Situation konnte er abgebremster, indirekt nämlich, reagieren. Die Mutter hatte sich möglicherweise in der Zeit geirrt. Auf jeden Fall war sie viel zu früh gekommen, um Julian abzuholen. Sie war, da sie die Praxistür unverschlossen vorgefunden hatte, ins Treppenhaus vorgedrungen und hatte von dort aus laut nach Julian gerufen. Ein solches Verhalten entsprach keineswegs dem, was ich von ihr gekannt hatte. Julians Mutter, selber unter schwierigen und emotional kargen Bedingungen aufgewachsen, ist eine warmherzige Frau, die, mitbedingt durch überlastende Lebensumstände, zu plötzlichen Ausbrüchen von Ungeduld neigt, dann jedoch regelmäßig ihr Vorgehen bedauert. Julian baute in jenen Stunden gerade an einer Mauer, die er sorgfältig zusammenfügte und von der er wiederholt phantasiert hatte, Krieger könnten ein Loch in sie hineinschlagen. Ob eine Mauer auch wirklich sicher sei, hatte er mich gefragt. Bei mir hatte er sich wiederholt bedankt dafür, dass ich Sorge getragen hatte, dass andere Kinder nicht die Mauer zerstört hatten. Als nun die Stimme der Mutter durch das Treppenhaus in die Stille des Therapiezimmers drang, zuckte Julian zusammen. Er schaute mich hilflos an. Zunächst sagte ich der Mutter kurz Bescheid, dass unsere Stunde noch nicht zu Ende sei. Es beruhigte Julian auf jeden Fall, dass jetzt die Stunde nicht abgebrochen oder die Zeit nicht eingerissen würde. Nachdem er sich wieder gesammelt hatte, kam er auf die besagte Idee, ein Schild mit folgender Aufschrift am Fenster des Therapiezimmers anzubringen: »Baustelle Julian.«

Mit dem Rückhalt der analytischen Situation war Julian in der Lage, eine gerade noch symbolische Sprache zu wählen. Weit hilfloser war er, als ein Übergriff der Mutter, der darüber hinaus seine körperliche Integrität äußerst verletzte, zu Hause erfolgte. Die nächste Stunde wurde von der Mutter abgesagt. Sie erzählte mir am Telefon betroffen und voller Selbstvorwürfe von dem Vorfall. Als Julian wieder kommen konnte, teilte er mir noch in der Türe mit, er würde wieder an seine Baustelle gehen. Er berichtete, während er baute, etwas verwirrt noch, von dem Vorfall. Aber er baute nicht mehr lange. Stattdessen begann er, nach Behältern Ausschau zu halten, die als Mülltonnen dienen konnten. Er erklärte, etwas vage, alles würde abgerissen, und auch alle irgendwie vorhandenen Kinder würden jetzt weggeworfen in den Müll. Es gäbe keine Rettung mehr. Sorgfältig arrangierte er kleine Transporte von Bauklötzen und Püppchen und ließ diese in den Tonnen verschwinden. Alles Gebaute, alle Figuren waren verschwunden. Allerdings hatte die Mauer noch stehen bleiben dürfen. Die Szene war schließlich leer. Da behauptete er plötzlich, es seien noch zwei Babys da, die seien nicht weggeworfen worden. Sie wurden in einen Kinderwagen gesteckt und mit Eltern versorgt. Die würden den morgigen Tag noch erleben dürfen, erklärte er beinahe feierlich. Als ich ihn verdutzt fragend anschaute – seine Verzweiflungstat zuvor hatte ich ja noch einordnen können und kommentiert, weshalb aber jetzt noch zwei Babys leben dürften, schien mir nicht klar –, meinte Julian: »Die sind zur Baustelle gelaufen – und die werden morgen versorgt.«

Die Baustelle stand für Leben. Solange gebaut wird, sagte ich mir, geht das Leben für Julian weiter. Erst später begriff ich die andere Aussage dieser Szene: der, der baut, der nicht aufgibt, der einfach weitermacht, der im Untergang noch zur Baustelle läuft, der das Chaos noch zu bewältigen trachtet und die Hoffnung nicht aufgibt, der wird leben können. Und jäh begann ich etwas mehr von der Besessenheit zu begreifen, die Julian bei Bedrohungen an den Tag legte. Ich fing an zu verstehen, dass Julian dann, wenn durch störende Faktoren, durch drohende Übergriffe der Verlust einer Kontinuität des Selbst drohte, alle Kraft mobilisierte und zu bauen oder Hoffnung, wie hier in Gestalt der beiden imaginären Babys, zu mobilisieren trachtete. »Baustelle« war nicht eine Stelle in der Realität, war nicht eine imaginäre Stelle, »Baustelle« war der Ort zwischen ihm und mir, wo Lebendigkeit spielend erfahren werden konnte und wo versucht wurde, aus aller Verzweiflung doch noch etwas zu machen, die Baustelle war zugleich die innere Landschaft.

In der Übertragung bekam ich nicht selten zu spüren, dass Julian nicht nur auf Übergriffe reagierte, sondern dass er sie geradezu auch provozierte, dem Wiederholungszwang folgend. Ich hatte nicht selten größte Mühe, meine Gefühle von Ärger und Wut einigermaßen einzuordnen und zu beherrschen, die in mir während der Stunden durch sein herausforderndes und häufig überrumpelndes aggressives Verhalten hervorgerufen werden konnten. Beispielhaft für viele andere Male stellte mich Julian einmal wie

folgt auf die Probe: Er kippte in jäher Laune Farbwasser wild durch den Raum und gegen die Wand. Ich verspürte für Sekunden wirklich Zorn, und er begriff es. Daraufhin drohte er, seinen Koffer zu packen, wie er sagte, in der Absicht, nie mehr wiederzukommen. Tatsächlich packte er alle seine Sachen zusammen. Er erklärte, ich sei tot oder er würde mir mein Haus zerstören. Aber dann ergriff ihn der Schmerz, den Raum für immer verlassen zu müssen und auch mich. Mit Bedauern betrachtete er ein schönes Matisse-Bild auf meinem Kalender: »Die Bilder in diesem Kalender, die sind aber schön!«, sagte er. Auf diese Weise konnten wir nach dem geteilten Schrecken vorsichtig wieder miteinander ins Gespräch kommen. Der Übertragungscharakter dieser Szene wurde mir noch klarer, als ich eine Ähnlichkeit zwischen der Matisse-Darstellung und Julians Mutter erkannte. Er nahm seine gepackten Sachen also nicht mit nach Hause, sondern kündigte im Weggehen an, wieder an seine Baustelle zurückkehren zu wollen.
Als er dies in der nächsten Stunde auch tatsächlich in die Tat umsetzte, das Grundthema des Bauens sozusagen wiederhergestellt war, tauchte daneben ein neues Thema auf, das Grundthema überlagernd. Es ging ihm ganz unvermittelt um die Frage, woher die Kinder kommen und wie Leben entsteht. Der Umschwung der Übertragungsgefühle in eine Woge unverhoffter Übertragungsliebe nach der überstandenen Krise gipfelte in dem Ausruf: »Ich möchte, dass du ein Kind hast. Ich möchte, dass wir ein Kind haben.« Natürlich war das Kind, das wir haben sollten, unabhängig von der ödipal gefärbten Übertragungssituation, auch das Kind Julian, das weiter heranwachsen sollte.

5. *Das Selbstbild im Werden*

Ähnlich wie ich das Bild von ihm langsam in der Treppenszene zusammengesetzt hatte, so wuchs über die Dauer der Analyse unmerklich auch das Bild, das er von sich selber hatte, zu einem stabileren Ganzen zusammen. Solche ersten Ankündigungen von Veränderungen tauchten im Laufe des Prozesses hier und da sprunghaft auf, verschwanden wieder, um mit größerer Konsequenz später erneut an die Oberfläche zu treten, von kurzer Dauer anfangs, aber in größerer Regelmäßigkeit. Nur äußerst vereinfachend fasse ich diese Linie der Entwicklung zusammen.

In den diagnostischen Vorgesprächen vor Beginn der Analyse hatte er einmal in den kleinen Spiegel geschaut, der im Therapiezimmer unter den Spielsachen liegt. »Ich sehe nichts als Glas«, hatte er gemeint. Ich war damals erschrocken über diese Trostlosigkeit und Leere, die er mitteilte. Ich dachte an Winnicotts Arbeit »Mirror-Role of Mother and Family in Child Development« (1967b), in der er die Frage einer Patientin zitiert: »Wouldn't it be awful if the child looked into the mirror and saw nothing?« Eine Bemerkung, die André Green (1978) im Zusammenhang mit der negativen Halluzination, der Angst vor der negativen Halluzination, aufgegriffen hat. Später meinte Julian einmal, wenn der Julian in den Spiegel schauen würde, dann könne der sich selber sehen. Dem folgte eine Formulierung wie: »Ich sehe mich selber.« In dem glänzenden und spiegelnden Schirm einer Lampe entdeckte er zu seinem Erstaunen, wenn er sich unter ihr bewegte, dass seine einzelnen Gliedmaßen darin wiederzufinden waren. Daraufhin bewegte er sich und betrachtete sich voller Entzücken und begann ein Gesamtbild seines Äußeren selber zu entwickeln. Wieder dauerte es eine Weile in der Analyse, und er blieb des Öfteren vor dem Spiegel am Eingang der Praxis stehen, um sich missbilligend oder kritisch, dann zunehmend auch selbstzufrieden zu betrachten. »Ich möchte mich auffressen«, meinte er einmal. Als ich antwortete, er habe sich wohl zum Fressen gern, griff er diese Formulierung lebhaft und bejahend auf. »Jetzt bin ich ein richtiger Kerli«, meinte er ein anderes Mal und warf sich einen aufmunternden Blick in den Spiegel zu. Es stellte sich später heraus, dass sein Vater ihn einmal so genannt hatte und dass er fand, dass das absolut zutreffe. Wenn er so in den Spiegel schaute, schien es wichtig für ihn zu sein, dass er sich im Betrachten des Spiegels auch von mir gesehen fühlte (Schacht, 1981). Hinsichtlich seiner Zukunft entwarf er die Vorstellung, später einmal Baggerführer, Bauarbeiter oder Baumeister zu werden. Es meldete sich auch eine Bereitschaft bei ihm, über seine Fähigkeiten nachzudenken, auch über seine Fähigkeit, mit Unruhe und Spannung fertig zu werden. Eine gewisse Neigung zur Selbstreflexion wurde spürbar, als er einmal beim Basteln, vor einer schwierigen Situation stehend, flüsternd sich fragte: »Werde ich es aushalten?« Es war von großer Bedeutung für ihn, dass er spüren konnte, dass ich es ihm zutraute, Unsicherheit auszuhalten, und tatsächlich machte er ruhig weiter.

Er begann weiter über seine Identität in der Zeit nachzudenken. Mit der Behauptung, er sei überhaupt noch nicht geboren worden, entwarf er die Vorstellung, dass er sich noch entwickeln würde. Oder er schaute zurück auf die Zeit, als er ein Baby gewesen war: »Als ich ein Baby war, da habe ich alles verpennt.« Während er wieder einmal baute, begann er über ernste Verluste in der Vergangenheit zu sprechen, wie über den Tod seines Freundes vor über einem Jahr. Schließlich brachte er Teile einer kleinen Legofigur mit in die Stunde. Dies sei ein Bauarbeiter, und den werde er jetzt zusammensetzen. Ich teilte ihm meinen Eindruck mit, wie sein Verständnis von sich, von seiner Vergangenheit und Zukunft, von all seinen Schwierigkeiten und Hoffnungen langsam zusammenwachse, ähnlich wie jetzt die Figur des Bauarbeiters in seinen Händen.

In seinem Bauen entstand eine größere Kohärenz. Das Bild des Hauses tauchte neben dem der Straße (s. Kapitel »Der Weg«) regelmäßiger auf. Es war aber auch von der Hütte für Julian die Rede, die noch vor dem Winter fertig gestellt werden sollte, in die es nicht hineinregnen dürfe, in der er ganz sicher leben könne. Es war von einem Haus für uns beide die Rede, von einem Haus, in dem er einmal wohnen würde. Das Schlimmste, das er sich für einen anderen Menschen vorstellen konnte, war, dass dessen Haus zerstört würde. Er drohte ja auch mir, wenn er böse wurde, mein Haus zu zerstören und zu zerbaggern. Dann aber wurde das Haus zunehmend zum Bild für die Begegnung mit anderen Menschen. »Ich werde ein großes Haus bauen mit vielen Fenstern, damit viele Menschen hereinkommen können.« Ein Garten sollte angelegt, Felder bestellt werden. Er sprach zurückhaltend und mit Bedacht. Dabei setzte er seine Worte und Überlegungen so sorgfältig in den Raum zwischen uns, wie er das mit den Bauklötzen zu tun pflegte. Mauern baute er dann, wenn er sich mit Unvorhergesehenem konfrontiert sah oder anscheinend wenn ihn irgendetwas ängstigte oder zu überwältigen drohte. Dennoch, er erfuhr sich wohl mehr als jemand, der innerlich zusammenhing, der aber seine Sicherheit und Stabilität aus der Beziehung auch innerhalb der Therapie gewann. Dafür mag die Baustelle ein anhaltendes Bild gewesen sein.

Ein großer Neuerwerb für ihn war es, dass er immer sicherer wurde, dass er einen eigenen Bereich haben darf. So konnte er, ohne wie früher ein Regal quer durchs Zimmer stellen zu müssen, in einer Stunde zu mir sagen:
»Erst möchte ich mein Geheimnis für mich haben, und wenn es fertig ist, dann möchte ich es dir sagen.«
»Wenn es fertig ist.«
In seinem unermüdlichen Bauen hat Julian – es wurde ja niemals etwas wirklich fertig – sich und mir zur Genüge gezeigt, dass er zu ahnen begonnen hatte, dass er niemals fertig sein wird, niemals fertig sein wird an seiner großen geheimnisvollen Baustelle des Selbst.

2. Der Tod und der Junge

Mittelpunkt meiner Darstellung sollen zunächst die unerwarteten Begegnungen des vier-, dann fünfjährigen Julian mit dem Tod sein, die sich in rascher Aufeinanderfolge während der zweiten Hälfte des ersten Jahres seiner Analyse ereigneten.
Nach der Schilderung der sich unmittelbar anschließenden Abwehr- und Bewältigungsmanöver des Jungen möchte ich seine Erlebnisse und Erfahrungen im Hinblick auf das Unheimliche betrachten. Andeuten nur werde ich am Ende, wie sie im Laufe der folgenden Zeit die Welt seiner Phantasien oder seine Sicht des Lebens zu prägen begannen. Es handelt sich um Konfrontationen mit dem Tode, denen außerhalb der Analyse vermutlich keine sonderliche Betrachtung in der Familie des Kindes zugebilligt worden wäre.
Julian war aufgrund destruktiver aggressiver Ausbrüche und wegen seines unzumutbar provozierenden Verhaltens, vornehmlich im Kindergarten, in Analyse gekommen. Seine jungen, intelligenten und arbeitsamen Eltern übertrugen die Sorge für Julian und seinen um zwei Jahre jüngeren Bruder Michael über viele Stunden täglich den Großeltern mütterlicherseits. Die Großmutter, ein Jahr zuvor am Rezidiv eines lebensbedrohlichen Leidens erkrankt, musste sich beinahe wöchentlich kleinen chirurgischen Eingriffen unterziehen, um die der Junge wusste. Durch die schwer zu bannende Erkrankung der Großmutter war der Tod drohend in unmittelbarer Nähe der Familie aufgetaucht. Die Familie ist streng religiös eingestellt.
Auf manche vermutlich verwirrenden Erfahrungen des Jungen in seinen ersten Lebensjahren war in der dramatisch einsetzenden, insgesamt positiv gefärbten Übertragungsbeziehung bereits einiges Licht gefallen. Dies mochte dazu beigetragen haben, dass die ersten fünf stürmischen Monate der Analyse gut überstanden wurden.
Da begann die Serie unheilvoller Ereignisse, über die ich in der Weise berichten werde, dass ich die therapeutischen Interventionen zugunsten der Schilderung der unmittelbar deutlich werdenden Phantasien des Jungen nur andeuten werde. Es ging um:

1. Den Tod einer Taube, die vor meinem Hause überfahren worden war, und zwar unmittelbar vor einer Behandlungsstunde – Anfang Februar.
2. Den Tod eines Freundes, der im Bach ertrunken war – Anfang Mai.
3. Um den Tod seines Hundes, der wegen Aggressivität eingeschläfert werden musste – Ende September.

a) Einleitung

Zunächst seien einige Themen aus den ersten Monaten wiedergegeben, die für das Verständnis des nachfolgenden Geschehens von Bedeutung sind. Bereits in den Vorgesprächen hatte Julian, damals noch 3-jährig, von einer nur mit knapper Mühe überstandenen Todesgefahr berichtet: Er sei beinahe von einem Auto überfahren worden. Dies wurde jedoch nicht von seinen Eltern bestätigt. Immer wieder betonte er indessen die Notwendigkeit von Kontrolle im Allgemeinen und für Autos im Besonderen. Er nannte eine runde Holzdose, die er unter seinen Spielsachen im Therapiezimmer vorfand, »die Kontrolle«. Man habe ihm mit einer Operation an den Augen gedroht, wenn er die Brille zerschlage, die er wegen Kurzsichtigkeit neuerdings zu tragen hatte. Sehr bald fiel mir eine gewisse Faszination durch den gekreuzigten Christus bei ihm auf. Bald wurde zu einem bereits vorhandenen Hund ein junger, zweiter angeschafft, Billy. Dieser Hund sollte Julian gehören. Julian hat mir ungefähr einen Monat nach Beginn der Analyse seinen kleinen, beinahe noch niedlich anzuschauenden Hund vorgeführt. Er sei bissig und müsse an die Leine gelegt werden. Der Billy habe nur Unsinn im Kopf, meinte er nicht selten lächelnd, wenn er selber gerade im Begriff war, irgendeine Untat während der Stunde zu begehen. Einen Stoffhund, den er im Therapiezimmer entdeckt hatte, schloss er in sein Herz, liebkoste ihn, wenn er sich zum Beispiel zusammengekauert wie ein kleines Kind unter einer Decke verbarg. Bei anderer Gelegenheit berichtete er, wiederum mit verblüffender Überzeugungskraft, aus jedem Zusammenhang herausfallend und wie verwirrt, bei ihnen zu Hause würden Tiere »gemetzgert« (geschlachtet), ich solle ruhig seine Eltern fragen. Auch diese Berichte trafen nicht zu.

Aggression, masochistische Phantasien, die Angst vor Kontrollverlust, Kastrationsängste und Kastrationswünsche waren also ständig aufkommende Themen, eingebettet in eine Stimmung von Orientierungslosigkeit und zeitlicher Diskontinuität, in die ich mich nicht selten einbezogen fühlte. Die zuweilen höchst dramatischen Interaktionen in der Analyse schlossen jedoch nicht aus, dass sich dennoch auf einer basalen Ebene der Übertragungsbeziehung erste Etappen einer Konsolidierung, das heißt, der rekonstruktiven Suche nach lebensgeschichtlichen Zusammenhängen, vollzogen (Schacht, 1992) mit einer zeitweilig unerwartet günstigen Auswirkung auf Julians Verhalten sowohl im Kindergarten als auch zu Hause.

b) Die tote Taube

Die Kälte des Winters schien gebrochen, und noch war die Sonne zaghaft und ihr Licht fahl, als an einem frühen Februarnachmittag das Auto der Großmutter in meinen Hof einbog. Auf das Geräusch des Wagens reagierend, hatte ich kurz vom Therapiezimmer oben hinabgeschaut und dabei eine graue Taube regungslos mitten auf der Straße liegend erblickt. Vermutlich war sie Augenblicke zuvor vor meinem Haus überfahren worden. Während ich die Treppe hinabeilte, um Julian die Praxistüre zu öffnen, ließ ich mir durch den Sinn gehen, wie Julian just in der gestrigen Stunde, es war Ärger auf mich im Spiel gewesen, vorgegeben hatte, mehrere Tiere umzubringen. Erstmals hatte er dabei formuliert, was er unter »Totsein« verstand: sich nicht mehr bewegen. Damit hatte bereits die Auseinandersetzung mit dem Phänomen des Todes hier zwischen uns begonnen. Er hatte sich auszudenken versucht, wie es wäre, wenn man tot ist, man könne sich dann nicht mehr bewegen. Er hatte sich also auch das Erleiden des Todes vorgestellt. Ob er die Taube überhaupt bemerkt haben mochte, fragte ich mich noch, ehe mich auch nur ein knapper Blick auf das todernste Gesicht der Großmutter eines Besseren belehrte. Die alte, gebrechliche Frau trug den Jungen behutsam auf dem Arm und ließ ihn vor mir herab auf den Boden. Julian habe die tote Taube gesehen, sagte sie. Julian zog in sich gekehrt die Treppe hinauf. Sogleich nahm er auf der Fensterbank des Therapiezimmers Platz,

von der aus also der Blick hinab auf die Straße führte. Unverwandt, stumm und selber wie regungslos starrte Julian hinab auf die Taube, die mitten auf der verkehrsarmen Straße lag, ausgeliefert auf der Weite des Asphaltes.
Dann erklärte er, morgen werde er nicht wiederkommen.
Natürlich schob er mir, so vermutete ich, die Schuld am Tod der Taube zu. Meine Praxis war ein Ort, wo so etwas Beängstigendes geschehen konnte, und ich hatte es nicht verhindern können. Julian wollte sich nicht von der Stelle rühren und bat mich, stille zu sein. Die wenigen Autofahrer umfuhren die Taube, einige Passanten betrachteten sie aus größerer Nähe, ohne sie jedoch wegzutragen. Die Scheu vor dem Tod, vor dem Unheimlichen des Toten, war spürbar, nicht nur bei Julian und zwischen ihm und mir, sondern auch draußen, bei den Fremden.
Die Gewissheit wuchs bald in mir, dass allein Deutungen seiner Angst den Jungen in dieser, den therapeutischen Rahmen sprengenden Situation nicht beruhigen könnten. Ich erklärte ihm, der wie vom Donner gerührt dasaß und mir weiterhin das Wort verbot, dass ich mich, ehe wir über alles weiter nachdenken könnten, zuerst um die Taube sorgen wolle. Falls sie noch lebe, würde ich dafür sorgen, dass man sich um sie kümmere, falls sie jedoch tot sei, so wolle ich mich darum bemühen, dass sie begraben werde. Ich müsse deshalb beim Bürgermeister »in der Gemeinde« anrufen. Ich möge das tun. Er bliebe ganz ruhig oben, meinte er. Als ich bald zurückkehrte, niemals zuvor hatte ich den Jungen allein im Therapiezimmer gelassen, hatte es unter diesen Umständen jedoch für zulässig gehalten und möglich, fragte er ängstlich an, ob es mir gelungen sei, dort jemanden zu erreichen. Ich bestätigte dies. Einmal, als ein Auto ganz dicht an der Taube vorbeigefahren war und ihre Federn, bedingt durch den so entstandenen Windhauch, etwas in Bewegung geraten waren, äußerte Julian die Hoffnung, sie könne doch noch am Leben sein. Er gab diese Hoffnung dann aber mit der alsbald sich wieder einstellenden Reglosigkeit des Tieres auf. Dringlich bat Julian darum, dass ich, ohne viel zu sprechen, ganz still neben ihm stehen bliebe, bei all diesem Schrecken ihm somit zur Seite stand.
Ob die Taube beim Überqueren der Straße unvorsichtig gewesen sei, war seine Überlegung, die bald zu seinen entsprechenden frühen Phantasien, selber beinahe überfahren worden zu sein,

führte. Nachdem wir schließlich darüber hatten etwas reden können, begann er aus Knete sehr geschickt einen Besen zu formen. Er legte ihn neben sich auf die Fensterbank und verlieh damit seinen Überlegungen Ausdruck, die tote Taube würde weggefegt werden müssen. Noch zurückhaltend begleitete ich seine Produktionen kommentierend und fasste zusammen, was heute hier geschehen war. Ich fügte hinzu, dass er trotz des Unfalls jetzt etwas von sich aus geformt hatte, aus Knete. Womöglich war das Wenige, was ich zu allem sagte, zunächst genug. Der Junge jedenfalls wurde friedlicher, wenngleich die Taube noch nicht geborgen worden war. Die Großmutter holte ihn wieder ab.

Zur folgenden Stunde traf Julian recht munter ein und erkundigte sich sogleich nach der Taube. Ich teilte ihm mit, sie sei tot gewesen und abgeholt worden. Mit scharfem Blick fand er heraus, dass noch Spuren von Blut draußen auf der Straße zu sehen seien. Während er nun mit seinem Besen aus Knete auf der Fensterbank zu kehren begann, sprach ich von seinem Wunsch, die Erinnerung an die Taube wegfegen zu wollen, seinen Schrecken auch, der aufgekommen war, als die tote Taube genau vor meinem Haus gelegen hatte, ausgerechnet nach der vorangegangenen Stunde, in der es hier auch um tote Tiere und um den Tod gegangen war und zudem noch jetzt vor einer (einwöchigen) Ferienunterbrechung. Diese sollte nämlich heute beginnen. Julian, der sich im Gegensatz zu seinem sonst üblichen Verhalten ruhig zeigte, hörte mir schweigend zu. Am Ende der Stunde, die ohne Besonderheiten verlief, ergriff er den Stoffhund und bat mich, ihn für die Zeit der Ferien mitnehmen zu dürfen.

Der Tod der Taube beschäftigte ihn auch noch nach seiner Rückkehr aus den Ferien. Sein neuerer Erklärungsversuch war, die Taube könne von der elektrischen Leitung, die hier die Straße überquert, herabgestürzt sein. Dies griff er in einer weiteren Phantasie auf, er selber, er sei aus einem Fenster in die Tiefe gesprungen und sei dabei umgekommen. Auf mir immer noch unverständliche Weise brachte er es einmal fertig, dass wir beide zusammen nach einer Stunde einige Stufen der Holztreppe in meinem Haus herabrutschten. Er war zutiefst beglückt darüber, dass uns, im Gegensatz zur Taube, nichts passiert war. In einer anderen Stunde behauptete er, eine Schnecke sei beim Überqueren der Straße überfahren worden, und er gab vor, »in der Gemeinde« anzurufen

und um Hilfe zu bitten, so wie ich es zuvor gemacht hatte. Seine Nachrichten, zu Hause würden wieder Tiere abgeholt vom Metzger, häuften sich. Alles sei rot von Blut. Über viele Wochen stand das ständige Spielen von Kastration, vom Tod, vom Sterben und vom Wiederlebendigwerden oder Wiederlebendigmachen zwischen ihm und mir im Zentrum der therapeutischen Arbeit. Rettungsphantasien wechselten ab mit der Vorstellung, irgendwelche Figuren im Spiel könnten dem nicht mehr entweichen. Und dann trat in diesem Zusammenhang der Konflikt zwischen Liebe und Hass dem jüngeren Bruder gegenüber jäh wieder offen zutage. Schon in den Vorgesprächen hatte Julian dem Bruder den Tod gewünscht. Der sei, so hatte er damals unter anderem gesagt, auch einer, der einmal gefressen werden müsse. Nun meinte er, als er wieder vom Bruder sprach: »Ich habe zwei Herzen.« Als ich die Vermutung vorbrachte, beide Herzen lägen in ihm im Streit miteinander, die guten Gefühle für den Bruder und die bösen, hielt er mir barsch entgegen: »Nein, beide Herzen sind böse.« Auf solche und ähnliche Äußerungen hin konnte er Phantasien bringen, die abwehrend und provozierend zugleich, darüber hinaus auch auf sein Strafbedürfnis hinweisen mochten. So zum Beispiel wenn er vorgab, sich nichts mehr zu wünschen, als selber geschlachtet oder »gemetzgert« zu werden.
Eine andere Todesart erweckte zusehends sein Interesse und wurde bald mit dem Konflikt zwischen Gut und Böse und der möglichen Bestrafung verknüpft: Der Tod durch Ertrinken. Die Arche Noah habe nämlich, so betonte er, nur die guten und lieben Tiere und Menschen gerettet, nicht aber die bösen. Zum Entsetzen der Mutter lief er einmal heimlich auf dem Rückweg vom Kindergarten auf und davon, um zum Dorfbach zu gelangen. Selbstbewusst und nicht frei von einem herausfordernden Heischen nach Reaktion berichtete er mir darüber. Er würde gar zu gerne mit dem Stock am Wasser spielen.
Auch der Einfall, er könne sich, um sich etwas anzutun, ja auch mal einen Finger abschneiden, tauchte flüchtig auf. In seinem Phantasiespiel war ich allein stets diejenige, die für Rettung sorgen konnte. So geschah es, dass er eines Tages ein Püppchen, ein blondes Bübchen, das schon immer ihn dargestellt hatte, im Spiel in den Brunnen des elterlichen Hofes stürzen ließ. Bei ihm zu Hause gibt es keinen Brunnen. Mir fiel wieder die Tendenz bei ihm auf,

sich irgendwie in seinen Phantasien mit dem jeweils Verunglückenden zu identifizieren. Weder die herbeieilende Mutter noch der Vater konnten ihn herausziehen. Im Gegenteil, auch sie versanken alsbald in der Tiefe. Nur die Figur, die für die Frau Schacht stand, vermochte es am Ende, alle, den Julian, die Mutter und den Vater, zurück nach oben in die Höhe zu befördern.

c) Der Tod des Freundes

Julian war todernst, als er in die nächste Montagsstunde kam, die auf dieses Spiel mit dem Brunnen folgte. Er nahm, dies war ganz und gar nicht seine Gewohnheit, feierlich mir gegenüber Platz und eröffnete das Gespräch:

Julian: »Ich möchte dir vom Knut erzählen.« (Diesen Namen hatte er noch nie zuvor erwähnt.) »Der Knut ist in den Bach gefallen, und er ist ertrunken. Die Frau X (Kindergärtnerin) hat es uns erzählt. Die Mutter von ihm, die ist jetzt ganz traurig im Herzen. Der Knut ist oben im Himmel.« (Er deutete zum Fenster hinaus, hoch zum Himmel.)

Sogleich war ich davon überzeugt, dass es sich um eine reale Nachricht handelte und nicht um eine Phantasie, die sein Spiel aus der vorangegangenen Stunde fortgesetzt hätte. Er war allzu ernst. In mir war eine tiefe Unruhe ausgelöst worden.

Im folgenden Bericht werde ich mich darauf beschränken, lediglich die sparsamen Äußerungen des Jungen in dieser Stunde wiederzugeben und weniger meine Interventionen, die im Wesentlichen zum Ziel hatten, ihm zu ermöglichen, über das Vorgefallene und eventuell über seine Einfälle und Phantasien dazu zu sprechen.

Julian: »Der war ganz allein, die Mama von ihm war nicht dabei.«

»Der Knut lebt aber noch, die Frau X hat es gesagt, er ist im Himmel.«

»Der war im Bach, aber der hatte keine Kleider an.«

Bald stellte er in seinem Spiel Szenen dar, aus denen hervorging, dass Kinder ihre Eltern nur stören. Sorgfältig und mit Geschick baute er aus Holzklötzen ein schönes Tor, zu dem er weiter nichts bemerkte, und fuhr in seiner Erzählung fort: er sei Vater von vielen Kindern. Als Vater dieser Kinder rief er: »Die Kinder stören mich, die Kinder stören mich.«

Ich verstand, dass sich bei ihm zwei gegensätzliche Überlegungen vorbereiten mochten: Die eine ging in die Richtung, dass der Knut die Schuld trug. Der Knut war weggelaufen, so wie er, Julian, bereits ja auch schon einmal. Oder die andere Vorstellung: Knuts Mama war schuld. Seine Mama hatte sich nicht um Knut gekümmert. Dieser Vorwurf wurde im Spiel auf einen Vater verschoben, den die Kinder ja nur stören.

Gegen Ende der Stunde ergriff er ein Blatt Papier, und indem er scheinbar darauf Geschriebenes zu lesen vorgab, brachte er hervor:

Julian: »Eine Geschichte, ... ja, wo steht es denn? Ach hier ist die Geschichte.«

Analytikerin: »Und wie lautet die Geschichte?«

Julian: »Eines Tags ... werden die Kinder gerettet.«

Analytikerin: »Eines Tages werden die Kinder gerettet.« Dann sagte ich noch: »Dies ist eine gute Geschichte. Die Kinder waren vielleicht allein gewesen und nun sind sie gerettet worden.« Später fügte ich hinzu, wenn die Geschichte vom Knut so sei, wie er sie mir erzählt habe, dann sei keiner da gewesen, um den Knut zu retten.

Ein Bemühen, den Tod des Freundes ungeschehen zu machen, kündigte sich an. Es ist unmöglich, die mannigfachen Reaktionen des Jungen auf den Tod des Freundes in ihrer Vielzahl zu beschreiben. Deshalb möchte ich mich nur auf solche beschränken, die im späteren Verlauf der Analyse besonders überwogen oder vorherrschten.

So wie er nach dem Tod der Taube den Besen aus Knete geformt und nach dem Bericht vom Tod des Freundes ein schönes Tor aufgebaut hatte, so überraschte Julian mich auch in der darauf folgenden Stunde damit, dass er den Anlauf zu etwas Neuem unternahm: Er bemühte sich nämlich darum, erstmals Buchstaben zu schreiben. Später zeichnete er eine Figur: »Ein Mensch«, meinte er. Der habe einen ernsten Mund. Nicht lange und er machte sich daran, die Figur zu übermalen bzw. mit Farbe zuzudecken. Dies verstand ich unmittelbar als indirekte Mitteilung, dass er seine Gefühle zu

dem Schrecklichen abschirmen, seine Ängste abwehren und Abstand gewinnen wollte. Ich sah darin ferner auch eine bildliche Darstellung seiner dunklen Ahnung, dass er den Knut nie mehr wiedersehen würde. Unabhängig davon oder wie aus einer trotzigen Gegenbewegung heraus trieb er in den noch holprigen Schreibversuchen seine Verselbstständigung voran, gleichsam eine Gegenposition zum Tod und zur Hilflosigkeit beziehend. Die Notwendigkeit, mit der Nachricht vom Tod seines Freundes umzugehen und der täglichen Wahrnehmung bzw. Realitätsprüfung Folge zu leisten, die besagte, dass der Freund nicht mehr im Kindergarten auftauchte, war gewiss emotional sehr anstrengend. Dies mag mit bedingt haben, dass wenige Tage drauf eine passagere Phase regressiven Gehabes eintrat. Julian war das Baby. Ich sollte als Mutter ihm und einem anderen Baby, von dem anfangs offen blieb, wen es darstellte, Dinge vom Boden aufheben, oder ihm andere nachtragen. Dann wieder schrie er wie außer sich sehr laut los, Eltern hätten auf ihre Kinder aufzupassen!
Julians Mutter, die wenige Tage später zu einem Gespräch zu mir kam, war ganz überrascht darüber, dass ihr Sohn anscheinend im Kindergarten so heftig auf den Tod von Knut reagiert hatte. Sie ihrerseits interessierte sich viel mehr dafür, ab wann ein Kind das Schwimmen erlernen könne und solle. Sie beklagte sich darüber, dass Julians Vater wegen seiner beruflichen Überlastung für den Jungen so gut wie unerreichbar sei, zum Beispiel deshalb auch nicht mit zum heutigen Gespräch komme. Auch die Kindergärtnerin war, wie ich von ihr erfuhr, nicht darauf vorbereitet gewesen, dass Julian sich so sehr mit dem Tod des Freundes auseinander setzte. Es sei einige Male notwendig gewesen, einzig mit ihm ein Gespräch zu führen und ihm sehr viel Aufmerksamkeit und Zuwendung entgegenzubringen. Das Abwehrmanöver, den Verlust ungeschehen zu machen und schlichtweg für ein neues Baby zu sorgen, für einen Ersatz-Knut, das im Spiel verstehbar wurde, und einherging damit, dass Julian immer wieder Babys lebendig machte, schlug ungefähr 14 Tage nach Knuts Tod in eine Aktion um. Julian versuchte tatsächlich, ein Baby zu stehlen! Im Supermarkt ergriff er unbemerkt ein fremdes Baby und schleppte es zielstrebig zum elterlichen Auto.
Als er während einer der folgenden Therapiestunden mit mir eine imaginäre Reise antreten wollte, rief er plötzlich »hier sind zwei

Kinder verloren gegangen«. Kaum hatte ich begonnen, dies interpretieren zu wollen, da inszenierte er auch schon den Verlust eines Kindes während der Stunde und stellte die Gefahr dar, dass auch er verloren gehen und sterben könne. Unvorhersehbar flink rannte er zum Zimmer hinaus, die Treppe hinab, schneller als ich ihm zu folgen vermochte und stürzte in den Garten der Nachbarn hinüber, dorthin, wo ein kleiner Bach fließt. Nachdem wir glücklich wieder zurück im Kinderzimmer angelangt waren, die Treppenstufen war er fromm wie ein Lamm hinaufgestiegen, begann ich:

Analytikerin: »Wir hatten von den Kindern gesprochen, die verloren gegangen sind. Da bist du plötzlich weggelaufen. Ihr habt im Kindergarten auch ein Kind verloren, den Knut. Der ist wohl seiner Mama weggelaufen, so wie du eben mir, und ist in den Bach gefallen.«

Julian: »Und dann hat ihn der Jakob herausgezogen.«

Hiermit brachte er nach diesem einprägsamen Übersprung seiner Erinnerungen und Befürchtungen ins Agieren eine weitere Information zum Tod des Freundes.

Analytikerin: »Und seine Mama war dann ganz traurig, wie du mir gesagt hast.«

Julian, sinnend, vor sich hinsprechend: »Wir haben den Knut verloren.«

Das Thema der Dunkelheit tauchte auf, und er zeichnete ein Fenster, übermalte es mit Schwarz. Er würde, so verstand ich es jetzt noch sehr viel klarer, seinen Freund nicht wiedersehen.

»Die Trauer entsteht unter dem Einfluß der Realitätsprüfung, die kategorisch verlangt, daß man sich von dem Objekt trennen müsse, weil es nicht mehr besteht. Sie hat nunmehr die Arbeit zu leisten, diesen Rückzug vom Objekt in all den Situationen durchzuführen, in denen das Objekt Gegenstand hoher Besetzung war.« (Freud, 1926, Hemmung, Symptom und Angst, S. 205)

Einen Spiegel wollte er ebenfalls mit Schwarz bemalen. Er wollte sich darin anschauen, um zu prüfen, wie er aussähe. Ich verstand, dass er die Frage stellte: Wenn der Freund tot war, wer war er, wie sah er aus, er, der noch lebte? War er ebenso bedroht vom Tode?

Selbst wenn ich nicht immer das Richtige traf, es beruhigte ihn, wenn ich solche Überlegungen und Interpretationen äußerst zurückhaltend und wie als erste Versuche nur eines Verstehens vorbrachte.

Neben den Themen der Vernachlässigung durch die Eltern, der Kastration, der Angst vor der eigenen Zerstörungskraft, der Schuld und der Bitte um Verzeihung der Missetaten, ja, der scheinheilig klingenden Hinwendung zum gelegentlichen Gebet während der Stunden wie zum Beispiel »Lieber Gott, du hast ja wieder gesehen, dass das Baby (Julian) böse ist. Sorge dafür, dass wir alle in den Himmel kommen«, tauchte immer drängender der Anspruch auf Unabhängigkeit auf. »Ich kann auf mich allein aufpassen.« Hatte er früher im Spiel oftmals fremde Unterstützung zum Beispiel durch die Polizei herbeigerufen, so behauptete er zusehends häufiger: »Ich passe selber auf mich auf!«

In einer denkwürdigen Stunde wurden die Ahnung und die Unerbittlichkeit des Todes in sehr eindrücklicher Weise dargestellt. Zunächst hatte Julian erklärt, »die Heimat« sei dort, dort drüben auf dem Sessel, wo ihm vertraute Figuren im Spiel ansässig seien. Die Heimat wurde als ein ruhiges, geschütztes Plätzchen benannt. Dann ließ er jäh eine riesige Walze auftauchen, die er flugs konstruiert hatte. Dabei ist von Interesse, dass er als Kernstück der Walze eben die Holzrolle wählte, die zu Beginn »die Kontrolle« dargestellt hatte. Diese Walze zermalmte alles und jeden, der ihr in die Quere kam. Selbst die Polizei musste sich vor ihr retten. Überraschend stellte nun Julian von sich aus eine Verbindung von Knut ausgehend zu dem kleinen Bruder Michael her, eine, die ganz durch den Wunsch nach Wiedergutmachung geprägt war und auf die Intensität seiner unbewussten Schuldgefühle hinwies. Wenn er, so meinte er, auf sich aufpassen könne, so sei sein Bruder aber noch nicht dazu in der Lage. Deshalb würde er auf den Bruder Acht geben. Etwas zögernd fuhr er fort:

Julian: »Der Knut, der hat nicht auf sich Acht gegeben – der Knut, der war mein Freund, er ist immer noch mein Freund – Knut, der ist jetzt beim lieben Gott oben im Himmel – aber er kann nicht mehr in den Kindergarten kommen.«

Natürlich lag in der Luft, dass er die Schuldgefühle dem Bruder gegenüber auch dem toten Freund gegenüber empfand. Mir schien zu diesem Zeitpunkt besonders wichtig, dass er sich mit der Realität des Verlustes auseinander zu setzen begann. So wie er nun mit der Vorstellung zu ringen hatte, dass der Tod unwiederbringliche Verluste schaffte, dass es zwar möglich sei, ein Bild von seinem Freund in sich zu bewahren und zu hüten, dass es jedoch unerbittlich dabei bliebe, dass sein Freund nie mehr zu ihnen in den Kindergarten zurückkehren könne, so erklärte er gegen Ende dieser Stunde folgerichtig: »Die Heimat, die wird abgerissen!« –, sprach's, und nie mehr tauchte der Begriff der Heimat auf. Es war, als würde er sich abmühen, in Zukunft auf solche Versprechungen wie die von Heimat nicht mehr hereinfallen zu wollen.

Ein anderes Mal stand er grübelnd am Fenster, schaute hinaus auf die Straße.

Julian: »Ich sehe eine zweite tote Taube.«

War dies ein Hinweis darauf, dass er nun über den Tod sprechen wollte, der ihn auch ereilen könne?, fragte ich mich. Ich sagte:

Analytikerin: »Als die Taube draußen lag, da haben wir über den Tod gesprochen.«

Julian: »Ja, und einmal bin ich auf die Straße gelaufen und wäre beinahe unter ein Auto gekommen.«

Zu meiner völligen Überraschung kam er abermals auf die ursprüngliche Phantasie zurück. Musste er hier etwa betonen, dass er mit dem Leben davongekommen war, dass er gar ein besonderer Junge war?

Julian: »Ich möchte das Bild (er hatte eine Löwenfamilie gezeichnet) an das Fenster hängen. Dann können die Leute sehen, dass ich es gemacht habe.«

Analytikerin: »Und wenn du es gemacht hast, dann heißt das, dass du lebendig bist.«

Nicht wenig verblüfft war ich jetzt darüber, mit welcher Selbstverständlichkeit Julian sein Bild, seine Kreativität, als Beweis für seine Lebendigkeit verstand. Wenn er etwas zeichnete, dann gab es ihn, und jeder sollte es wahrnehmen. Ich begann meinen Gedanken nachzugehen, inwieweit Julian mir hier etwas Allgemeingültiges vorführte. Während ich noch nachdachte, musste ich mir eingestehen, wie so oft noch in den Stunden, was ich versäumt haben mochte zu sagen. Mir schien, dass ich hätte hinzufügen sollen, dass sein Bild Beweis für seine Lebendigkeit war, auch wenn er sich oft so böse fühlte und zerstörerisch. Aber ich blieb unschlüssig, ob ich dies etwa hinzufügen sollte. Da geschah etwas,

das den Anschein hatte, als brächte Julian seinerseits diese fehlende, doch notwendige Ergänzung hinzu: Als wir nämlich die Treppe nach der Stunde hinabstiegen, hielt er inne und rief, ach, er habe sich doch den Zementmischer anschauen wollen, den er vor einiger Zeit kaputtgemacht hatte, als er böse auf mich gewesen war. Er habe ihn lange nicht mehr gesehen. Er rannte hinauf, ich natürlich hinter ihm her. Verdutzt schaute er sich das zerstörte Spielzeug an, das in seiner Kiste versteckt war. Die Zeit der Stunde war endgültig zu Ende, er stieg, sein Erstaunen über seine Zerstörung noch in Worte fassend, wieder hinab. Da hielt er abermals inne: »Als ich hier eben hinunterging, da habe ich gesagt, wo ist der Zementmischer? Und dann sind wir heraufgegangen – und jetzt bin ich hier.« Er lächelte. Die letzten Stufen herabsteigend, sagte ich in etwa, er sei erleichtert und stolz, dass er eine Vorstellung habe davon, wo er sich befinde und dass es Zeit gäbe, die vergehe, dass er sich erinnern könne und lebendig sei, und fügte jetzt auch hinzu, dass er all das könne, auch wenn seine Erinnerungen ernst und traurig seien oder daran denken ließen, wie böse er manchmal sein könne.
Die nächste Zeit des Durcharbeitens der dramatischen Geschehnisse, auch im Hinblick auf die konflikthafte Beziehung zum Bruder, verlief in einigermaßen ruhigen Bahnen.

d) Der Tod des Hundes

Der Tod von Billy erfolgte ungefähr 14 Tage nach den gut von Julian überstandenen Sommerferien. Das neue Unglück geschah am Geburtstag des jüngeren Bruders. Eine kleine Feier war in Vorbereitung. Die Mutter, im Beisein von Julian, machte eine ungeschickte Bewegung dem Hund gegenüber. Dieser schnappte zu und fügte ihr eine so tiefe Bisswunde am Unterarm zu, dass sie chirurgisch versorgt werden musste. Julian war anschließend völlig verstört und konnte an dem Tag selber keinen Bissen mehr herunterbringen. Der Hund wurde eingeschläfert. Den Kindern wurde gesagt, der Hund sei in einer Hundefamilie untergebracht. Weder zwischen den Eltern noch in der Familie durfte noch vom Hund die Rede sein. Julian durchschaute, dass Billy getötet worden war. Er spielte noch einige Male den Hund in den Stunden, wild und dann auch beinahe zärtlich, und wiederholte ein solches Spiel auch in der letzten Stunde des Jahres, drei Monate nach dem Tod von Billy vor den Weihnachtsferien. Damals ließ er zu, dass ich deutete, er versuche sich jetzt, da das Jahr zu Ende gehe, noch von dem Hund gewissermaßen hier in der Stunde zu verabschieden, habe er doch vorher, durch die Ereignisse bedingt, keine Gelegenheit dazu gehabt. Ansonsten hatte Julian mich angeherrscht, dass von dem Hund nicht zu sprechen sei. Es war einfach zu schmerzlich für ihn und zu beängstigend – nicht zuletzt da die kannibalistischen Phantasien in so greller Weise Wirklichkeit geworden waren. Er nutzte das Redeverbot in der Familie als Schutz auch für sich.

e) Der Tod und das Unheimliche

Weitere Überlegungen dazu, was der Junge durch die Wiederholung der Begegnung mit dem Tod in so kurzer Aufeinanderfolge zu bewältigen hatte, möchte ich nun lediglich unter dem Gesichtspunkt des Unheimlichen machen.

»Im allerhöchsten Grad unheimlich erscheint vielen Menschen, was mit dem Tode, mit Leichen und mit der Wiederkehr der Toten, mit Geistern und Gespenstern zusammenhängt.« (Freud, Das Unheimliche, 1919, S. 254)

»Es scheint, daß wir dem Charakter des ›Unheimlichen‹ solche Eindrücke verleihen, welche die Allmacht der Gedanken und die animistische Denkweise überhaupt bestätigen wollen, während wir uns bereits im Urteil von ihr abgewendet haben.« (Freud, Totem und Tabu, 1913c, S. 254)

Der Tod der Taube ereignete sich an einem Tag, nachdem Julian zuvor in der Stunde im Zusammenhang mit der Phantasie vom Töten von Tieren erstmals überlegt hatte, dass Totsein der Unfähigkeit sich zu bewegen entspreche. Was ihn bei dem gebannten Betrachten der toten Taube überaus beschäftigte, war herauszufinden, ob sie sich noch bewegte oder nicht, ob sie also ganz reglos dalag. Ein leises Schwanken zwischen Zweifel und Hoffnung wurde dann bei ihm spürbar, wenn die Federn des Tieres noch einmal in Bewegung gerieten. Hinzu kam, dass die Taube überfahren worden war. Bereits als ich Julian zu den Vorgesprächen gesehen hatte, hatte er mir ja in höchst anschaulicher Weise erzählt, er sei einmal beinahe von einem Auto überfahren worden. Ich hatte es ihm zunächst geglaubt. Wie sich zeigte, konnten die Eltern diese Information nicht bestätigen. Es mochte sich um eine Phantasie handeln, in der Julian unter anderem Erfahrungen von früheren Übergriffen (impingements) (Schacht, 1992) zusammenfasste. Nun war also mit der Taube genau das geschehen, was er seit langem für sich phantasiert hatte. Ich musste an Freuds Ausführungen denken:

»... daß es nämlich oft und leicht unheimlich wirkt, wenn die Grenze zwischen Phantasie und Wirklichkeit verwischt wird, wenn etwas real vor uns hintritt, was wir bisher für phantastisch gehalten haben.« (Freud, Das Unheimliche, S. 258)

Möglicherweise musste Julian, weil diese Sequenz zwischen Phantasie und Wirklichkeit zu unheimlich war, auch seine Vorstellungen vom Tod der Taube abwandeln und das Herabfallen als Todesursache bei ihr in Betracht ziehen und für sich phantasieren.

Ein weiterer Beitrag zum Erwecken des Gefühls von Unheimlichkeit war ebenso, intensiver gar noch, durch die Art, wie der Freund den Tod gefunden hatte, gegeben. In den Stunden, die der Todesnachricht vorausgegangen waren, hatte der Tod durch Ertrinken eine große Rolle gespielt. Sowohl Julian als auch die gesamte Familie waren ja ertrunken. Ich rechnete damit, dass diese Sequenz Phantasie–Wirklichkeit der Allmacht der Gedanken geradezu Vorschub leisten mochte.

Verfrüht und gewiss ihn überfordernd gelangte er zu der Idee, dass man sich als Kind nicht auf Eltern verlassen darf. Es kann geschehen, dass diese nichts Wirksames unternehmen, dass sie ihre Arbeit nicht unterbrechen und nach einem ausschauen, wenn man zum Beispiel wegläuft. Wenn man also überleben möchte, so muss man ganz auf sich selber aufpassen, fand Julian.

Zwei Phantasien von Julian sind im Zusammenhang mit dem Unheimlichen bemerkenswert.

Zunächst ist da die, die zu dem rätselhaften Ausspruch führte, er sähe eine zweite tote Taube. Ich verstand dies zunächst als einen Hinweis auf seine Befürchtung, dass auch ihm der Tod drohe, nicht nur dem Freund. Dem mochte seine Idee während des Spielens in der Stunde entsprechen, wenn er behauptete, zwei Kinder seien verloren gegangen.

Inzwischen meine ich darüber hinaus, dass Julian möglicherweise in seiner Phantasie von der zweiten Taube aktiv vorweggenommen haben könnte, dass eine weitere Katastrophe eintritt, dass er sich also durch diese präventive Phantasie dagegen schützte, überrascht zu werden.

»Das Moment der Wiederholung des Gleichartigen wird als Quelle des unheimlichen Gefühls vielleicht nicht bei jedermann Anerkennung finden. Nach meinen Beobachtungen ruft es unter gewissen Bedingungen und in Kombination mit bestimmten Umständen zweifelhaft ein solches Gefühl hervor, das überdies an die Hilflosigkeit mancher Traumzustände mahnt.« (Freud, Das Unheimliche, S. 249)

Julian phantasierte etwas Schreckliches, und es trat tatsächlich ein, zwei Mal. Wenn ich dies hier als Wiederholung von etwas Gleichartigem betrachten möchte, dann setzt Julian dem Gefühl, hilflos ausgeliefert zu sein, den selbst geschaffenen Überraschungscoup entgegen: Er sieht eine zweite Taube, von sich aus. Ein weiteres Unglück ist dann vorweggenommen. Vergangenes passives Erleiden mochte in aktives Phantasieren umgewandelt dazu beitragen, neues Erleiden zu mildern.

Natürlich ist nicht auszuschließen, dass er auch mich damit erschrecken wollte, und zwar ein zweites Mal durch diese Nachricht, mich, vor deren Haus er selber sich so erschreckt gefühlt hatte.

Merkwürdig ist die Vorstellung von der »Heimat«, die in ein und derselben Stunde unmittelbar neben dem Unheimlichen benachbart liegt, nämlich der zerstörerischen unbesiegbaren Walze, die alles zunichte macht und der nur einer zu entkommen vermag, Julian. Die Dichte des Nebeneinanders von »heimelig« – »Heimat« und »unheimlich«, wie sie Julian hier hergestellt hat, lässt an Ausführungen Freuds in seinem Artikel zum Unheimlichen denken.

»So verstehen wir, daß der Sprachgebrauch das Heimliche in seinen Gegensatz, das Unheimliche, übergehen läßt, denn dies Unheimliche ist wirklich nichts Neues oder Fremdes, sondern etwas dem Seelenleben von alters her Vertrautes, das ihm durch den Prozeß der Verdrängung entfremdet worden ist. Die Beziehung auf die Verdrängung erhellt uns jetzt auch die Schellingsche Definition, das Unheimliche sei etwas, was im verborgenen hätte bleiben sollen und hervorgetreten ist.« (Freud, Das Unheimliche, S. 254)

Aufgrund des hier erwähnten Materials liegt es nahe, dass unter anderem die Todeswünsche gegen den Bruder, zu Beginn der Analyse offen ausgesprochen, zunächst in kannibalistische Vorstellungen gekleidet, später zu ersten Reaktionsbildungen führend, projektiv mit zu der Unerbittlichkeit seiner Vorstellung vom Bösen beigetragen haben, eine Vorstellung, diesem Bösen um sich herum rettungslos ausgeliefert zu sein. Die Bestrafung des Bösen droht (Arche Noah), und somit ist auch der Tod unvermeidbar. So wie das Böse, der Hass und der Neid auf den Bruder in der Familie lauern, so auch der Tod. Die Familie, die Heimat darstellen sollte, wird zugleich auch zur Stätte des Grauens und der inneren Bedrohung, konsequenterweise muss sie in ihrer äußeren Darstellung, der Heimat, abgerissen werden.

Auf die Ebene des ödipalen Konfliktes und des Bruderhasses führt ganz dramatisch der Tod des Hundes Billy. Billy, ihm beigestellt, rasantes physisches Wachstum und körperliche Stärke darstellend, orale Gier und Aggressivität, zugleich die Angst vor Kontrollverlust und Kontrollzwang, Objekt besonderer Aufmerksamkeit und Zuwendung des Vaters, beneidet von ihm wie der Bruder, wird auch zu einer Figur, auf die abgelehnte Anteile des Selbst abgespalten oder verschoben sind. Er ist es, der dem Bericht von Julian entsprechend in seiner Gegenwart der Mutter ein Loch beibringt. Kannibalistische und phallische Phantasien verschmelzen für Julian in dem Ausbruch des Hundes. Er, der bereits zu Beginn der Analyse bemerkt hatte, sein Bruder sei jemand, der auch einmal gefressen werden müsse, kann an diesem Tag, der ausgerechnet der Geburtstag des Bruders ist, an diesem Tag an dem der Hund die Mutter beißt, selber keinen Bissen mehr herunterkriegen. Die Kapitalstrafe tritt ein. Der Hund wird eingeschläfert. Aber sie muss im Dunkel des Schweigens in der Familie versinken.

f) Vom Umgang mit dem Unheimlichen

Die Erfahrung des Unheimlichen, des Todes, gepaart mit den mobilisierten Schuldgefühlen, mochte, und das ist meine Hypothese, mit dazu beitragen, dass besondere Formen der Bewältigung, die auch kreative Züge hatten, im weiteren Verlauf dieser Analyse in Erscheinung traten. Julian begann mehr und mehr in der Folgezeit mir Geschichten zu erzählen, in denen sich Elemente des Unheimlichen und Überraschenden mit Abwandlungen dieser traumatischen Erinnerungen verbanden. Ich möchte zwei Aussagen des Jungen herausgreifen, die Phantasien und Vorstellungen bringen, dem Unheimlichen gewissermaßen gewappnet gegenüberzutreten. Es sind dies Phantasien, die in Abwandlung sein inneres Leben in der Folgezeit mitbestimmten.

Die erste Geschichte diktierte er mir ungefähr ein Jahr nach dem Tod des Hundes während einer Stunde, und wie um zu betonen, dass er nicht verantwortlich für sie sei, behauptete er, es sei ein Traum gewesen. Sie ist geprägt von seiner geheimen Vorstellung, alle Gefahren zu überstehen, eine Vorstellung, die er in ihrer Frühform womöglich ja schon mit in die Analyse gebracht hatte, wenn er behauptet hatte, beinahe überfahren worden – und entkommen zu sein.

Die Geschichte, die er wie traumhaft diktierte, lautete:

»Es war einmal ein Kaninchen. Das hat eine Karotte gestohlen, und da rennt es wie der Blitz. Kleine Schnauze – der Gärtner hinter ihm her. Und rennt in seine Höhle, und die Hunde hinterher mit einem Lasso – ein Fell hat es. Der Blitz hat sich drin versteckt, und da kommt er an den Gärtner, und der Blitz traf den Gärtner. Das Kaninchen lächelt, und die Hunde sind tot, und da sind seine Eltern.«

Ich vermute, dass diese Geschichte, die Ähnlichkeit mit Phantasien hat, die Julian später in der Analyse noch brachte, und von denen er sich innerlich jederzeit zu distanzieren wusste, getragen sind von einer Einstellung, die E. R. Geleerd »denial in the service of the need to survive« genannt hat und die sie als »universal defense mechanism« bezeichnete (Elisabeth R. Geleerd, 1965). Ich würde es so formulieren, dass es eine Geschichte ist, die in ihrem Omnipotenzcharakter die Verleugnung des Unheimlichen in den Dienst des Überlebens stellt.

Ihr gegenüber steht eine Aussage, die Julian ungefähr zwei Monate nach dem Tod seines Hundes machte und die einerseits sein Eingeständnis der Realität des Todes zeigt, andererseits ein Aufbegehren gegenüber einem zu frühen Tod ist. Es ist ein Ausspruch, der mich zurück zum Titel dieses Beitrags führt, der ja angelehnt ist an den Titel des Liedes: »Der Tod und das Mädchen«, welches beginnt: »Vorüber, ach vorüber, geh wilder Knochenmann – ich bin noch jung ...«
Julian: »Wenn dein Haus einstürzt, dann bist du traurig. – Ich bin traurig, dass wir sterben müssen. Meine Mama hat es gesagt. Wir müssen alle sterben. Und dann kommen andere Leute und wohnen in unserem Haus ... Ich möchte nicht, dass andere mit unserem Traktor fahren, ich möchte nicht sterben, ehe wir herbsten.«
Julian sprach sehr ernst und sehr bedrückt. Ich sagte ihm, dass er sich da viele Gedanken mache und, dass er ja schon einmal vom Tod erfahren habe. Schließlich habe er auch erlebt, dass sein Freund gestorben sei, der Knut.
Julian: »Von dem reden wir nicht. Um den geht es auch nicht. Es geht um mich. Es geht um uns.«

3. Der Traum als Mitteilung und die Mitteilung eines Traumes

Le monde dont je tire les éléments de la réalité n'est pas visuel, mais imaginatif.

Juan Gris

»Hast du das Schiff mitgenommen?«
Diese unsicher an mich gerichtete Frage entpuppte sich in einer von Trennungen und Unterbrechungen geprägten Phase der bereits lang währenden Analyse als Hinweis darauf, dass Julian, inzwischen fünf Jahre alt, erstmals geträumt hatte. Jedenfalls war dies die erste Mitteilung eines Traumes an mich. Der dann letztlich von mir erschlossen latente Traum wurde in einem nur kurzen Dialog zwischen uns unmittelbar und ohne Zögern als Ausdruck dafür verstanden, dass Julian von mir erwartet hatte, dass ich die *holding function* der analytischen Situation auch während seiner Abwesenheit garantierte. Über die Frage hinaus, welche Funktion diesem Traum in dem analytischen Prozess zukam, möchte ich der Überlegung nachgehen, ob es möglich ist, dem Auftauchen eines Traumes aus dem Strom des Spielens im potential space zwischen Kind und Analytiker und also seinen Vorstufen nachzuspüren, gewissermaßen der Frage folgend, woher das Material stammt, das in den Traum eingebaut ist.
Dieser Traum, der die Ahnung des Jungen von seiner Abhängigkeit, von seinem Vertrauen und von seiner Wahrnehmung der schützenden Faktoren in der analytischen Beziehung in knappster Weise ausdrückte, lässt vermuten, dass Elemente von ihm aus dem Geschehen der Analyse in den letzten Wochen stammten.
Ausgehend von der Stunde, in der das Traumfragment plötzlich zwischen dem Jungen und mir, in die Form einer unsicheren Frage gegossen, auftauchte, möchte ich in einem kurzen Rückblick auf die vorausgegangenen Stunden diejenigen Ereignisse aufgreifen, die sowohl für die Auswahl der Traumelemente als natürlich auch für mein Verständnis des Traumes und für mein technisches Vorgehen bestimmend erscheinen. Ich möchte den Rhythmus versuchen einzufangen, in dem die inneren Bilder, die Linien der

Imagination, deren Abbrüche und auch deren Wiederauftauchen erfolgten, um einerseits das vereinfachende Traumbild in seiner umfassenden Weite und Komplexität zu würdigen, andererseits um darzulegen, wie ich dazu kam, diesen und keinen anderen Sinn in der Mitteilung des Jungen als verborgen und als relevant anzusehen.

Julians Geschichte ist geprägt durch Erfahrungen von abrupten Diskontinuitäten des Lebenszusammenhanges. Ähnlich wie der Junge bemüht ist, die Analyse zu nutzen für die Wiederherstellung eines Gefühls von innerem Zusammenhang oder einer experience of being, ähnlich habe ich in immer neuen Aufsätzen über diese Analyse meine Suche nach einer inneren Struktur des Verstehens weiter und weiter, parallel dem Verlauf der Analyse, vorangetrieben.

Die Wochen der Analyse, in die das Vorfeld des Traumes mindestens reicht, greifen, wie bereits angedeutet, einen wichtigen Faktor im früheren Leben von Julian in geradezu drastischer und überwältigender Weise auf: Trennungen und Unterbrechungen, angekündigte und unvorhergesehene, bedingt durch die Eltern und auch durch mich. Wie bereits erwähnt, hatte ich zu Beginn der Analyse dem Jungen einen Kran und einen Bulldozer zur Verfügung gestellt, zwei Spielzeuge, die er seither ganz innig in sein Herz geschlossen hat und derer er sich immer vergewissert.

a) Der Traum

Es ist Dienstag. Die gestrige Stunde war kurzfristig von der Mutter abgesagt worden, da sie keine Möglichkeit hatte, Julian zu bringen. Nach einer, durch freudige Erregung bestimmten stürmischen Begrüßung ergriff Julian im Therapiezimmer eine Dose, warf sie zu Boden und zertrampelte sie in Sekundenschnelle. Ob das jetzt Scherben seien, fragte er. Ich interpretierte, dass er diesen Scherbenhaufen angerichtet hatte, aus Wut über die vermisste Stunde. Eine Weile ging es zwischen uns um seine Wut und um seine Schuldgefühle mir gegenüber wegen der Zerstörung, schließlich um Wiedergutmachungsversuche, indem er nämlich wenigstens versuchte, die Scherben ordentlich zusammenzulegen. Nachdem ich mich dann bemüht hatte, seine Angst aufzugreifen, er könne noch Schlimmeres anrichten, beruhigte er sich zusehends. Schließlich bat er mich, die Rollläden am Fenster herunterzulassen, ein oftmals von ihm gewähltes Mittel der Darstellung der Nacht. Es war inzwischen still geworden zwischen uns.

Julian: »Hast du das Schiff mitgenommen?«

Er schaute mich an, wirkte jedoch wie entrückt. Ich war völlig konsterniert und wusste zunächst nicht, wovon die Rede war. Eine Ratlosigkeit bemächtigte sich meiner. Ich versuchte mich zu sammeln. Dann kam mir in den Sinn, dass er in der letzten Woche ja wieder einmal ein Schiff gebaut hatte. Wochen zuvor bereits hatte eine Geschichte um ein Schiff eine große Rolle gespielt. Julian schaute mich fragend an – sein Blick war zugleich wie nach innen gekehrt. Es herrschte ein Zaudern zwischen uns. In mir kam die Gewissheit auf, dass nun äußerste Behutsamkeit erforderlich sei. Nur vorsichtig und in erster Ahnung erkundigte ich mich nach geraumer Weile, was er meine. Es ging wie ein Erwachen durch ihn hindurch. Dann kam:

Julian: »Das habe ich nämlich geträumt.«

Es schien mir, dass eine Stimmung von etwas Geheimnisvollem zwischen uns herrschte. Nun, da ich erfahren hatte, dass es sich um einen Traum handelte, sagte ich mir umso mehr, dass ich behutsam sein müsse, um diese erste Mitteilung an mich über die Erfahrung des Traumes nur wie ganz leicht, ja wie nebenbei, aufzufangen, ohne durch Fragen oder Interpretationen aufdringlich zu werden. Die leichte Verwirrung, die sich meiner zunächst bemächtigt hatte, mochte einen Hinweis geben auf die Verwirrung, die er gerade erlebt hatte. Julian hatte die Frage zunächst an mich so zaghaft, doch auch so wie selbstverständlich gerichtet, als sei ich in seinem Traum dabei gewesen. »Hast du das Schiff mitgenommen?«

Dann jedoch waren im Hin und Her unserer beider Ratlosigkeiten und im Schweigen des Abwartens auf meiner Seite bei Julian Momente inneren Erwachens abgelaufen, die dazu geführt hatten, dass er sich als den alleinigen Träumer seines Traumes begreifen konnte. Er hatte gewissermaßen seinen Traum in Besitz genommen, indem er geäußert hatte: »Das habe ich nämlich geträumt.«

Analytikerin: »Du hast geträumt, dass ich das Schiff mitgenommen habe, das du hier gebaut hast?«

Julian: »Genau!«

Der tiefste Ausdruck von Zustimmung bei Julian ist das Wort »genau«. Es gab eine Zeit zu Beginn der Analyse, da betonte er die erste Silbe, abweichend vom üblichen Sprachgebrauch, und drückte damit seiner zustimmenden Äußerung einen eigenen Stempel auf. Diesmal war es ein einfaches »genau«. Nun fiel mir wieder ein, dass vor Wochen, als das Thema Schiff hier erstmals aufgetaucht war, er der Hoffnung Ausdruck verliehen hatte, dass ich das Schiff vor dem möglichen Zugriff anderer Kinder schützen sollte. Es mitnehmen, besaß damit die Bedeutung, dass ich es nach der Stunde aus dem Therapiezimmer in einen Raum zur Aufbewahrung von Spielsachen mitnehmen und also aus dem Therapiezimmer entfernen und schützen konnte.

Analytikerin: »Du hast dir gedacht, dass ich dann auf das Schiff, das du gebaut hast, aufpassen werde.«

Julian: »Und der Kran und der Bagger, die waren auch da, die standen aber anders als hier.«

Später wies er auf den kleinen runden Tisch in der Ecke hin, wo die beiden Spielzeuge immer stehen, wenn seine Stunde beginnt. Bald meinte er nachsinnend, vielleicht hätten sie doch genauso im Traum gestanden wie jetzt hier. Dadurch, so vermute ich, dass er zunächst auf eine unterschiedliche Position der Spielzeuge im Traum und im Therapiezimmer aufmerksam gemacht hatte, konnte er den Unterschied zwischen dem Zustand des Träumens und dem des Wachens unterstreichen. Nachdem er im Dialog mit mir Klarheit über die Abgrenzung von Träumen und Wachen gewonnen hatte, konnten Kran und Bagger im Traum ruhig wieder so stehen wie hier im Spielzimmer.

Julian schwieg, es war, als würde er darauf warten, dass ich noch irgendetwas hinzufügte. Etwas Klärendes. Jedenfalls gewann ich diesen Eindruck. Die letzten Wochen, die vielen Störungen und das, was sich in den Stunden abgespielt hatte, begann in meiner Vorstellung wie aus einem Nebel des Erinnerns auftauchend immer mehr Gestalt anzunehmen. Vor dem Hintergrund dieser Ereignisse und Erinnerungsbilder, die sich in mir nun zusammenfügten, gelangte ich wie mühelos, ja wie selbstverständlich, dazu, Folgendes zu sagen:

Analytikerin: »Du hast davon geträumt und hast dir gewünscht, dass ich auf alles, was dir gehört und dir wichtig ist, aufpasse, dass ich auch dann an dich gedacht habe, auch wenn wir keine Stunde hatten.«

Julian: »Genau!«

Es trat eine Pause der Entspannung ein.

Im zweiten Teil der Stunde umkreiste der Junge in unerwarteter Weise das Thema dieses latenten Traumgedankens, wie mir schien. Julian gestaltete nämlich ideenreich ein Spiel, in welchem er anschaulich inszenierte und dramatisierte, was mit Kindern geschehen kann, auf die die Eltern eben nicht aufpassen. Die Kinder in Gestalt von zwei Püppchen wurden vom Wind durch die Luft aufs Dach gehoben, jedem Zugriff hoffnungslos ausgesetzt. Von den Eltern dieser Kinder meinte er, und natürlich war klar, dass er auf seine eigenen Erfahrungen zurückgriff: »Die müssen immer arbeiten, die haben keine Zeit für die Kinder.« Später machte er klar, dass diese Eltern es schwer hatten, Eltern zu sein, und eigentlich selber in einer anderen Familie aufgehoben sein sollten.

Von Interesse war weiter, dass er am Ende der Stunde, was in dieser Form ganz neu war, sich etwas Handwerkszeug, das heißt einige Pinsel, bereitlegte für ein ad hoc geplantes Spiel in der darauf folgenden, morgigen Stunde. Das sei schon dafür vorgesehen, wenn morgen der Anstreicher, das heißt, wenn er wiederkomme, meinte er und lächelte. Julian zeigte sich hier also besorgt um die Festlegung der zeitlichen Kontinuität, und er nahm selber eine vorsorgende, behütende Haltung seinem eigenen geplanten Vorhaben gegenüber ein, so wie er geträumt hatte, ich hätte sein Spielzeug geschützt. Sein Planen war wie eine Identifizierung mit der Analytikerin zu verstehen.

Das Vorfeld des Traumes (sechs Wochen früher)

Julian weiß, dass die Eltern einen zweiwöchigen Urlaub planen, der ungeschickt in die Zeit vor meinen Sommerferien fällt. Außerdem muss ich noch einmal zwei Stunden ausfallen lassen. Es herrscht eine Atmosphäre der Unsicherheit. Hinzu kommt, dass ein Feiertag bevorsteht.

Montag:

Julian: Er zeigte sich betroffen. »Der Michael zieht weg. Der Michael und der Norbert. Der Michael hat Eltern, die haben ein Haus gebaut. Die ziehen weg. Der Michael ist mein bester Freund.

Analytikerin: »Dann verlierst du deinen besten Freund.«

Julian: »Ja – und deshalb habe ich heute im Kindergarten geweint.«

Analytikerin: »Du hast es wohl heute Morgen erfahren, dass der Michael wegzieht.«

Julian: »Ja, die J. (Kindergärtnerin) hat es gesagt. Und deshalb ist morgen ein Abschiedsfest.«

Später in der Stunde kommt es zu einem furchtbaren Ausbruch von Aggression. Ich werde angegriffen. Dinge fliegen durchs Zimmer, und ebenso werden schlimme Schmähungen und Schimpfworte gegen mich gerichtet. Er äußert am Ende die Phantasie, mich zu zerstören, aufzufressen und zu verdauen, sodass nichts von mir übrig bleibe als Kaka –. Er geht an seine sonst so geliebte Baustelle, eine inzwischen kleine transportable Ecke, wo er fast seit Beginn der Analyse immer wieder bauend Veränderungen vornimmt. Haus und Hof, was er auch bisher gebaut hatte, alles wird dort abgerissen und soll auf Container verladen werden. Der drohende Abriss der Beziehung zu dem Freund, die bevorstehenden Unterbrechungen, an die früheren Risse in der bisherigen Lebenslinie erinnernd, werden jetzt dramatisiert im Abriss des Hauses. Meine einzige Leistung in dieser Stunde besteht vermutlich darin, dass ich diesen jähen Ausbruch von schmerzlicher Wut auszuhalten und zu überstehen versuche.

»The analyst feels like interpreting, but this can spoil the process, and for the patient can seem like a kind (off) self-defence, the analyst parrying the patient's attack. Better to wait 'till after the phase is over and then discuss with the patient what has been happening.« (D. W. Winnicott, 1971c)

Dienstag

Es werden Papierblätter, 10 bis 12 etwa, aneinander geklebt. Wir können nun über das Weggehen der Freunde, die Ferien, den gestrigen Ausbruch gegen mich sprechen. Julian ist ruhig. Ich habe seine schreckliche Attacke überstanden und überlebt. Er hat eine eigene Möglichkeit gefunden, die Überbrückung von Trennungen darzustellen: Es werden Papiere aneinander geklebt, und er fördert die Idee zutage, dass die daraus entstandene Papierrolle von 1,5 m Länge ein Plan sei, ähnlich wie ihn auch Baumeister hätten. Es werden Verbindungsleitungen aller Art darauf eingezeichnet. Ich finde in den ruhigen Augenblicken die Möglichkeit, Überlegungen zu bringen zu den Themen wie wütender Ausbruch, Abbruch der Beziehung und Überbrückung von Trennungen und hebe hervor, dass er jetzt derjenige ist, der im Spiel Initiative und Aktivität ergreift, anstatt nur auszuhalten. Ich betone, dass er einen Plan macht, den er gestaltet, auf dem er Leitungen einzeichnen kann, die defekt sind, aber die repariert werden können und müssen. Außerdem komme ich nicht umhin, ihn daran zu erinnern, dass am Ende der Woche wieder eine Stunde ausfallen wird.

Mittwoch:
Julian stellt in seinem Spiel die Demontage eines Hauses dar. Es werden zudem Dinge zerschnitten und dann aber wieder aneinander geklebt. Ich erfahre noch mehr über den Weggang von Norbert. Schließlich wird ein Holzstück sorgfältig in Papier verpackt. Ich begreife dieses rätselhafte Verschnüren und Verpacken schließlich als seinen Wunsch, seinen Schmerz und auch seine Trauer zu verbergen. Daraufhin entschließe ich mich, mich interpretativ vorläufig zurückzuhalten.

Donnerstag:
Die Stunde fällt, wie angekündigt, wegen eines Feiertages aus.

Montag:
Bei der Begrüßung spuckt er mich an. Die Mutter teilt mir überraschend mit, dass auch die morgige Stunde ausfallen muss. Julian bemüht sich in erstaunlicher Weise jedoch spürbar darum, rücksichtsvoll mir gegenüber zu sein. Wir verstehen gemeinsam, dass er alle ohnmächtige Wut gegen mich richten, dann aber auch den Schaden wiedergutmachen möchte. Dennoch, Resignation demonstrierend, erklärt er, die Kiste mit all seinen Spielsachen, die könnten wir jetzt auf den Müll kippen. Er packt sie aus, rücksichtslos, und wirft die Dinge zu Boden. Da liegen, zwischen all den Sachen, auf einmal zwei Babypüppchen. Julian erblickt sie

und meint, er sei ein Bauarbeiter und der Vater der beiden Babypüppchen. An mich ergeht seine Forderung, die Kinder wegzubringen, schleunigst ihm aus dem Weg zu schaffen. Es ist klar, dass Julian damit in der Umkehrung darstellt, wie überflüssig er sich seinerseits oftmals zu Hause bei seinen Eltern fühlt und wie störend (Julian hat einen jüngeren Bruder, der hier in die Szene wohl einbezogen ist). Dennoch, ich habe den Eindruck, dass ich in der symbolischen, indirekten Sprache des Spieles verharren sollte, ihm nicht zu nahe kommen sollte durch eine Interpretation dieser Zusammenhänge inmitten der aktuellen ungewöhnlichen Aufeinanderfolge von Trennungen. Schließlich tippe ich vorsichtig an, dass man sich eigentlich doch um die Babys kümmern müsse. Das lässt ihn aufhorchen. Ich solle deren Mutter sein, schlägt Julian vor. Ob denen eine Geschichte vorgelesen werden solle, frage ich so vor mich hin, mit der Idee, die indirekte Kommunikation beizubehalten. Julian geht jetzt von sich aus zustimmend darauf ein und deutet auf ein Schiff, abgebildet auf einem Karton mit Bauklötzen. Er hat mir vorher davon erzählt, dass seine Familie am Ende der Woche ans Meer fahren würde, wie schon einmal im Jahr zuvor. Ich begann, etwas zögernd:

Analytikerin: »Es war einmal ein Junge, der stand am Meer und sah ein Schiff.«

Julian unterbrach mich: »Der Junge, das war ich.«

Auf der Stelle verlässt er die Ecke und seine Baustelle, wo er bereits möglichst alles zerstört hat, und kommt hierher zu mir, den Karton mit den Bauklötzen unter dem Arm. Er baut erstmals ein Schiff. Er baut es mit großer Sorgfalt, und es ist schön anzusehen. Er beginnt zu phantasieren, dass er der Kapitän ist. Er lädt die Kinder auf und will mit ihnen nach Afrika reisen. Allerdings fallen die Kinder noch einmal ins Wasser, und ich muss rettend eingreifen. Von Afrika zurückgekehrt, hat der Kapitän recht zweifelhafte Geschenke mitgebracht: Löwen, Tiger und Geparde. Dazu wird zunächst wenig gesagt, wichtiger ist im Augenblick, dass Julian das Schiff behutsam neben seine Baustelle tragen möchte. Dies will ihm nicht glücken, und er bittet mich um Hilfe. Während ich das Schiff nun vorsichtig für ihn herüberhebe, sage ich, so wie nebenbei, dass er sich von mir gewiss erhofft, dass das Schiff wohlbehalten wieder dort stehen kann, wenn er erst übermorgen wiederkommt, das heißt, dass ich es vor anderen Kindern beschützen soll. Er nimmt dies sehr befriedigt zur Kenntnis, als hätte ich seine unausgesprochene Bitte für ihn ausgedrückt. Gegen Ende der Stunde wendet er sich liebevoll seiner Baustelle zu und baut dort irgendetwas wieder auf, unter geschicktem Einsatz seines Krans.

Dienstag:
Die Stunde fällt aus.

Mittwoch:
Ich möge das Schiff vorsichtig von der Baustelle weg herüber auf den Tisch tragen, bittet er. Ich folge seinem Ansinnen. Plötzlich fährt er mich ganz furchtbar laut an und erhebt ein Geschrei mit der Folge, dass ich tatsächlich um die Mittagsruhe meiner Nachbarn fürchten muss. Julian, befragt, was denn los sei, meint: »Du hast das Schiff nicht richtig gehalten.« Ich begriff, dass er das Gefühl, in seinem Leben bisher nicht richtig »gehalten« worden zu sein, jetzt in den Vorwurf an mich verwandelt, das Schiff nicht richtig für ihn gehalten zu haben. – Geradezu folgerichtig geht es ihm bald darauf darum, den Wechsel zwischen Kommunikation und Nichtkommunikation darzustellen: Zunächst sollen wir einander suchen. Dann aber zeigt sich, dass Telefonverbindungen zwischen seiner Baustelle und mir und auch der übrigen Welt immer wieder abreißen und immer wieder aufs Neue repariert werden müssen.
Scheinbar unvermittelt neben dem Thema der Kommunikation und Nichtkommunikation zwischen uns tauchen ganz konkrete Fragen nach dem anatomischen Unterschied zwischen Jungen und Mädchen, tauchen Kastrationsvorstellungen und Phantasien zur Geburt auf. Eine große Unsicherheit in seinen Spekulationen tritt zutage, die jedoch mit großem Vertrauen von ihm vorgebracht werden. Trennung, Kommunikation und Nichtkommunikation, Kastration und Geburt werden unversehens in große Nähe zueinander gerückt.

Donnerstag:
Dieses letztere Thema wird von ihm in origineller Weise zunächst fortgesetzt. Er hat sich zu Hause Gedanken dazu gemacht. Dann jedoch beginnt er sich dem drängenden Jetzt zuzuwenden, dem

Thema der Trennung, und er macht sich daran, sich und mich auf die bevorstehende Unterbrechung der Analyse vorzubereiten. In diesem Zusammenhang baut er dann auch geradezu vorsorglich das Schiff ab. Ich stelle vorbereitende Überlegungen darüber an, wie die Fahrt zum Meer für ihn sich wohl gestalten werde, wie sich alles um ihn verändert haben würde, wenn er nach der Nachtfahrt dort am Meer anlangen würde. Er schaut mich etwas überrascht an, so als habe er sich noch keinerlei Gedanken dazu gemacht. Aber nun greift er zurück auf die vorangegangenen Ferien. Er fragt mich nach der Postkarte, die seine Mutter mir aus den letzten Ferien geschickt hatte. Als er wahrnimmt, dass ich sie sorgsam aufgehoben hatte im Schreibtisch, verkündet er jetzt vorausschauend: »Ich werde dir eine Postkarte schicken aus den Ferien!« Später bittet er mich darum, morgen, wenn er während seiner Stunde nicht kommen könne, für ihn eine bestimmte Detailarbeit an seiner Baustelle fortzusetzen.

Analytikerin: »Morgen, wenn du nicht hier bist, dann soll ich etwas für dich tun, soll an dich denken.«

Diese Interpretation hat ihn wohl erreicht und eröffnet ihm die Möglichkeit, einen Brief an mich vorbereiten zu wollen. Er schreibt einige Buchstaben aufs Papier, er wolle den »Brief« nach der Stunde in meinen Briefkasten werfen. Ich solle, sobald er nach seinem Weggehen von mir unten bei seiner Mutter am Auto angelangt sei, wieder ins Therapiezimmer hochgehen, dann erneut von dort herunterkommen und seinen Brief aus dem Briefkasten holen. Tatsächlich zieht er ruhig davon, wirft den Brief ein und wartet im Auto seiner Mutter, das Gesicht mit den aufmerksamen Augen an das Fenster gepresst, ob ich auch die Post finden werde. Noch unter seinen Blicken hole ich mir die Botschaft ab. Erst jetzt lässt er die Mutter abfahren und winkt mir noch einmal freudig zu.

Nach den Ferien am Meer:

Ich hatte keine Postkarte erhalten. Julian ist außer sich vor Freude, als er wieder zu mir kommt. Er beginnt jetzt über die restlichen Stunden der Woche ein Spiel, bei dem in allen möglichen Variationen eine Kordel zerschnitten und dann die einzelnen Stücke wieder aneinander geknüpft werden. Wiederholt interpretiere ich, wie wir getrennt gewesen waren, jetzt wieder zusammen seien. Ich erhalte von ihm einen kurzen Bericht über die Ferien. Vor allem ist von Schleusen am Meer die Rede, durch die die Schiffe fahren, und von Burgen, die er gebaut hatte, immer wieder neue.

Julian: »Heute habe ich mal beim Papa angefragt, ob er mich nicht hierher bringen würde.«

Julian, glücklich, dass der Vater darauf eingegangen war, scheint zufrieden darüber, dass es ihm möglich gewesen ist, sich selber etwas Wichtiges planend und aktiv verschaffen zu können.

In einer der folgenden Stunden wird noch einmal das Schiff aufgebaut, erlangt aber im Spiel keine sonderliche Bedeutung mehr außer der, dass es an sein früheres Auftauchen erinnert und an dessen Zusammenhänge.

Julian stellt in seiner Phantasie eine Verbindung zwischen seinem Haus und meinem her, es besteht ein großes Einvernehmen zwischen uns. So möchte er die Leute, die vor meinem Haus die Straße überqueren, grüßen. Er kenne sie, behauptet er. Sie seien auch schon bei ihm zu Hause vorbeigekommen. Einmal geschieht dabei etwas Denkwürdiges. Ich muss hier einschieben, dass Julian nach den ersten sieben Lebensmonaten, als seine Mutter schon wieder die Arbeit aufnehmen musste, sein Leben tagsüber in der Werkstatt seines Onkels verbrachte, in eine Pappschachtel gebettet, die auf dem Boden stand. Inzwischen hatte ich mir Gedanken dazu gemacht, dass über die Trennung von der Mutter hinaus durch den mechanischen Schrei der Kuckucksuhr die Stille, derer das Baby bedurfte, immer wieder zerrissen sein mochte im Sinne sich häufender akustischer Übergriffe. Als Julian nun die Leute wieder einmal grüßen möchte und ans Fenster tritt, vernehme ich das Gurren einer sich nahenden Taube. Noch denke ich, dass diese Laute ja geradezu an einen Kuckuck denken lassen, als er auch schon losschreit: »Kuckuck – Kuckuck – Kuckuck.« Er möchte, so meint er an mich gewandt, den Kuckuck erschrecken. Ich entschließe mich zu einer gewagten Deutung, Gegenwart und Vergangenheit versuchsweise verbindend.

Analytikerin: »Wenn dich der Kuckuck erschreckt hat, dann möchtest du jetzt umgekehrt den Kuckuck erschrecken.«

Julian schaut mich völlig überrascht an.

Nachdem er sich besonnen hat, erklärt er in etwas theatralischer Weise, seine eigene Aktivität an die Stelle passiven Erleidens in einer großartigen Phantasie setzend:

Julian: »Da bin ich aufgesprungen, und da bin ich an die Uhr gelaufen und habe sie abgehängt.«
Analytikerin: »Die Kuckucksuhr hat dich erschreckt, und da hast du die Kuckucksuhr zum Schweigen gebracht.«
Ich beschließe, seine omnipotente Phantasie ungeschmälert zu lassen, und kehre zurück zum Jetzt.
Analytikerin: »Jetzt hast du versucht, den Kuckuck draußen zu erschrecken.«
Julian: »Das ist ein Vogelkuckuck.«

Seine Phantasie, früher gar nicht so wehrlos gewesen zu sein, sich selber geholfen zu haben, wird von ihm neben die ganz andere aktuelle Situation gestellt, in der er Dinge tatsächlich tun kann, die früher undenkbar gewesen wären. Folgerichtig bittet er mich darum, die Termine für die nächste Woche aufzuschreiben, damit seine Mutter sie wisse. Es herrscht, wie ich bereits angedeutet habe, eine Zeit großer organisatorischer Unruhe in seiner Familie mit der häufigen Gefährdung seines Transportes. Julian versucht, sich jetzt vorsorgend selber zu schützen.
Dennoch, trotz seiner Vorsicht wird die nächste Stunde abgesagt. Auf diese neuerliche Unterbrechung also wird der erste Traum folgen, den ich in den Mittelpunkt dieses Essays gestellt habe.

Die Deutung des Traumes

Eine neuerliche Unterbrechung der Analyse lag also hinter uns, wiederum eine Stunde war trotz all seiner Bemühungen ausgefallen. Die Wochenendunterbrechung war lange gewesen. Sein Wutausbruch zu Beginn der Stunde war von uns beiden verstanden und ausgehalten worden.
»Hast du das Schiff mitgenommen?«

Unserer beider Unsicherheiten, die meine, welchen Sinn nämlich die Frage hatte, und die seine, was nun Traum und was Realität sei, hatten sich für einen Moment zeitlich getroffen. Es schien, als habe er für einen Augenblick angenommen, die Erfahrung des Traumes mit mir geteilt zu haben. Der Begriff »dreams à deux« (C. de Monchaux, 1993) mochte auftauchen. Doch dann hatte sich gezeigt, dass er den Traum als seine eigene Schöpfung verstehen und zitieren konnte, als er sagte: »Das habe ich nämlich geträumt.«

Was mochte mir angesichts der vorausgegangenen Vorkommnisse, die ich angedeutet habe, alles durch den Sinn gegangen sein und was ihm? Ich bringe noch einmal einige der Äußerungen in ihrer Abfolge in Erinnerung. Ob es so oder ähnlich gewesen war?

»Hast du das Schiff mitgenommen?«
»Es war einmal ein Junge, der stand am Meer und sah ein Schiff.«
»Der Junge, das war ich.«
»Du hast das Schiff nicht richtig gehalten.«
»Morgen, wenn du nicht hier bist, dann soll ich etwas für dich tun, soll an dich denken.«
»Heute habe ich mal beim Papa angefragt, ob er mich nicht bringen wird.«
»Ich werde dir eine Postkarte schicken aus den Ferien.«
»Hast du das Schiff mitgenommen?«
»Da bin ich aufgesprungen, und da bin ich an die Uhr gelaufen und habe sie abgehängt.«
»Hast du das Schiff mitgenommen?«

Diese und ähnliche Erinnerungen an die vergangenen Stunden mochten mir so oder auch in abgewandelter Form durch den Sinn gegangen sein. Das Schiff, das war ja auch das, was ihn trägt, der Mutterleib, das Schiff, das war das Hütende, die Mutter, das war die Beziehung zu ihr, das Schiff, das war aber auch die analytische Situation oder das analytische Setting. Hatte ich es richtig gehalten?

»In terms of environment: the toddler is in a family situation, working out an instinctual life in interpersonal relationships, and the baby is being held by a mother who adapts to ego needs; in between the two is the infant or small child arriving at the depressive position, being held by the mother, but more than that, being held over a phase of living. It will be noted that a time factor has entered, and the mother holds a situation so that the infant has the chance to work through the consequences of instinctual experiences; … The mother holds the situation, and does so over and over again, and at a critical period in the baby's life. The consequence is that something can be done about something. The mother's technique enables the infant's co-existing love and hate to become sorted out and interrelated and gradually brought under control from within in a way that is healthy.« (Winnicott, 1954/1955)

Meine erste Intervention wird akzeptiert, nämlich dass er geträumt habe, das von ihm hier gebaute Schiff sei von mir mitgenommen worden. Ich wagte also den weiteren Schritt, immer noch mich zurückhaltend: Er habe gedacht, dass ich dann auf das gebaute Schiff aufpassen würde. Julian ergänzte daraufhin, wie mich bestätigend, seinen spärlichen Traumbericht um die Feststellung, der Kran und der Bagger, die Spielzeuge, die ihn zutiefst mit der Analyse verbinden, die er liebt und fast in jeder Stunde benutzt und die er selber oftmals vor Unterbrechungen mit nach Hause nimmt, die seien auch da gewesen. Es ging also offenbar um das holding in der analytischen Situation, basierend auf dem holding in der Mutter-Kind-Beziehung. Die Geschichte vom Schiff war ja just aufgetaucht, nachdem Julian mir die Rolle der Mutter zugesprochen hatte, auf meine Bemerkung hin, dass man doch die Babys im Spiel nicht sich selber überlassen könne.
Ich zauderte nicht lange, ehe ich die nächste Interpretation wagte, die zwei weitere Schritte enthielt: »Du hast davon geträumt und hast dir gewünscht, dass ich auf alles, was dir gehört und dir wichtig ist, aufpasse, dass ich auch dann an dich gedacht habe, auch wenn wir keine Stunden hatten.« Hiermit hatte ich schließlich eine Verbindung hergestellt zu meiner früheren Deutung vor seinen um Wochen zurückliegenden Ferien, als ich seinen Auftrag an mich für die Zeit seiner Abwesenheit schon in diesem Sinne interpretiert hatte. Nach dieser Interpretation, die also die zurückliegenden Ereignisse und Phantasien, Ängste und Hoffnungen zentriert um das Bild vom Schiff zusammengefasst hatte, trat eine sichtbare Entspannung bei Julian ein.

b) Diskussion

In Bezug auf die Interaktion zwischen Julian und mir könnte man von einer besonderen Form spielerischer Gegenseitigkeit sprechen. Julian hatte Wochen zuvor aus einem ersten Szenenbild mit Schiff, das ich als Beginn einer Geschichte skizziert hatte, eine ganz eigene Geschichte phantasiert. Jetzt hatte ich aus einer Frage von ihm nach dem Schiff allmählich den manifesten Trauminhalt bruchstückhaft zusammengestellt und hatte schließlich vor dem

Hintergrund des vorangegangenen klinischen Materials den latenten Traum erschlossen.

Die Sorge um das Schiff, von dem in seiner Frage die Rede gewesen war, stellt die, wie ich annahm, essenzielle Substanz des Traumgedankens dar: Die Darstellung und Hoffnung auf die *holding function* der Analytikerin in der analytischen Situation, zugleich auf die frühe Mutter-Kind-Beziehung verweisend und die Zeit der Abwesenheit bzw. Unterbrechung überdauernd, Abreise und Rückkehr verbindend.

»Das war also das komplette Spiel, Verschwinden und Wiederkommen …« (Freud, 1920)

»Dreaming is above all an effort to maintain the impossible union with the mother, to preserve and undivided totality, to move in a space prior to time.« (Pontalis, 1993)

Das Schiff, das der Junge zunächst auf dem Meer gesehen hatte, entsprechend dem Beginn meiner Geschichte, und dessen sich der Junge Julian im Spiel als Kapitän bemächtigt hatte, es konnte die abgeschobenen und verlorenen Kinder aufnehmen. Zwar war es nicht so ganz sicher, fielen die Kinder doch zunächst noch einmal ins Wasser und mussten von außen, durch mich, gerettet werden, doch konnte es schließlich nach Afrika fahren. Es konnte zu diesem Kontinent aufbrechen, in den so oft Kinder und Dichter in ihren Spielen und Phantasien reisen. Das Schiff konnte zurückkehren. Aber es brachte potenziell gefährliche Geschenke mit, die an die kannibalistischen Phantasien von Julian gegenüber seiner Analytikerin denken lassen mochten. So vereinte das Schiff im Phantasieren der Geschichte Momente der Geborgenheit und zugleich der äußersten Destruktivität. Es barg die Spannung zwischen Liebe und Hass, Leben und Tod. Dann wieder war es so äußerst fragil gebaut. Es konnte, nicht richtig gehalten, sofort und leicht in seine Einzelteile zerfallen. Ebenso fragil war das Schiff wie das von Fragmentation bedrohte Selbst des Jungen Julian im Zustand der Regression.

Der Traum erschien mir wie eine Integration der Elemente dieses vorangegangenen freien Spiels mit dem Schiff und den Assoziationen zum Thema der Vernachlässigung, der Diskontinuität des Erlebens und des Eingeständnisses bzw. der Erfahrung von Abhängigkeit. Das Schiff, locker aus Bausteinen zusammengefügt,

Geborgenheit versprechend, den Widerspruch zwischen der Erfahrung von holding und möglicher Fragmentation umfassend, war zum Traumsymbol geworden. Es mochte in sich unter anderem den Gegensatz zwischen äußerster Zerbrechlichkeit und dem Bedürfnis nach geborgenem Getragenwerden vereinen. Dabei hatte ich das Fragment des manifesten Traumes so interpretiert, als seien mir die Assoziationen, die gewöhnlich den Weg zum latenten Traumgedanken führen, bereits bekannt. Ich hatte, den Ablauf des Spielens in den vorangegangenen Analysestunden, wie dargelegt, einigermaßen und schrittweise überblickend, die Elemente aus den Spielen wie vorweg gelieferte Assoziationen zu dem späteren Traum gewürdigt. Ich hatte »die Assoziationen zu einzelnen Spielstücken« (M. Klein, 1932), im Vorfeld des Traumes aufgetaucht, wie Assoziationen zu dem späteren Traum gewertet. Damit hatte ich die übliche Reihenfolge des Vorgehens auf den Kopf gestellt. Ich hatte also interpretiert, als liefere das Kind nicht nach dem Traum in seinem Spiel die Assoziationen, sondern bereits vorher. Ich hatte den manifesten Traum als eine Dokumentation von psychischer Integrationsleistung verstanden. Hiermit komme ich zu meiner anfänglichen Überlegung zurück, ob es möglich sein kann für den Analytiker, das Auftauchen eines Traumes aus dem Strom des Spielens auch in seinen Vorstufen aufzuspüren. Die Einbeziehung der vorangegangenen Spielelemente als Assoziationen zu dem späteren Traum gab mir hier auch die Möglichkeit, die zurückhaltende und vorsichtige Annäherung an den Traum des Kindes zu gewährleisten.
Die Tatsache, dass dieser Traum aufgetaucht war, unmittelbar nachdem, allen Bemühungen des Jungen zum Trotz, ein neuerlicher Stundenausfall eingetreten war, nachdem sich die familiäre Umgebung wieder einmal als brüchig und mangelhaft in ihrer Zuverlässigkeit erwiesen hatte, ließ mich an die Möglichkeit denken, dass dieser Traum ganz unmittelbar der Wunscherfüllung dienen mochte. Bereits E. Sharpe (1937) hatte ja auch bei Erwachsenen darauf aufmerksam gemacht, dass bei einer extrem frustrierenden realen Situation der Traum die Funktion haben mag, für Kompensierung durch die Erfüllung eines Wunsches zu sorgen. In seinen Vorlesungen zur Einführung in die Psychoanalyse schreibt Freud u. a.:

»Der Kindertraum ist die Reaktion auf ein Erlebnis des Tages, welches ein Bedauern, eine Sehnsucht, einen unerledigten Wunsch zurückgelassen hat. *Der Traum bringt die direkte, unverhüllte Erfüllung dieses Wunsches.*« (Freud, 1916/17)

In der Analyse von Julian war vermutlich eine extreme Bedrängnis aufgetreten, die über den vorangegangenen Tag hinausging in der Weise, dass die eine aktuelle Unzuverlässigkeit die vielen Male vorangegangenen Versagens seiner Umgebung wiederbelebt haben mochte. Der Wunsch nach einer beschützenden Umgebung und Zeit überdauernden Geborgenheit wurde mehr als verständlich.

In dieser ungewöhnlich unruhigen Phase der bereits lang währenden Analyse mochte diesem ersten Traum also im Hinblick auf die Übertragung die Funktion zukommen, die Hoffnung und das Vertrauen auf die haltende Fähigkeit der Analytikerin verbindlich darzustellen. Der Wunsch, die analytische Beziehung als einen Ruheplatz zu kreieren, schließt die Hoffnung mit ein, dass eine Korrektur möglich sein kann »of the environmental failure situation« (Winnicott, 1954).

Der Traum wurde also auch zum Signal an die Analytikerin dafür, dass Julian unbewusst begonnen hatte, trotz all der aggressiven Ausbrüche auf der Oberfläche seines Handelns gegenüber der Analytikerin, es dieser zu überlassen, das Schiff der Analyse richtig zu halten. Für die Orientierung der Behandlungstechnik bedeutsam mag der Traum damit eine Zusicherung an die Analytikerin enthalten in dem Sinne, dass ihre entsprechenden bisherigen Deutungsversuche in Übereinstimmung mit den Übertragungserwartungen und Hoffnungen des Jungen lagen.

Der Traum signalisierte natürlich ein Weiteres. Er bewies, dass Julian inmitten des äußeren Tumultes die Fähigkeit entwickelt hatte oder die Fähigkeit besessen hatte zu träumen. Julian hatte die Erfahrung gemacht zu träumen, und er hatte davon Mitteilung gegeben. Pontalis (1993) hat die Auffassung vertreten, dass Freud sich so sehr auf den Traum, weniger jedoch auf die Fähigkeit zu träumen, konzentriert habe. Allerdings ist doch zu erwähnen, dass Freud (1916/17) bereits von den Kinderträumen als »vollgültigen seelischen Akten« gesprochen hatte und einige Seiten später von Träumen als »umgewandeltes Vorstellen« und fortgefahren war »dass der Vorgang der Traumbildung den nächtlichen Reiz aufheben und Befriedigung bringen kann«. – Dieser Traum beweist, dass es dem Jungen möglich gewesen war, den Spielraum in der Analyse, angefüllt durch seine kreative Imagination, in dem Symbol vom aufgebauten und zerstörbaren Schiff eingefangen, zur kreativen Gestaltung eines Traumbildes auszuweiten. Es mag etwas kühn klingen, wenn ich sage, dass der Traum seine poetische Substanz aus der klinischen, spielerischen Interaktion bezieht und zugleich die Darstellung von deren Bedingungen mit einschließt. Er deutet an, wie sich das kreative Spielen in die Kreativität des Träumens ausdehnt.

»The dream place – space – is not unrelated to what painting attempts to circumscribe, to a painted picture. There has not been enough emphasis on the primary nature of the visible in the dream; the dream makes visible, and gives its visible place to the déjà vu, which has become invisible.« (Pontalis, 1993)

Das Traumbild ist um das Schiff zentriert, das ja immer dahingleitet auf dem Meer der Phantasie und für eine anhaltende Bewegung stehen mag, vermittelt einen Ausdruck für die unbewusste Kohärenz der Phantasien und hebt sie aus den Tiefen der Unsichtbarkeit und des Unsagbaren, unbeschadet durch die äußeren Abbrüche, ja ihnen zum Trotz, heraus. Der Traum war eine Schöpfung. Dies mag einer der Gründe sein, weshalb ich es für angezeigt hielt, zunächst äußerst zurückhaltend an den Traum heranzugehen. Nicht jeder Maler möchte Kommentare über seine Bilder ertragen oder hören, die er zeigt.

Die Kommunikation des Traumes durch Julian war bruchstückhaft, bar jeder deutlichen Beschreibung. Einerseits mag dies damit zusammenhängen, dass dieses sehr vulnerable Kind bisher noch nie einen Traum mitgeteilt hatte und zudem in der Erinnerung an den Traum kurz unsicher erschienen war, ob er der Traumwelt oder der realen Welt angehörte. In der Literatur werden die verschiedensten Gründe dafür angeführt, weshalb Kinder so sehr ihre Träume hüten und schützen. »Children often forget their dreams, hide them or repress them.« (Monchaux de, Cecily, 1993) Diese besondere Mitteilung Julians lässt mich auch daran denken, dass der Träumer die Absicht gehabt haben mag, sich und seinen Traum vor zu großer Nähe zu mir zu schützen. Schon allein die abgerissenen Telefonverbindungen zwischen Julian und mir und der

Umwelt – im Vorfeld des Traumes – verweisen auf seine Notwendigkeit, sich auch für die Nichtkommunikation entscheiden zu können.

»In practice then there is something we must allow for in our work, the patient's non-communicating as a positive contribution.« (Winnicott, 1963)

Im Zusammenhang des Bemühens, den Traum als das Ergebnis eines schöpferischen Aktes zu betrachten, möchte ich die Vermutung ausdrücken, dass gerade beim jungen Kind, das einen Traum mitteilt, zugleich eine innere Notwendigkeit bestehen mag, diesen Traum, dieses noch so unfassbar Geschaffene für sich behalten und schützen zu wollen. Das Kind ist ja noch so überrascht und überwältigt davon, den Traum geträumt zu haben und ihn in sich entweder nach dem Aufwachen oder später vorgefunden zu haben. Ähnlich wie Winnicott dies für den Künstler beschreibt, so mag auch gerade bei dem jungen Kind, das träumt, etwas bestehen wie die »coexistence of two trends, the urgent need to communicate and the still more urgent need not to be found« (Winnicott, 1963).

4. Der Weg

Die allmähliche Entdeckung eines organisierenden Bildes in einer Kinderanalyse

»Aber er bahnte sich trotz allem mit Entschlossenheit seinen eigenen, bestimmten Weg durch das Leben.«
L. Tolstoj, Anna Karenina

Wir leben aus der Welt der inneren Bilder heraus oder aus dem, »... what is called the preconscious, the storehouse of symbolic internal representations« (S. Deri, 1984). Wenn wir Glück haben, dann nimmt die Fülle dieser Bilder im Laufe unseres Lebens zu. Es gibt Analysen, in denen die inneren Bilder zum Wachsen kommen.

Es soll die Rede sein von äußerst kreativen Symbolisierungsaktivitäten, die sich um ein unverhofft in Gebrauch genommenes einfaches Bild als kommunikative Schöpfung des Kindes zentrierten. Dieses Bild, dem zuvor im Material scheinbar keine besondere Stellung zugekommen war, nahm mit dem fortlaufenden analytischen Prozess eine progressive, mehrschichtige Bedeutung an, indem es die sich fortsetzenden komplexen Schritte intrapsychischer Entwicklung in sich zu beherbergen vermochte. Für das Verständnis des analytischen Prozesses wiederum erwies sich die Beachtung der jeweiligen Ausgestaltung des Bildes als äußerst hilfreich.

Es handelt sich um die Erweiterung einer Bild-Sprache, die das Kind in der Analyse auf die Analytikerin hin entworfen hatte. Reservoir und Mitteilung zugleich seiner Erfahrungen aus dem Umkreis von Trennungs- und Kastrationsängsten, konnte das Bild zudem auch die innere Vorstellung von der analytischen Beziehung, vom Oszillieren zwischen Nähe und Getrenntsein, von Anwesenheit und Abwesenheit und später dann auch die von einem Gewahrwerden der zeitlichen Dimension organisierend fassen.

»The coupling of symbolizing perception with symbolic expression gives the person's lifespace cohesiveness, and a kind of sym-

metry, a symmetry between the ›person‹ and the ›environment‹ segments of the lifespace.«
»Form building creativity originates in one's deepest instinctive forces and proceeds from there through successive levels of increasing intrapsychic articulation until it finally crosses the boundary between inside and outside to become a perceivable part of communally shared reality.« (324) »Psychonalysis ›works‹ because the psychoanalytic situation can function as transitional space, conductive to the creation of true symbols.« (S. Deri, 1984)
Das Kind zeigte über einen langen Zeitraum hinweg die Fähigkeit, die psychoanalytische Situation als transitional space nutzend, das Bild zwischen uns als symbolischen Ausdruck der Begegnung wachsen zu lassen.
Eine besondere Herausforderung sah ich darin, einerseits die Voraussetzung für das Entstehen eines zum Teil spielerischen Hin und Her zu schaffen, um die so angedeuteten kreativen Möglichkeiten des Kindes zu fördern, andererseits auf die mannigfachen sich ablösenden oder sich mehr oder weniger im Gleichgewicht haltenden gegensätzlichen kommunikativen Funktionen des scheinbar einfachen Bildes zu unterscheiden und auf sie zu reagieren.
Das Bild vom Weg ist ein so alltägliches, dass man zunächst nicht geneigt sein würde, ihm Beachtung zu schenken, so es in einer Kinderanalyse auftaucht. Und doch, die Dichter und die Schriftsteller haben gewiss die bekanntesten unterschiedlichsten Einfälle zum Weg gehabt und haben ihm den Zauber der Poesie verliehen. Maler haben mannigfache Darstellungen von Wegen und Straßen immer und immer wieder versucht, und einige Komponisten haben ihre schönsten Lieder entlang den Versen über die sich wandelnden inneren Straßen der menschlichen Seele geschrieben.
Erwachsene Patienten sprechen zuweilen von ihrem Lebensweg, andere drücken die Befürchtung aus, niemals einem nachgegangen zu sein, und wieder andere ahnen dumpf, dass sie kaum in der Lage waren, die Vorstellung von einem Weg und einer Richtung auch nur zu entwerfen.
Einer ganz ausdrücklichen und hartnäckigen Suche nach der bildnerischen Gestaltung von Wegen und Straßen begegnete ich zu meinem Erstaunen dort, wo ich es nicht vermutet hatte, nämlich in

der stürmischen und turbulenten Kinderanalyse von Julian, deren Beginn mir bereits viel Mühe abverlangt hatte.
»Kannst du mir einen Wegweiser zeichnen?« Der inzwischen sechsjährige Julian, der diese Bitte nach über zweieinhalb Jahren Analyse an mich richtete, hatte zu diesem Zeitpunkt bereits manche seiner ersten Ideen zum Leben und zum Tod um das Bild vom Weg gebündelt. Er hatte gar einen ersten Lebensentwurf gewagt, der einschließt, dass er einmal Baggerführer werden wird. Für ihn besteht kein Zweifel daran, und es ließe sich hier manches dazu sagen. Der sechsjährige Julian weiß, was er will, und vermag vielem, was ihm begegnet, Aspekte des Neuen abzugewinnen. Er gesteht sich ein, dass manche Dinge, die sein Leben bestimmt haben, schmerzlich waren und lange zurückliegen. Andererseits möchte er sich auf Aufgaben vorbereiten, die denen des Vaters ähnlich sind.
Nach nur flüchtigen ersten Ansätzen taucht das Bemühen um die bildliche Darstellung von einem Weg oder von einer Straße wiederholt vor oder nach Trennungen in den Analysestunden auf. Der Bedeutungszusammenhang ändert sich dabei von Mal zu Mal. Solche Bilder vom Weg spiegelten den unermüdlichen Versuch wider, allein, zusammen mit mir oder in meiner Gegenwart seinem Erleben von verwirrenden Beziehungen, Ereignissen und Konflikten Gestalt zu verleihen. Sie verwiesen auf seine ungeheure Fähigkeit, der äußeren Planlosigkeit und Zerrissenheit seines Lebens eine Vorstellung von Zusammenhalt und Richtung entgegenzusetzen. Sie zeigten ein Bestreben, Erlebenszusammenhänge in symbolische Sprache zu übertragen und den Beginn reflektierenden Sich-Befreiens. Für den Fortgang der dramatischen und zuweilen unübersichtlichen Analyse war es von Wichtigkeit, dass der Junge im Schutze der analytischen Beziehung überhaupt zu einem solchen kommunikativen Bild finden oder es neu schaffen konnte. Die Variationen seiner Darstellungen von Wegen und Straßen wiesen auf die Verarbeitung und Überwindung früherer traumatischer Erfahrungen hin. Bemerkenswert war, dass der Junge über verschiedene Phasen der Analyse hinweg in erster Linie an dem Bild festhielt, es abwandelte und ergänzte, aber indem er es weiter verfolgte, der Analyse eine Linie der Kontinuität vermittelte. Aus der anfangs aufgerissenen und bedrohlich zerstörten Straße, aus dem Weg, den man verfehlen konnte, aus der Straße, die

von seinem zu meinem Haus führte, konnte zuletzt eine verlockende und doch auch gefährliche Straße werden, auf der der Junge in seinen Phantasien erst hoffnungsvoll und selbstbewusst seinem Vater nacheilte und auf der er ihm auch entgegenzutreten wagte. Schließlich wurde die Straße zu einer solchen, die in einigen Attributen auch an die Erfahrung von Tod und Schuld mahnte.

Erst als ich mit geraumer Verzögerung seine Darstellung von Wegen als einen besonderen Beitrag erfasst hatte, konnte ich im Nachhinein anhand von detaillierten Aufzeichnungen die frühen Situationen des Themas Straße in der Analyse aufspüren. Von da an wertete ich das regelmäßige Auftauchen von Straßen und Wegen wie einen basso continuo, der den schrillen, disruptiven und konfliktreichen Themen dieser Analyse eine anhaltende Synthese verlieh. Die jeweiligen bildlichen Darstellungen vom Weg vermochten mir wichtige Hinweise auf die unbewussten Strömungen des analytischen Prozesses zu geben.

Ich möchte darlegen,

1. dass im Bild von der fortführenden Straße der Junge ein überbrückendes Gegenstück zu der dramatisierenden Zerrissenheit seines äußeren Lebens gefunden hatte;

2. dass die Intensität, mit der er an der Gestaltung dieses Bildes festhielt, auf das hohe Ausmaß seiner Trennungs- und Kastrationsängste schließen ließ, die er zu bannen trachtete, und

3. dass im vorsichtigen Umgang mit seiner jeweiligen symbolischen Sprache vom Weg eine indirekte Begegnung zwischen Patient und Analytikerin möglich wurde, die den Abstand vom Erleben der Konflikte zeitweise wahren half und folglich eine zu große Nähe vermied;

4. dass das Bild vom Weg seinen Wunsch, auf neue Dinge, neue Lösungen zugehen zu können, ebenso wie seinen Wunsch zu wachsen umfasste, wie auch seine Erwartung, in der Analyse zu neuen Erfahrungen zu finden. Es sah oftmals so aus, als ob der analytische Prozess das Bild weiter in Gang hielt und oftmals umgekehrt so, als ob das Bild des Weges der analytischen Beziehung neue Impulse vermittelte;

5. dass die Auseinandersetzung mit dem Übergang in die ödipale Phase durch diese bildlichen Darstellungen zwischen uns eine

Basis der Reflexion erhielt und den Jungen ermutigte, zum ödipalen Konflikt in einer äußerst verdichteten, traumähnlichen Bildkonfiguration thematisch eine erste Aussage und Mitteilung zu machen.
Ich lege einen Zeitraum von ca. 15 Monaten aus dieser bisher zweieinhalb Jahre währenden Analyse zugrunde.

a) Die Straße hin zur Analyse

Das Charakteristische dieser Analyse, Ausgangspunkt vieler meiner Überlegungen, war ganz und gar das Gegenteil von einem Zusammenhalt, wie ihn das Bild vom Weg später vermitteln mochte, sondern vielmehr eine Dramatisierung von Zusammenhanglosigkeit jedweder Art. Ein soeben begonnenes Spiel zum Beispiel konnte abrupt abgebrochen, etwas zuvor Aufgebautes herzlos abgerissen, Papier planlos zerschnitten oder das Therapiezimmer umgeräumt und auf den Kopf gestellt werden. All dies pflegte in hektischer Schnelligkeit zu geschehen. Natürlich mochten solche Aktionen mir gegenüber tiefe und häufige Änderungen und Risse im zeitlichen Erlebenszusammenhang widerspiegeln, denen Julian von früh an durch seine unempathische Umgebung ausgesetzt gewesen war und die er passiv in aktiv verwandelnd seinerseits an mich weitergab, wenn er mich solchermaßen überrumpelte und an jedem Nachsinnen während der Stunden hinderte. Sie entsprachen ebenso seiner Erfahrung von innerer Diskontinuität. »Ich bin ein Zauberer, einmal bin ich so – und einmal bin ich so – und manchmal – bin ich traurig.«
Zu solchen jähen Veränderungen der Lebensumstände, an denen seine Biographie reich ist, passte nur zu gut, dass gänzlich überraschend ein sechswöchiger Kuraufenthalt anberaumt wurde, auf den weder Julian noch ich vorbereitet waren. Zusammen mit seiner Mutter und seinem um zwei Jahre jüngeren Bruder sollte Julian an die See reisen, damit vor allem die Mutter ausspannen konnte, die äußerst strapaziert durch Julian und seinen Bruder, durch Sorgen um ihre Eltern und um das Geschäft war. Diese Nachricht platzte also mitten in die Analyse ohne Vorwarnung, und die Reise sollte baldigst, beinahe ohne Vorbereitung, angetreten werden.

Das erste gestaltete Bild vom Weg oder von der Straße entstand just in der Zeit der Trennung zwischen Julian und mir und doch gewissermaßen auf mich, die Analytikerin, hin.
In der letzten Stunde vor der Unterbrechung hatte Julian als Baumeister, wie er sagte, damals war er fünfeinhalb Jahre alt, mir ein Haus gebaut, das während der Zeit seiner Abwesenheit erhalten bleiben sollte.

Analytikerin: »Früher, da hast du oft Dinge abgerissen, die du zuvor gebaut hattest. Jetzt baust du ein Haus für mich, und da soll ich bleiben. Ich glaube, du erlebst vieles mehr im Zusammenhang als früher. Es ist nicht mehr alles für dich so abgerissen. Jetzt soll die Zeit hier auch nicht abgerissen werden, die Zeit zwischen uns.«

Julian: »Wir fahren heute Abend ab. Es wird viel Verkehr auf der Straße sein. Mein Papa bringt uns hin.«

Analytikerin: »Und ich kann mir vorstellen, wo du sein wirst.« (Ich bezog mich unter anderem auf der realen Ebene darauf, dass seine Mutter vor der Stunde in seinem Beisein mir kurz mitgeteilt hatte, wohin sie fahren würden.)

Julian stellte manche Überlegungen an, ob es wieder ähnlich wie im vergangenen Sommer sein würde, als er mit der Familie am Meer gewesen war oder nicht. »Da habe ich viel am Meer gebaut ...«

Julian hatte ein Haus für mich gebaut, von dem er annehmen konnte, es war klein und gut aufzubewahren, dass es über seine Abwesenheit hinweg bei mir erhalten bleiben würde. Ich hatte sein jetziges Tun mit früherem verglichen und eine Veränderung im Sinne einer größeren Kohärenz seines Erlebens hervorgehoben. Ich hatte ihm vermittelt, dass ich und wie ich ihn verändert wahrnahm. Er seinerseits hatte auf diesen meinen vergleichenden Rückblick, in dem er sich aufgehoben fühlen mochte, mit der Frage nach seinen Aussichten in naher Zukunft geantwortet, frühere gute Erlebnisse erinnernd mit dem Wagnis der Ungewissheit, ob es wieder so oder anders sein würde. Als die Verbindung von hier, von zu Hause, von der Analyse zu dem fernen unbekannten Ort hatte er die Straße erwähnt. Viel Verkehr würde es dort geben, doch der Vater würde das Geleit übernehmen. Es mochte in seiner Vorstellung auch die Straße sein, auf der er zurückkehren würde, aber davon war jetzt nicht die Rede.

Einige Wochen waren vergangen.
Dann, eines Tages, erhielt ich Post von Julian! Der Brief – war ein Bild. Eine ungewöhnlich breite Straße. Ich sah, sie war mit blauen Farbstiften dicht schraffiert gezeichnet und somit kräftig hervorgehoben. Vertikal verlaufend sprang es geradezu aus dem Bild heraus und teilte sie in zwei Teile. Links stand ein Haus – kaum breiter als die Straße. Eine menschliche Gestalt hockte schräg auf dem Dach. Die Gestalt könnte ihn darstellen, mutmaßte ich, ihn, der von erhobenem Posten geradezu herüberschauen oder -grüßen mochte. Auf der Straße bewegten sich einige Fahrzeuge in verschiedener Richtung. Die Fläche, die die rechte Bildhälfte einnahm, war wenig gegliedert, sie konnte Felder und Wiesen andeuten.
In einem Begleitschreiben teilte mir die Mutter mit, Julian habe sich nach seiner Ankunft im dortigen Kurheim-Kindergarten so wild und zerstörerisch aufgeführt, dass alle Welt empört gewesen sei und daraufhin der Kuraufenthalt abgebrochen werden sollte. In ihrer Verzweiflung habe sie ihm schließlich erklärt, sie würde einen Spaziergang mit ihm unternehmen und dann mit ihm sprechen, so wie ich es mit ihm in den Stunden mache. Er sei darauf eingegangen. Nach diesem Gespräch sei er wie verwandelt gewesen und habe sich zur Zufriedenheit aller wie ein liebenswertes Kind aufgeführt. Nun habe er mir unbedingt einen Brief schreiben wollen …
Am Tag der Rückkehr in die Analyse wirkte Julian blass und verdutzt. Er schwieg und betrachtete mich prüfend. »Bei uns ist das kleine Gras gewachsen«, teilte er mir mit und fügte hinzu, auch er sei gewachsen, seine Mutter habe neue Schuhe und eine neue Hose für ihn kaufen müssen. Später zerschnitt er Knetstangen in lauter Fragmente und klebte sie wieder aneinander.

Analytikerin: »In der Zeit der Kur waren wir auseinander. Jetzt sind wir wieder hier zusammen.« Ich bedankte mich für seinen Brief.

Julian erinnerte sich. Er wusste nur noch, dass eine Straße darauf war. »Ich würde es gerne sehen, ich weiß nicht mehr, wie es aussieht.«

Analytikerin: »Als du weg warst, konntest du dir wahrscheinlich auch nicht mehr gut vorstellen, wie hier alles und wie ich aussah.«

Julian: »Das bin ich«, sagte er, als ich ihm das Bild zeigte, und er wies auf die Figur hin. Dann fügte er leise hinzu: »Ich habe dich oft vermisst.«

Die symbolische Schöpfung dieses Bildes, dieses Bildes eines Weges von ihm zu mir, eines Bildes der Beziehung zwischen ihm und mir, war in die Zeit der durch Erinnern belebten Entfernung und Trennung gefallen. Erstmals war hiermit ein Bild von der Straße ausdrücklich gestaltet worden.

»Symbols arise from the wish to bridge over to something or somebody in another realm, to reach what is directly unreachable ...«

»Symbol formation, then always takes place in the context of longing. The symbol provides a means of connecting separated regions, of crossing over boundaries.«

»... the essence of a symbol is that it unites opposing categories within one gestalt.« (S. Deri, 1984)

Vermutlich hatte die Mutter während des Gespräches mit ihm, durch ihre so positive und schützende Einstellung der Analyse gegenüber mit dazu beigetragen, dass Julian die Vorstellung von der Beziehung zu mir wieder hatte beleben können. Die Mutter hatte vermutlich selber entlastet und behütet, die *holding mother* in sich wecken und damit dem Jungen eine Sicherheit vermitteln können, die die Fähigkeit zu einer solchen Symbolisierung unterstützt hatte. Das Bild stellte die Sehnsucht nach der Analytikerin dar, die symbolische Straße zur Analytikerin. Sie wurde zum Ausdruck der Suche und des Auslangens nach der Mutter, übertragen auf die Analytikerin, aber paradoxerweise erleichtert durch die *holding function* der aktuellen Mutter, die in ihrer Selbstsicherheit als Mutter durch die Analyse und die Erholung »für Mütter« bereits erheblich gewonnen hatte und ihrem Sohn eine Zuwendung entgegenbringen konnte, die gewiss weit über das frühere ihr zugängliche Maß hinaus ging.

Julian hatte etwas gewagt, als er mir den Bild-Brief schickte. Er hatte sich, wohl ruhend in der neuen oder erneut guten Beziehung zu seiner Mutter, aufgerafft, seinem kommunikativen Spiel zu trauen und sich als den Ausschauenden darzustellen, als den, der den, der nicht da ist, zu suchen wagt und zu grüßen – er hatte über den Weg hinweg und die Straße die Abwesenheit zur Imagination von Anwesenheit erhöht. Er hatte damit zugleich den Weg nach einem »Draußen«, aus den mütterlichen Armen und aus dem mütterlichen Schutz heraus entworfen und die Straße zur Verbindung zum Nicht-Hier, Nicht-Jetzt oder zum Anderswo gestaltet.

Julian hatte eine Darstellung vom Weg geschaffen, der zwischen ihm und mir lag, breit genug, um auch den sicheren Rückzug zu garantieren. Er hatte mit den Fahrzeugen die Geschäftigkeit der Hin- und Rückreise angedeutet.

Seine jüngste Bemerkung: »Bei uns ist das kleine Gras gewachsen«, verstand ich als Ausdruck der Hoffnung, dass das Leben weitergeht und, dass er daran teilnimmt. Es mochte bedeuten, dass er im Wachstum ein Maß der Zeit sah. Weit später fragte ich mich, ob er auch bereits in Betracht ziehen mochte, dass an verschiedenen Orten gleichzeitig Dinge geschehen, dass also das kleine Gras im elterlichen Garten wuchs, während er fernab im Sand und am Meer gespielt hatte. Ich fragte mich, ob sich eine Konzeptualisierung von Simultaneität bei ihm andeutete.

b) Der Weg in der Zeit

Vielleicht hatten mich auch seine nun folgenden Produkte, die mich an »Collagen« denken ließen, auf diese Überlegung gebracht. Collagen in der Zeit des Kubismus geradezu erfunden, entsprechen ja der Idee, die Zeit, die Zeitdauer und die Simultaneität in der Malerei darzustellen.

Die Osterunterbrechung, die auf den Kuraufenthalt und das erste Bild vom Weg folgte, war durch seine Erkrankung länger ausgefallen als geplant und vorbereitet. Ihr folgte unmittelbar ein neuer Schritt in der Ausgestaltung des Weges:

Hatte Julian noch vor den vergangenen Weihnachtsferien und damit vor Beginn des Zeitabschnittes, den ich diesem Essay zugrunde lege, das heißt vor dem erwähnten Kuraufenthalt, mehrere Blätter aneinander geheftet, quer über sie hinweg von mir sein und mein Haus zeichnen lassen und schließlich selber mit einem großen Schwung über alle Teilabschnitte der »Collage« hinweg in einem großen Strich einen weit gedehnten, alles überbrückenden

Himmel gesetzt, hatte ich damals seinen Wunsch interpretiert, hier möge alles ohne Unterbrechung weitergehen, und mit Blick auf den lang anhaltenden Himmel die gewiss tollkühne Interpretation angeschlossen, er drücke am Ende die Vorstellung aus, dass es so etwas wie Zukunft gebe, so stellte er jetzt, ganz ähnlich wie damals, ein Gebilde aus zahlreichen Blättern zusammengeklebt her, doch bereichert um zwei wesentliche Erweiterungen.

Wieder wurden mehrere Blätter aneinander geheftet, wieder wurde über die Trennungslinie hinweg gezeichnet, ein Haus und dann ein weiter Himmel. Dann erfolgte der Hinweis, er würde noch lange an dem Bild zu arbeiten haben. Dieser entsprach der Ruhe, der sich der Junge nun hingab. Er zeichnete einen Weg. Der Weg verlief horizontal über alle Blätter hinweg. Ich wartete ab. Nach kurzem Innehalten setzte er neben das Haus ein zweites Gebäude, das er erstmals als »Scheune« benannte.

Die Scheune war, wie bereits erwähnt, sein täglicher Spielplatz gewesen. Sie wurde in seinem zweiten Lebensjahr plötzlich abgerissen.

Ich war äußerst überrascht, dass die Scheune von ihm hier erstmals benannt wurde und einen Platz zugewiesen erhielt. Ich beschloss, dies als Mitteilung an mich aufzunehmen, insgeheim als Bestätigung meiner früheren Überlegungen. Ich sagte nichts dazu. Dafür ging ich kurz darauf ein, dass er einen Weg gezeichnet hatte, der wie von der Kindheit komme und der anscheinend noch weit, weit ginge und an dem er noch lange arbeiten wolle. Eigentlich war ich äußerst verwundert darüber, dass mir in der Zwischenzeit sein erstes Bild vom Weg, meine Gedanken dazu, völlig in Vergessenheit geraten waren, jetzt durch ihn aber wieder vor mir erstanden. Ich überlegte, ob es meine Reaktion auf den überstürzten Kuraufenthalt gewesen sein mochte, der das Untertauchen des ersten Bildes einer Straße zu mir bedingt hatte, dass ich keine anhaltende Aufmerksamkeit dafür aufgebracht hatte. Ich überlegte, ob mir das Thema des Weges, das immer schon eine große Faszination auf mich ausgeübt hatte, zu intim war und ich es nicht als ein wichtiges Bild in seiner Analyse akzeptieren wollte. Ich war betroffen. Zudem fiel mir jetzt ein, dass ja schon vom Weg früher, weit früher die Rede gewesen war. Ich suchte in meinen Aufzeichnungen nach und fand zwei Hinweise auf das Thema Weg oder Straße in Verbindung mit weiter zurückliegenden Unterbrechungen der Analyse. Das eine Mal war kurz vor einer Unterbrechung vor meinem Haus die Straße aufgerissen worden. Julian hatte äußerst irritiert reagiert und viele Überlegungen dazu angestellt. Er hatte die Angst, mich in den Ferien nicht erreichen zu können, zum Ausdruck gebracht. Er hatte gleichzeitig ein Bild von seiner inneren Zerrissenheit, das Bild von den drei Julianen, gebracht. Später meinte er übrigens einmal, in einem seiner Spiele an imaginäre Kinder gewandt: »Wenn ihr nicht brav seid, wird bei euch die Straße aufgerissen.«

Straße aufreißen, so hatte ich damals verstanden, hatte mit Unterbrechung der Beziehung und möglicherweise mit Bestrafung zu tun. Aber ich hatte die Nähe zwischen den Gefühlen der Zerrissenheit, der Angst und der zerrissenen Straße nicht als bedeutsam registriert und innerlich aufgegeben. Weiter entdeckte ich jetzt, aufmerksam für das Thema Weg geworden, dass Julian nach den Weihnachtsferien (die dem Kuraufenthalt vorausgingen) mit einem Bild aus dem Supermarkt angekommen war, auf dem ein Wikinger seinen Weg zurück aufs Mutterschiff suchen musste und der Weg, versteckt und verwirrend, nur angedeutet, nachgezeichnet werden sollte. Er hatte mich damals darum gebeten, ihm dabei zu helfen, den Weg in dem Labyrinth zu suchen und dann gemeinsam mit ihm auszufüllen mit Farbe. Ich hatte damals, wie ich nun etwas überrascht feststellen musste, dem Thema des Weges keinerlei Bedeutung beigemessen. Jedenfalls fand ich keine entsprechenden Angaben in meinen Notizen vor. Ich hatte seine Bitte um Mithilfe, um gemeinsames Bemühen im Auffinden eines Weges, was immer dies bedeuten mochte, nicht verstanden.

Ich fasste noch einmal für mich zusammen:

Das erste Mal tauchte das Thema Straße in verbaler Form auf, als vor meinem Haus die Straße aufgerissen wurde, und zwar vor einer Trennung,

das zweite Mal, als ich mit ihm den Weg des Wikingers zurück zum Schiff malen sollte, nach einer Trennung,

das dritte Mal malte er allein ein Bild von der Straße zu mir, während einer sehr langen Trennung,

das vierte Mal tauchte jetzt der Weg auf, wiederum nach einer längeren Ferienunterbrechung, ein Weg, der erstmals die Dimension der Zeit mit einschloss.

Ich begriff, dass in dieser Zeichnung vom Weg die Perspektive von Kontinuität in der Zeit festgehalten war, dass es ein Weg war, der von ihm, allen zeitlichen Diskontinuitäten zum Trotz, geschaffen, Vergangenheit und Gegenwart, vermutlich auch die Idee von projizierter Zukunft integrierte. Der Weg war nunmehr nicht nur die Verbindung zwischen ihm und mir, er überbrückte nicht nur Trennungen, nicht nur das Zuhause und die Ferne, sondern er verband, um die Dimension der Zeit bereichert, Vergangenheit und Gegenwart – eventuell auch Zukunft. Aber das Letztere ließ ich im Gegensatz zu dem früheren Kommentar in meinen jetzigen Überlegungen ihm gegenüber noch offen. Es lag aber in der Luft. Nur wenige Tage später nämlich fragte er mich ausdrücklich und genau nach den Unterschieden zwischen gestern, heute und morgen.

Der Weg weg von der Analytikerin

In Zeiten der gesteigerten Feindseligkeit mir gegenüber konnte umgekehrt die Sorge unverhohlen geäußert werden, nicht mehr den Weg nach Hause zu finden. Eines Tages zum Beispiel hörte ich regelmäßig merkwürdige Geräusche im Flur und im Treppenhaus, auf dem Weg hinauf zum Therapiezimmer. Julian ließ kleine Steinchen zu Boden fallen. Ich erwähnte die Ähnlichkeit mit dem Märchen »Hänsel und Gretel«. »Der hat sich den Weg gemerkt«, meinte Julian prompt und lächelte wie überführt. Dies war der Ausgangspunkt einer wichtigen Episode in der Analyse, in der die negative Übertragung im Vordergrund stehen konnte.

Die große Straße

Die Reise zu den Stunden erfolgte im Wagen und führte über eine viel befahrene Bundesstraße, die »B 31«. Für Julian war es der Inbegriff der Seligkeit, über eine so verkehrsreiche und bedeutsame Straße zu fahren, auf der man genau auf alles aufpassen musste. Er versuchte sich die Strecke zu merken, in beide Richtungen, er zählte die Ampeln, die auftauchten, und berichtete mir, ob sie ihm günstig oder nicht gesonnen gewesen waren. In seinem Zimmer hörte er den Verkehrsfunk, um über eventuelle Verkehrsstaus genau informiert zu sein. Am Ende einer Stunde, in der er mich wieder einmal durch sein provozierendes Verhalten in äußerste

Bedrängnis gebracht hatte, hielt er mir triumphierend als das Nonplusultra seiner männlichen Fähigkeiten entgegen:
»Ich bin stark. Mein Papa hat mir den Führerschein gegeben. Ich kann alles fahren, den Bulldog, den Wagen, den Laster. Alles kann ich fahren – und ich bin damit auf die B 31 gedüst.«

Die Straße, eine Aufeinanderfolge von Übergriffen

Wie ich bereits angedeutet hatte, war das Leben von Julian reich an lauten Ereignissen und störenden Gewohnheiten der wenig bergenden Familie. Damit waren Umstände gegeben, die eine Vorstellung von Lebenszusammenhang erschweren und stattdessen eine Vorstellung von Zerrissenheit, von einer Kumulation von Zeitsplittern und von innerer Zerrissenheit und Angst begünstigen mochten. Auf der Erfahrung von Kontinuität in der Analyse basierend, begann Julian regelmäßiger in seinen Spielen Phantasien zu entwickeln, in denen Kinder ihre Eltern dafür verantwortlich machten, dass sie sich gestört fühlten oder diese die Umgebung darum ausdrücklich baten, nicht immer unterbrochen zu werden. Dann jedoch geschah in seinem Spiel, weil die Eltern eben wieder einmal nicht aufgepasst hatten, irgendein Unglück – der Wind zum Beispiel ergriff die Kinder und fegte sie wild durch die Luft oder er schleuderte sie erbarmungslos auf Bäume oder Dächer. Einige Monate waren vergangen, und der Herbst kündigte sich an. Wieder – es war nun das dritte Mal – wurden von Julian mehrere Blätter aneinander geheftet. Über die Blätter hinweg, das heißt über die Linien der Trennung hinweg, zeichnete Julian zwei parallel verlaufende Linien: »Eine Straße«, erklärte er. Sorgfältig zeichnete er unter die Straße, mit einer kleinen Treppe erreichbar, ein Kämmerchen. Ein Junge habe dort sein Labor und wolle dort arbeiten. Aber, dann tauchte auf der Zeichnung ein Bagger auf, der die Straße aufriss und den Jungen vertrieb. Unweit entfernt auf der Straße, das heißt auf dem nächsten Blatt, baute sich der Junge ein zweites Versteck. Wieder wurde er von einem Bagger gestört, wieder musste er das Feld räumen. Als nach einem dritten Ausweichen des Jungen noch einmal der Bagger eintraf und über der Behausung die Straße zerstörte, meinte Julian, und er legte den Stift beiseite, als sei damit alles zu Ende: »Nun baut er sich kein Stübchen mehr.«

Ich verstand seine Mitteilung auch als eine Zusammenfassung der vielen traumatisierenden Einbrüche, Einrisse oder Impingments, die Julian bisher erfahren haben mochte, verbildlicht in der langen Straße mit der Aneinanderreihung von Unterbrechungen eines Zustandes des Wohlbefindens im Alleinsein. Ich verstand es auch als ein Eingeständnis drohender Hoffnungslosigkeit und als einen Appell an mich. Tatsächlich war ich sehr bewegt darüber, dass Julian so seine Resignation mitteilte, seine Stimme entsprach ganz der Zeichnung. Umso vorsichtiger begann ich:

Analytikerin: »Also, das ist, wie wenn jemand nicht verstanden wird. Die Leute haben immer wieder einfach nicht verstanden, dass der Junge da nicht gestört sein möchte und dort sein Labor hat. Die haben sich nicht vorgestellt, wie es dem geht.«

Julian wirkte wie befreit. Er ergriff ein neues Blatt und zeichnete darauf flugs ein schönes Haus. »Das ist dein Haus. Ein lachendes Auge!« (Er schmunzelte, als er in den Giebel des Hauses ein Auge zeichnete.) »Das ist dein Haus im Urlaub.«

Analytikerin: »Mein Haus, in dem ich bin, wenn wir keine Stunde haben, wenn du aber annimmst, dass ich weiß, dass es dich gibt und ich eine Vorstellung von dir haben kann.«

Julian war besonders vergnügt und zufrieden mit dem, was ich zu sagen in der Lage gewesen war. Ich vermutete, dass mit diesen wenigen Worten von mir für ihn die Hoffnung, verstanden zu werden, in seinem Anspruch auf ein eigenes Leben, in seinem Anspruch, mit seinen eigenen Vorstellungen und Plänen respektiert zu werden, in einem Augenblick Abstand gewährender Begegnung erkannt und gebilligt worden war. Mein Haus mit einem lachenden Auge deutete seinen spontanen Dank und seine Idee an, auch während einer Ferienunterbrechung die innere Vorstellung von seiner Analytikerin als einer ihm freundlich gesinnten Person bewahren zu können. Ich sagte etwas in diesem Sinne. Julian schwieg. Was zu sagen war, hatte er gezeichnet.

»All individuals are really trying to find a new birth in which the line of their own life will not be disturbed by a quantity of reacting greater than that which can be experienced without a loss of the sense of continuity of personal existence.« (Winnicott, 1949)

Julian plant seinen Weg

Noch einmal, ein letztes Mal, griff er auf die Technik zurück, Blätter aneinander zu kleben. Als er eine schöne Papierrolle zusammen hatte, steckte er gewichtig den Bleistift hinters Ohr, so wie er es bei Handwerkern beobachtet hatte, und meinte, dies hier sei sein Bauplan. Bald aber wandelte er ihn ab, es sei sein Plan. Darauf käme alles, was er machen wolle, alle seine zukünftigen Aktionen. Der Plan wurde mit in den Kindergarten genommen, damit er dort daran arbeiten könne. Er wanderte mit nach Hause und kehrte ins Therapiezimmer zurück. Wir verstanden es so, dass er die verschiedenen wichtigen Lebensbereiche miteinander verbinden und ihnen eine Richtung geben wollte.

Einige Zeit später sollte ich auf einer horizontalen Linie, die er, einer Straße gleich, gezeichnet, aber nicht als Straße benannt hatte, ihn als Kindergartenkind, dann als Schulkind und als erwachsenen Baggerführer zeichnen. Die Idee, einmal Baggerführer zu werden, ist sehr reich determiniert. In diesem Zusammenhang hier und mit dem, was folgt, wird deutlich, dass diese Tätigkeit die Chance bietet, passives Erleiden in Aktivität zu wandeln. Das Bild stellte er, einer Bühnenkulisse ähnlich, auf und holte sich einige Figuren heran, von denen zwei miteinander einen Kampf ausfochten: Der Sohn Julian trat unter den Augen seiner Mutter gegen den Vater an! Er blieb Sieger.

Straße mit Landschaft

Bevor Julian die große bildnerische Konstruktion einer Straße quer durch eine Landschaft führend in Angriff nahm, traten in der Analyse Themen, die dem Ödipuskomplex zuzuordnen sind, in großer Intensität und Häufigkeit auf. Einige von ihnen möchte ich zusammenfassend skizzieren. Jeweils zu Beginn der Stunden gab er vor, mit einer Straßenlaterne den Weg zu mir suchen zu müssen. Es folgten Phantasien, seinen Vater mit einem Stich ins Herz, schließlich die ganze Familie umzubringen. Der Bruder liege bereits im Grab. Er forderte, dass der Schuldige, das heißt er, zu bestrafen sei, dass er mittels der Polizei ins Gefängnis zu werfen

sei. Dann wiederum entwickelte er die Phantasie, entkommen zu können. Es war davon die Rede, dass der, der sich nicht anständig verhält, des Landes verwiesen werden müsse. Er behauptete, nicht mehr gut zu sehen, und betonte, dass er eine neue Brille brauche. Die frühe Kindheit schien ihm weit zurückzuliegen: »Julian kann kein Baby mehr sein, er kann nur noch Baby spielen.« Er berichtete, was zutraf, dass er von zu Hause weggelaufen sei um zu prüfen, ob irgendjemand, interessiert an ihm, hinter ihm her suchen würde. Dann wiederum stahl er dem Vater Geld, um sich Schießpulver damit zu kaufen. Er phantasierte, das Geschäft des Vaters zu übernehmen. Dann war er wieder erschreckt über seine Phantasien und betonte, es seien ja nur Phantasien. Das alles sei ja nur im Spiel so. Weiter betonte er, er sei zwar ein Gotteskind, doch er begehe trotzdem alle diese Untaten. »Ich habe mit der Welt abgeschlossen«, schleuderte er mir einmal im Bewusstsein, etwas besonders Schreckliches gesagt zu haben, entgegen, als ich ihm irgendetwas untersagte. Die Äußerungen der Rebellion trieben einem Höhepunkt zu, und Julian erkrankte für zwei Wochen.
»I consider the oedipal phase of development a crucial stage of transition – and in that sense a turning point – from lack of, or rudimentary, subject-object differentiation (›Identification‹) to the level of sexual-aggressive object relations. The incestuous nature of these object relations marks them as transitional, hovering between identification and object love, or blending them. But this phase ushers the child into the world of adult mentation and experience and into the moral order, in a first approximation. A sign of this is the incest taboo which bars the confusion of identification and object cathexis, reinforcing the child's emancipation from the enveloping environment. A sense of self begins to emerge with increasing internalization, leading to the development of a sense of self-responsibility with the formation of the superego and the shouldering of guilt.« (H. Loewald 1985)
Nach seiner Erkrankung zurück, beschloss er alsbald eine Straße zu bauen. Die spielerische, von Einfällen begleitete Gestaltung entstand zwischen ihm und mir wie ein Traum. Auf einem geräumigen Holzbett legte er »die große B 31« an. Mit einem roten Klebeband markierte er den Verlauf der Straße und einen gut sichtbaren Fußgängerüberweg. Zudem baute er eine Schranke,

hinter der, wie er sagte, ein privater Bereich läge. In den könne man ausschließlich mit Erlaubnis nur gelangen. Später arrangierte er eine Szene, in der er mich um Einlass bat.
Parallel zur Straße kennzeichnete er den Verlauf eines Baches mit einem schwarzen Strich. Er sprach dabei vor sich hin – ungefähr so:

Julian: »Unsere Katze ist in den Bach gefallen. Die Katze ist tot. Daneben ist das Grab. (Er zeichnete ein Kreuz ein.) Das bedeutet, dass da jemand gestorben ist. Die Katze wird zu Erde, nicht wahr, ich denke viel? … Ich bin auch einmal in das Wasser gefallen. Nein. (Er lacht.) Ich konnte ja schwimmen. Mir ist nichts passiert. Ich konnte im Bach gehen.«

Er kam noch einmal auf die Katze zurück und sagte: »Wir haben noch zwei andere!« (Der Bach stand also auch für den Tod. Er, der nicht schwimmen konnte, spazierte in seinen Phantasien im Bach herum, in dem vor einem Jahr ein Freund ertrunken war. Mit der Bemerkung »wir haben noch zwei andere« spielte er weiter auf den Tod seines Hundes an, der vor eineinhalb Jahren eingeschläfert worden war, nachdem der Hund die Mutter gebissen hatte. Von dem Hund durfte seither zu Hause, wo es noch einen anderen Hund gab, der weiterhin lebt, nicht mehr gesprochen werden.) (S. das Kapitel »Der Tod und der Junge«.)
Bei den vielen beängstigenden Kastrationsphantasien, die er äußerte und die ich im Zusammenhang auch mit seinen rebellischen Phantasien vor der Erkrankung sah, beschränkte ich mich zunächst jedoch im Wesentlichen darauf, die Straße ausschließlich in ihrer symbolischen Bedeutung als Bild für die analytische Beziehung aufzugreifen. Mir schien äußerst wichtig, ihm gegenüber damit eine Bestätigung einer »connecting symbolic bridge« (Susan Deri) zwischen ihm und mir als Voraussetzung für eine spätere Bearbeitung der Phantasien zu erreichen. Vermutlich war dies auch die Bedingung dafür, dass das Bild von der Straße sich vertiefen und ein dramatisches Geschehen, eine Tragödie, in sich aufnehmen konnte. Damit wurde es dem Jungen möglich, in der indirekten Bild-Sprache die Zuspitzung des ödipalen Konfliktes im analytischen Dialog unter geschützten Bedingungen auftauchen zu lassen.
Ich wies also darauf hin, dass die B 31 ja auch der Weg zur Analyse sei.

Julian baute daraufhin eine Brücke, über welche die Landschaft verlassen werden könne.
Ich erinnerte ihn daran, dass ich ganz zu Beginn der Analyse einmal, vor einer Unterbrechung, vom »Überbrücken« der Abwesenheit gesprochen hatte und dass er mir daraufhin später eine kleine Brücke mitgebracht hatte, nach einer Unterbrechung, wie um mir zu zeigen, dass er sich erinnere, was ich gesagt hatte, und, dass er es verstanden hatte.
Julian baute jetzt eine zweite Brücke, zum anderen Ende der Konstruktion.
Analytikerin: »Es gibt hier eine Brücke zum Kommen und eine zum Gehen.«
Julian schwieg, schien aber äußerst gut gelaunt und zufrieden mit dem, was ich gerade zu ihm gesagt hatte. Das wiederum wunderte mich, fand ich doch, dass ich nur etwas sehr Einfaches und Vorläufiges ausgesprochen hatte.
Das Thema des Todes, der Strafe, der Kastration tauchte auf, wobei zunächst die Vergangenheit und die Frage danach ins Licht gerückt wurden. Julian hatte Fotos mitgebracht von Dinosauriern und versuchte sich vorzustellen, wann die lange vor ihm und mir und vor uns gelebt haben mochten. Dann zog er ein kleines Schiff aus seiner Tasche und fragte mich, ob ich mich noch an dieses erinnern würde. Er habe es schon einmal vor langer Zeit mitgebracht. (So wie ich zuvor an die Brücke, an die gemeinsame Geschichte in der Analyse erinnert hatte, so hatte er jetzt das Schiffchen mitgebracht, ebenfalls auf die gemeinsame Vergangenheit in der Analyse hinweisend.) Er fuhr fort, gestern, da hätten wir ganz toll gespielt. Noch nie zuvor hatte er in dieser Weise die Gemeinsamkeit als ein gelungenes Ereignis kommentiert. Er kam auf das Schiff zurück: Es sei jetzt in Gefahr zu kentern. Indem er auf diese Gefahr des Kenterns hinwies, stellte er, wie ich verstand, die Verbindung zum Thema Kastration und Tod wieder her. Und dann geschah es: Ein Kind, sagte er, wird auf der Straße, auf der B31, überfahren. Es hatte den Fußgängerüberweg überquert. Der rücksichtslose Fahrer, der getrunken hatte, habe die Flucht ergriffen. Die Eltern des Kindes hätten alles mit angesehen. Sie hätten nichts unternommen. (Julian sprach, indem er auf seine Bildkonstruktion schaute, er sprach und phantasierte so vor sich hin.) Wieder vorsichtig nur griff ich auf, dass er die Gefahren auf der Straße und im

Bach hervorhebe. Zögernd erwähnte er jetzt den Namen des verlorenen Freundes. Er zeichnete ein Kreuz neben die Straße, dorthin, wo das Kind überfahren worden war. Dann ließ er eine sehr schöne Stadt mit Türmen und interessanten architektonischen Formen am Rande der Landschaft entstehen. Die Stadt gefiel ihm. Aber dann musste sie abgebaut werden, da Julian beschlossen hatte, dieses Bild seinem Vater zum heutigen Geburtstag zu schenken.

Ich versuchte, möglichst einige Gedanken zusammenzufassen zu dem, was er mit der Landschaft und mit der Straße dargestellt hatte, zu Konflikten, zu Schuld und Tod. Dann fügte ich hinzu, dass er seinem Vater mitteilen möchte, dass er sich über alles das Gedanken mache und auch darüber, dass das Leben einen ganz langen Weg darstelle.

Es war, als wolle er mich noch mahnen, dass ich nicht ausführlich genug etwas zu dem Thema »privater Bereich« und »Schranke« gestern am Geburtstag seines Vaters gesagt hatte. »Kannst du mir einen Wegweiser zeichnen?«, fragte er mich, als er in die folgende Stunde kam. Er teilte mir seine Absicht mit, an meiner Praxistür ein Schild anzubringen, auf dem stehen sollte, dass er, bis die Nacht anfängt, bei mir bleiben und von keinem anderen Patienten verjagt werden wollte. Auf dieses Schild sollten die Leute, die zu mir kommen würden, hingewiesen werden, und das wiederum sollte durch einen Wegweiser geschehen. So kam es, dass er mir diese Frage stellte, die, wie sich noch zeigen sollte, wieder so viele in sich barg, nicht zuletzt auch die Eröffnung der Straße in die Zukunft:

»Kannst du mir einen Wegweiser zeichnen?«

TEIL B

TRAUMATISCHE ERFAHRUNG, WIEDERGEBURT UND PSYCHISCHES WACHSTUM

1. Der Stein, der wachsen soll

Zur Bedeutung der Zuversicht in der Kinderanalyse

> Wie kann
> das Geringste geschehen, wenn nicht die Fülle
> der Zukunft,
> alle vollzählige Zeit, sich uns entgegenbewegt?
> *R. M. Rilke*

Es soll von einer besonderen Seite der Einstellung des Kinderanalytikers die Rede sein, die, vom Kind während des psychoanalytischen Prozesses mit beeinflusst, in ihrer Stabilität und Konsistenz von günstiger Auswirkung auf die Entfaltung und den Fortgang des psychoanalytischen Prozesses ist. Ich meine eine sehr schwer zu beschreibende, durch Zuversicht geprägte Einstellung gegenüber dem Entwicklungsprozess des Kindes. Meinen Überlegungen habe ich folgende Formulierung Winnicotts zugrunde gelegt:

»Wenn überhaupt analytische Arbeit geleistet werden soll, muss der Analytiker an die menschliche Natur und an den Entwicklungsprozeß glauben, und diesen Glauben spürt der Patient sofort.« (1954)

Beim Kind ist der Entwicklungsprozess verständlicherweise noch sehr vulnerabel. Er ist konfliktbedingten Beeinträchtigungen in unvergleichbar stärkerem Maße ausgesetzt, als dies beim Erwachsenen der Fall ist. Der Wachstumsdruck ist heftig und in der Zeit gedrängt. Das Kind, dem Entwicklungsprozess als einem voranschreitenden Geschehen mehr oder weniger ausgeliefert, in viel stärkerem Maß natürlich vor allem auch dessen Hemmung, ist auf einen positiven Ausblick auf sein Entwicklungspotenzial beim Kinderanalytiker so gut wie von Anfang an angewiesen. Es spürt gleichsam einer solchen Einstellung bei ihm – oftmals schon von Beginn der ersten Begegnung an – forschend und prüfend nach. Es ist, als richte es insgeheim die Frage an den Therapeuten, ob dieser ihm eine Chance einräumt. Die Einstellung der Zuversicht gegenüber dem Entwicklungsprozess oder, wie Winnicott sogar sagt, des Glaubens an ihn umfasst, soweit wir es mit einem Kind zu tun haben, in hervorragender Weise auch die Perspektive von Zukunft. Beim Kind besteht eine große Abhängigkeit davon, ob beim Kinderanalytiker oder Kinderpsychotherapeuten eine positiv geprägte Konzeptualisierung von Wachstumsprozessen, von psychischer Entwicklung gegeben ist und eben ein Entwurf von Zukunft.

Ich neige dazu, die Begriffe »psychoanalytische Haltung« oder »psychoanalytische Einstellung« nicht ohne Vorbehalt zu benutzen, sie eher offen zu lassen als zu definieren. Dabei bevorzuge ich den Begriff der Einstellung, umfasst er doch meiner Meinung nach im üblichen Sprachgebrauch die Ausrichtung auf die Umwelt, eine Fokussierung auf das Gegenüber sowie eine Beweglichkeit der Sichtweise, während der Ausdruck Haltung eher die Beachtung der eigenen Position, deren Kontrolle und Korrektur nahe legt. Freud hatte 1912 von der psychischen Einstellung gesprochen. Er hatte es als »richtiges Verhalten« des Analytikers beschrieben, sich »aus der einen psychischen Einstellung nach Bedarf in die andere zu schwingen«. Die psychische Einstellung schien somit etwas zu sein, was der Analytiker nach Notwendigkeit und Erfordernis wechseln oder wählen kann.

Demgegenüber legt Winnicott in der oben zitierten Passage eher die Existenz einer basalen Zuversicht nahe, einer Überzeugung, ja eines Glaubens beim Analytiker gegenüber dem Entwicklungsprozess, die im Analytiker gewissermaßen gegeben ist, wenn analytische Arbeit getan werden soll. Er spricht nicht davon, dass sie irgendwann gewählt, gesucht, gewechselt oder gelernt wird. Diese geradezu naive Formulierung mag den Eindruck vermitteln, als sei die Zuversicht beim Analytiker etwas schon immer Vorhandenes, ein seit jeher Seiendes, das den Blick auf den Horizont des Werdens in seiner möglichen Vergegenwärtigung in der analytischen Situation erlaubt und erleichtert.

Es ist meine Auffassung, dass eine solche Einstellung der Zuversicht, beim Kinderanalytiker zu Beginn des analytischen Prozesses in bestimmten Vorformen vorhanden, im Laufe des Prozesses durch Einflüsse von Seiten des Kindes und durch den Fortgang des Prozesses mitbedingt, entweder verstärkt oder gehemmt werden kann, dies wiederum mit einer entsprechenden wechselseitigen Auswirkung auf den Prozess selbst.

Es sind gegenüberzustellen die Abhängigkeit auf Seiten des Kindes von einer solchen aufgeschlossenen Einstellung des Kinderanalytikers einerseits und die Fähigkeit des Letzteren andererseits, diese zu leisten, und zwar von Beginn an, damit ein Prozess überhaupt in Gang kommt, und darüber hinaus beizubehalten, damit der Prozess weitergeht. Wenn also die Ausprägung dieser Einstellung der Zuversicht bei Beginn der Analyse vorhanden sein muss, so ist in Betracht zu ziehen, was der Kinderanalytiker im Hinblick auf eine solche Einstellung mit in die Analyse bringt. Von den beiden sehr unterschiedlichen Protagonisten bringt das Kind gegebenenfalls ein mehr oder weniger verfügbares Potenzial geballten Wachstums und gedrängter Vitalität mit, aber auch all seine Fragilität und emotionale Störbarkeit. Auf der anderen Seite bringt der Kinderanalytiker oder die Kinderanalytikerin, im Vergleich zum Kind, schon eine sehr geformte Erfahrung und Sicht der eigenen bereits verwirklichten und der noch angestrebten Entwicklung mit, dazu Lebenserfahrungen und das während der psychoanalytischen Ausbildung erworbene theoretische Wissen.

Kinderanalyse, so sie stattfindet oder so über sie berichtet wird, veranlasst immer auch zur Auseinandersetzung mit der Kindheit, mit der eigenen Kindheit, mit dieser lange entschwundenen Zeit, die jedem Einzelnen in so unterschiedlicher Weise zugänglich geblieben ist oder verschlossen erscheint.

»Vielleicht ist es überhaupt zweifelhaft, ob wir bewußte Erinnerungen aus der Kindheit haben, oder nicht viel mehr bloß an die Kindheit.« (Freud, 1899)

Es gibt – auf den ersten Blick gesehen – Erwachsene, die sich erleichtert zeigen darüber, dass sie ihrer Kindheit haben entfliehen können, die nichts mehr über ihre frühen Jahre wissen möchten und mannigfache Gründe dafür ins Feld führen. Dann gibt es – an einem entgegengesetzten Pol anzusiedeln – andere, die ihre Kindheit gleichsam mit auf den Weg genommen haben, wie ein unerschöpfliches Geheimnis, dem sie sich im Laufe des Lebens mehr oder weniger systematisch anzunähern bemühen und die wie selbstverständlich davon ausgehen, dass sie zutiefst auch aus den Erfahrungen ihrer Kindheit leben und schaffen.

»Der Zusammenhang zwischen den Kindheitseindrücken und Lebensschicksalen des Künstlers und seinen Werken als Reaktion auf diese Anregungen gehört zu den anziehendsten Objekten der analytischen Betrachtung.« (Freud, 1913b)

Kaum verwunderlich ist es, dass es häufig gerade künstlerisch und schöpferisch tätige Menschen sind, die ihr Lebensgefühl wesentlich aus ihrer Kindheit beziehen oder die von sich aus um die Herstellung eines solchen inneren Zusammenhanges zwischen ihrer jetzigen Sichtweise und ihren früheren Kindheitseindrücken bemüht sind, denen ihre Kindheit ein Rätsel bleibt oder wird, um das sie ständig kreisen. Zahlreiche berühmte Autobiographien oder autobiographische Versuche zeugen von solchen Bestrebungen, die Kindheit als »Dichtung und Wahrheit« zu erschließen.

Nach dieser allgemeinen Betrachtung sei die Annahme gestattet, dass sich bei denjenigen jungen Psychoanalytikern, die sich zur Kinderanalyse hingezogen fühlen, die Motivation zur Auseinandersetzung mit der eigenen Kindheit im Sinne einer größeren Bereitschaft unterscheiden mag von der ihrer übrigen Kollegen, welche keinerlei Neigung in diese Richtung zeigen.

Ich möchte beim Kinderanalytiker verschiedene Vorstufen einer Einstellung von Zuversicht gegenüber dem Entwicklungsprozess unterscheiden. Schon im Laufe seiner eigenen persönlichen Entwicklung mag bei ihm eine Aufgeschlossenheit gegenüber dem Kind als Kind, gegenüber den Erfahrungen der eigenen Kindheit, gegenüber dem Phänomen des Reifens und Wachens bestanden haben. Er mag sich in der Literatur für Beschreibungen der Kindheit interessiert haben, oder es mögen ihm Belange des Kindes in einer klinischen Einrichtung mit Kindern begegnet sein. Einer solchen voranalytischen Sicht des Kindes als einem Wesen, das in der Entwicklung steht, mag eine vortherapeutische wachsende Aufgeschlossenheit gefolgt sein, die im Rahmen der analytischen Ausbildung durch kinderanalytische Literatur und durch klinische Fallseminare günstig oder vorteilhaft bestimmt worden ist.

Die ersten oder bald folgenden eigenen therapeutischen Begegnungen mit dem Kind werden eine vorher herangebildete milde oder positive Einstellung gegenüber dem Entwicklungsprozess des Kindes kräftigen oder erschüttern können. Freud hatte bereits als Voraussetzung für die Bewältigung der technischen Schwierigkeiten, denen sich der Vater des kleinen Hans gegenübersah, neben der »Sachkenntnis« auch »das Zusammentreffen des zärtlichen Interesses mit dem wissenschaftlichen« beschrieben (Freud, 1909).

Was die psychoanalytische Haltung oder Einstellung des Kinderanalytikers im allgemeinen Sinne angeht, so möchte ich sie nicht wesentlich als von der des Erwachsenenanalytikers unterschieden betrachten. Ähnlich wie für die psychoanalytische Haltung des Erwachsenenanalytikers gilt auch für die des Kinderanalytikers die Formulierung von R. Schafer.

»Am meisten stimmt mit der Haltung des Psychoanalytikers überein, dass der Analysand als Analysand geschätzt wird, das heißt als eine in sich geschlossene, wenn auch konflikthafte Person, die all die Nöte und Erfolge während des analytischen Prozesses durchlebt und das mit Nutzen reflektiert.« (Schafer, 1983, Übers. d. Autorin)

Diese Haltung gewährleistet für den Patienten das, was Winnicott einmal »to find one's personal process respected« genannt hat (»... und festzustellen, daß der eigene, persönliche Prozeß respektiert wird«) (Winnicott, 1954).

Ich möchte hier eine erste klinische Vignette bringen, die mich seit vielen Jahren bewegt und angeregt hat. Sie stammt aus der bereits lange zurückliegenden Analyse des Jungen Jasper, einer Analyse, die seit Beginn meiner kinderanalytischen Tätigkeit wesentlich mit dazu beigetragen hat, mein Interesse an der Kinderanalyse sowohl auf klinischer als auch theoretischer Ebene zu wecken. (Schacht 1973, 1978, 1982, s. auch S. 200 ff.)

Das Beispiel zeigt in einer kaum zu übertreffenden Ausdrucksdichte, die dem Kind zugänglich war, den Anspruch des Kindes auf Wachstum, zumindest aber seine Ahnung von Wachsen und Werden. Es verrät auch seine beinahe omnipotent erscheinende Hoffnung, dass es keine Hindernisse dafür gibt.

Es war vor dem Treffen zu Beginn einer Behandlungsstunde, geradezu noch vor dem Betreten des analytischen Raumes, als Jasper diesen seinen Anspruch und diese Hoffnung der Kinderanalytikerin in folgender Weise gleichsam als gemeinsam zu bewältigendes Anliegen vorstellte: Der damals viereinhalbjährige Jasper kam zögernd den Weg durch den schattigen Vorgarten auf die Klinik zu, in der die Analyse stattfand und wo ich ihn an der Pforte zu erwarten pflegte. Die Analyse hatte bereits mehr als ein halbes Jahr zuvor begonnen. Sie hatte sowohl bei dem Jungen als auch in überraschender Folge darauf bei der anfänglich äußerst depressiven Mutter schon einiges in Bewegung gesetzt. Jasper trug gewichtig an einem gut handtellergroßen Stein. Zielstrebig steuerte er ein Blumenbeet neben der Kliniktür an, bückte sich flugs und »pflanzte« den Stein in den kargen Boden. Mit zuversichtlicher Stimme erklärte er dann: »Er fängt schon an zu wachsen!«

Das Bild vom Stein, der in durstigem Erdreich aufgehen und wachsen soll, mochte zunächst die Situation des Jungen kennzeichnen. Unter widrigen Umständen zur Welt gekommen und aufgewachsen, hatte er, sogleich auch auf den vorläufig guten Erfahrungen in der Analyse aufbauend, damit begonnen, sein Leben in zäher Entschlossenheit gestalten zu wollen. Das Bild vom Stein mochte seiner Erfahrung Ausdruck verleihen, dass in ihm bereits Erstarrtes wieder in Fluss gekommen war. Das Bild vom Stein, der wachsen wird, war in der Analyse wie ein erster Knall äußerster Mitteilung. Hier erfolgte er mit der Aussage, dass das schier Unmögliche möglich werden wird, dass bereits Versteinertes in Schwingung geraten kann, dass sich psychischer Stillstand auflösen und zum Leben gebracht werden soll, auch wenn das Umfeld karg ist, vorausgesetzt nur, dass Zutrauen und Geduld mit am Werke sind.

Der zum Wachstum in einem vernachlässigten Klinikgarten gepflanzte Stein ist sogleich und anhaltend für mich zum Bild für das Kind überhaupt geworden, das trotz störendster Symptomatik sein eigenes Wachstums- und Entwicklungspotenzial ahnt und das zugleich Ausschau hält danach, ob sein Gegenüber in der klinischen Situation auch die Fähigkeit besitzt, die Zusammenhänge des Werdens bei ihm zu erfassen. Das Kind ist angewiesen auf den Glauben beim Kinderanalytiker, dass es einen Entwicklungsprozess gibt, und weiter, dass ein Ausblick auf Zukunft gewagt werden darf. Das Bild wurde für mich paradigmatisch für den Anspruch des Kindes auf Entwicklung, für seine Fähigkeit, einen solchen Anspruch zu haben oder in der Analyse (wieder) zu finden. Dieses Bild steht dafür, dass das Kind mit Vehemenz Vorstellungen und Visionen von seiner Zukunft entwerfen kann, von einer Richtung der Entwicklung auf Zukunft hin. Solche Vorstellungen des Kindes, manchmal in ausgefallenen Ausprägungen wie dieser hier dargestellten, mögen bei allem Zweifel an ihrer Realisierung erst einmal ungestört gelassen werden, damit der darin sich darstellende progressive Impuls des Kindes nicht gestoppt wird. Ahnung von der eigenen Entwicklung und Omnipotenz liegen hier beim Kind noch eng zusammen und verlangen eine erste Zubilligung an Geduld und Vertrauen. Es wäre meines Erachtens zerstörerisch gewesen, hätte ich dieses Bild analysiert und nicht als Hinweis an mich bestehen lassen, dass Jasper wachsen würde in der Analyse.

Natürlich bedingte dieses Bild auch in mir eine gewisse Zuversicht und trug somit zu meinem positiven Ausblick auf den analytischen Prozess und meine Mitarbeit an demselben bei. Hatte nicht Ph. Greenacre (1968) den psychoanalytischen Prozess, wenn alles gut geht, auch als eine Progression von Wachstum bezeichnet?

Freud hatte 1913 erstmals den Begriff Prozess gebraucht und geschrieben:

»Gewiß vermag der analytische Arzt viel, aber er kann nicht genau bestimmen, was er zustande bringen wird. Er leitet einen Prozeß ein, den der Auflösung der bestehenden Verdrängungen, er kann ihn überwachen, fördern, Hindernisse aus dem Weg räumen, gewiß auch viel an ihm verderben. Im ganzen aber geht der einmal eingeleitete Prozeß seinen eigenen Weg und läßt sich weder seine Richtung noch die Reihenfolge der Punkte, die er angreift, vorschreiben ...«

Weiter spricht er von einem »durch alte Geschehnisse determinierten Prozess, der mit der Lösung des Kindes von der Mutter endet« (Freud, 1913b).

Er hatte vorher (1909) in der Analyse des kleinen Hans bereits ausgeführt, dass die Psychoanalyse keine tendenzlose, wissenschaftliche Untersuchung sei, sondern ein therapeutischer Eingriff: »Sie will an sich nichts beweisen, sondern nur etwas verändern.«

Hinsichtlich des Versuches des Analytikers, dem Patienten bei der Entdeckung seines Unbewussten zu helfen, hatte Freud bereits Fälle unterschieden, »die mehr, und andere, die weniger Nachhilfe brauchen«, und war fortgefahren:

»Es ist nun zuzugeben, daß das Kind wegen der geringen Entwicklung seiner intellektuellen Systeme einer besonders intensiven Nachhilfe bedarf.«

Das, was Freud 1909 »notwendige Nachhilfe« genannt hatte, deren Kinder bedürfen, mögen wir heute als die Begrenzung des psychoanalytischen Prozesses beim Kind im Gegensatz zum Erwachsenen bezeichnen, die durch den unabgeschlossenen Reifungsprozess in seinen verschiedenen Phasen bedingt ist. Auch wenn Kinder der gleichen Altersgruppe erhebliche Unterschiede in der Fähigkeit zur Mitarbeit im psychoanalytischen Prozess aufweisen werden, so bestimmt schließlich die Entwicklungsphase, in der sich das Kind befindet, über das jeweilige Potenzial und die Gestaltung des psychoanalytischen Prozesses.

»Auch wenn wir argumentieren können, daß der analytische Prozess und die therapeutische Handlung einer Analyse bei Kindern, wie auch bei Erwachsenen, abhängen von der Übertragungsanalyse, der Abwehr, dem Widerstand, muss bei Kindern der Prozeß nicht nur angepaßt an den Entwicklungsstand sein, sondern er ist in zahlreichen Beispielen genausogut begrenzt durch den Entwicklungsstand.« (Ritvo 1978, Übers. d. Autorin)

Wir würden heute von der mangelnden Reife des Ich sprechen, von der geringen Fähigkeit des Kindes zum Aufschub seiner Wünsche, von seiner geringen Fähigkeit zur Selbstbeobachtung und zum abstrakten Denken und würden weiter auf die Nähe zum Primärprozess hinweisen. Während beim Erwachsenen zumeist unbeschadet die freie Assoziation regressive Vorgänge in Bewegung setzen kann, würde sich das Kind dergleichen gewissermaßen nicht leisten können, geht es doch bei ihm um den Aufbau und das Wachstum der psychischen Struktur. Es wäre so ähnlich, als würde man bei der Konstruktion eines Gewölbes vorzeitig die notwendigen Stützbalken herausnehmen, ehe es zur erforderlichen Festigung gekommen ist. Der Kinderanalytiker muss wissen, welches die Bedürfnisse der jeweiligen Entwicklungsstufen beim Kind sind, und weiter muss er herausfinden, ob das Kind diese erreicht hat oder ob eine Verzögerung seiner Entwicklung vorliegt. Dies hat zur Folge, dass er sich auf die jeweilige Plattform der Entwicklung des Kindes einstellen muss in der Hoffnung, die Bedürfnisse der aktuell erreichten Entwicklungsstufe, ob verzögert oder nicht, berücksichtigen zu können, damit der Weg frei gemacht werden kann für die Wiederaufnahme des gehemmten oder gebremsten Entwicklungsprozesses. Sobald dieser Entwicklungsprozess wieder in Fluss gerät, ist bereits ein wesentliches Ziel des analytischen Prozesses beim Kind erreicht. Vielleicht ließe sich dies so ausdrücken, dass der Kinderanalytiker ganz wesentlich auch ein Statthalter für die zu leistenden und durch verschiedene Beeinträchtigungen und Konflikte gestörten oder verzögerten Entwicklungsschritte ist. Wenn Freud mit dem Begriff der Nachhilfe die

Sprache der Pädagogik erneut angewendet hat, so mag hier daran erinnert werden, dass bereits Montaigne empfahl, der Lehrer möge den Schüler vor sich hergehen lassen, um seinen Schritt und sein Tempo erfassen und um beurteilen zu können, wie weit er sich selbst zurücknehmen muss, um sich auf die Kräfte des Schülers einzustellen (Montaigne 1972).

Das Kind, gleichgültig in welchem Alter es in Analyse kommt, befindet sich also im Zustand eines fortlaufenden Aufbaus seiner psychischen Struktur. Eine sich ergebende Überlagerung sowohl des anhaltenden Entwicklungsprozesses als auch des Effektes des in Gang geratenen psychoanalytischen Prozesses kann schwer entwirrbar bleiben und mag schließlich auch zu einer Beschleunigung des Entwicklungsprozesses führen (Ritvo, 1978).

Dieser hoch komplexe Tatbestand von Überlagerungen zweier Prozesse lässt sich mit einer Orchesterprobe vergleichen, zu der die einzelnen Instrumentalisten verzögert eintreffen. Das Musikstück, das gespielt werden soll, ist vom Komponisten noch nicht fertig gestellt. Der Dirigent, mit einer ersten Kompositionsskizze ausgerüstet, beginnt, zum Beispiel mit den Geigern, möglicherweise gar mit denen der zweiten Violine. Dann – während die Probe vorangeht – als die Celli und Hörner eintreffen und ihren Part übernehmen, tauchen auf den Notenpulten immer wieder neue Fassungen des Komponisten auf, die dieser in Anlehnung an das bisherige Spiel und an die wachsende Kapazität des Orchesters in rascher Folge vorlegt.

Bei der besonderen Interferenz zweier in Bewegung befindlicher Prozesse, des Entwicklungsprozesses einerseits – an den zu glauben für den Kinderanalytiker so wichtig ist und der sich sichtbar, dann wiederum geradezu unzugänglich und versteckt wie der unterirdische Abschnitt eines Flusses vor seinen Augen abspielt – und des psychoanalytischen Prozesses andererseits, der durch das Übertragungsgeschehen geprägt wird, können Störungen verschiedener Art den Kinderanalytiker treffen. Es sind vor allem Störungen, die durch die Unreife des Kindes wesentlich bedingt sind. Als die bekanntesten unter ihnen, die eine Erschütterung der psychoanalytischen Haltung des Kinderanalytikers bewirken können, möchte ich folgende nennen: die aggressiven Attacken, etwa die plötzlichen physischen Angriffe auf den Therapeuten; die erotisch-verführerischen Versuche des Kindes; der ständige und rasche Wechsel zwischen verschiedenen Kommunikationsformen wie Spielen, Zeichnen, verbale Mitteilung von Geschichten und Träumen. Weiter ist äußerst irritierend die Tendenz gerade des jüngeren Kindes, das Setting zu verletzen: aus dem Raum zu rennen, aus dem Fenster zu springen oder Dinge aus dem Therapiezimmer mit nach Hause nehmen zu wollen. Nicht zu unterschätzen ist, dass die massiven aggressiven Ausbrüche zuweilen mit einer beachtlichen Rücksichtslosigkeit und narzisstischen Entwertung des Kinderanalytikers gepaart sind. Schließlich kann die unüberschaubare Abhängigkeit des Kindes von seiner familiären Situation ein oft dichtes Geflecht von Störfaktoren bedingen.

Die entsprechenden Reaktionen auf Seiten des Kinderanalytikers können unerwartet heftig ausfallen, ja irrational sein, bestimmt durch extrem positive oder negative Gegenübertragung, Identifizierung und Gegenidentifizierung, Verlust an Empathie, Verlust an Interesse am analytischen Prozess, Gleichgültigkeit oder Angst vor dem Übermaß der eigenen möglichen Regression. Sie mögen dahin führen, dass der Kinderanalytiker die wünschenswerte abstinente analytische Einstellung verliert, die notwendige Distanz einbüßt, sodass der analytische Prozess in seinem Ablauf in Gefahr gerät.

Nicht selten ist es schwierig für den Kinderanalytiker, den erwähnten erotisch gefärbten oder aggressiven Attacken zu begegnen und gleichzeitig reflektierend das psychische Gleichgewicht beziehungsweise diejenigen Aspekte der analytischen Haltung zu bewahren, die unter anderem durch Objektivität, Neutralität, Einfühlungsvermögen und durch die ständige Beibehaltung der gleichschwebenden Aufmerksamkeit wesentlich gekennzeichnet sind – wie auch durch die Respektierung der phasenspezifischen Entwicklungsstufen und die vorsichtige Handhabung der Eltern-Kind-Beziehung bei einer den analytischen Prozess stützenden Vorgehensweise.

»Es ist eine große Herausforderung an den Kinderanalytiker, die Fähigkeit zu entwickeln, auf alles achtzugeben, was sein Patient tut, und zur selben Zeit mit dem Kind zu interagieren. Der Analytiker muss gleichzeitig aktiv, interessiert und involviert sein, während er seine eigenen mentalen Prozesse und Assoziationen reflektiert.« (Feigelson 1977, Übers. d. Autorin)

Anhand einer weiteren Vignette aus der Analyse von Jasper möchte ich die Gefahr illustrieren, dass der Kinderanalytiker das Kind drängen oder überfordern mag, indem er den Entwicklungsprozess geradezu überrumpelt, wenn er zum Beispiel den zweiten Entwicklungsschritt vor dem nicht abgeschlossenen ersten vermutet. Zum anderen möchte ich mit diesem Beispiel die Erfahrung unterstreichen, dass das Kind seinerseits dazu beitragen kann, die durch eine solche missglückte Vorgehensweise des Kinderanalytikers eingetretene Disharmonie zu korrigieren, vorausgesetzt, dass eine gegenseitige Einstimmung und Zustimmung zwischen beiden Beteiligten bereits erfolgt ist; mit anderen Worten, wenn eine basale positive Übertragungs- und Gegenübertragungsbeziehung vorliegt.

Ein anderes Mal hatte Jasper in der Stunde gegen mich gewütet, als ich seine grandiosen Ansprüche an mich nicht seinen Vorstellungen entsprechend befolgt hatte und mich tastend, aber vermutlich doch zu früh, als außerhalb seiner Welt der Omnipotenz stehend gezeigt hatte. Wie ein Irrwisch war er durch das Zimmer gerast und hatte versucht, mich im wahrsten Sinne des Wortes mit einem nassen Lappen zu erschlagen. Meine interpretativen Versuche, die Situation zu klären, waren kläglich und ineffektiv verhallt. Schließlich flog der Lappen – just auf mich zu. Ich fing ihn gerade noch auf, innerlich bebend und doch auch erleichtert, dass ich den Coup physisch überhaupt ausgehalten hatte. Vermutlich schaute mich Jasper prüfend kurz an. Jedenfalls begann er bald, als sei nun alles Arge vorüber, in aller Seelenruhe wie gelöst und behutsam mit kleinen hölzernen Figuren zu spielen, während er mir den Rücken zuwandte. Er summte vor sich hin. Es war eine schöne, mir vertraute Melodie. Ich begriff, dass er das Thema des langsamen Satzes aus der Pastorale von Beethoven summte, des Satzes also, der auf den Sturm folgt. Sollte das möglich sein, fragte ich mich verwundert? Woher hatte er die Melodie? Wie konnte er so passend eine solche Melodie wählen? Mein Herz klopfte noch immer nach all dem physischen und emotionalen Tumult. Ich habe zu erwähnen vergessen, dass das Zimmer wie auf den Kopf gestellt aussah. Nun also dieses feine Summen zwischen uns, das den wiegenden und beruhigenden Schwingungen der Melodie sacht folgte. Es war sonst ganz still im Raum. Nach einer langen Weile des Nachdenkens darüber, dass ich den Jungen überfordert haben könnte, entschloss ich mich, nichts zu sagen, sondern lediglich leise mitzusummen, jederzeit bereit zur Rücknahme. Er wandte sich scheu zu mir um: »Du kennst das?«, fragte er, seinerseits verwundert. Wie ich hernach von ihm erfahren würde, ergab sich für Jasper, der in ärmlichen Verhältnissen und mit Blick auf einen finsteren Hinterhof lebte, dennoch die Möglichkeit, zu Hause klassische Musik zu hören, etwas, was er ausgiebigst zu tun pflegte.

Wenn ich also durch die Konfrontation mit mir als einer, die nicht von ihm beherrschbar und nicht seinen Ansprüchen auf Omnipotenz zu entsprechen bereit war, die notwendige Desillusionierung des Jungen zu schnell vorangetrieben hatte, so war dieser Ausbruch an rasender Wut eigentlich vorhersehbar gewesen und geradezu angemessen.

Die entstandene Situation zwischen Jasper und mir mag zu weiteren Betrachtungen anregen. Natürlich war Jasper jetzt beglückt, dass ich die Musik kannte, die er liebte und die so sehr die Ruhe nach all dem Sturm ausdrückte. Aber er mochte seinerseits auch erleichtert sein darüber, dass ich überlebt und mich nicht gerächt (Winnicott, 1971c), sondern just diejenige Kommunikationsweise aufgegriffen hatte, die er allein zu wählen jetzt noch im Stande gewesen war. Es war die Kommunikationsweise, die dem intermediären Raum entsprach, diese Art der Kommunikation, die es ihm erlaubte, zugleich in seiner subjektiven Welt Zuflucht zu suchen und dennoch mit mir in Verbindung zu bleiben – eine Kommunikation, die das Ausmaß der Nähe zwischen uns eindämmte (Winnicott, 1963). Diese Kommunikation diente auch der Aussage seines tiefen Anliegens, dass nach dem Sturm das Leben weitergehen möge zwischen uns, dass der Fortgang der Dinge trotz eines solchen Einbruchs in das Gefühl gegenseitiger Einstimmung möglich sei. Jasper stellte auf seine Weise unter Beweis, dass das Kind, wenn der psychoanalytische Prozess einmal als ein therapeutisches Geschehen ins Rollen gekommen ist, wesentlich dazu beitragen kann, die Zuversicht des Kinderanalytikers in den Entwicklungsprozess zu stärken oder zu ermuntern, indem es selbst an der Entwicklung und an deren Fortgang festhält. Damals begann ich zu ahnen, wie sehr diese Ebene der Kommunikation ein »most valuable compromise« sein kann und welche Bedeutung ihr in der Behandlung von Kindern zukommt, wenn es darum geht, eine sichere interpersonale Distanz einzuhalten, um den Prozess der Entwicklung zu schützen.

Von den möglichen zu beschreibenden Aspekten der analytischen Einstellung des Kinderanalytikers habe ich also einzig die herausgegriffen, die ich die Zuversicht gegenüber dem Entwicklungsprozess nenne und auf deren Vorliegen beim Analytiker das Kind so feinfühlig reagiert. Der Analytiker, der in der Lage ist, eine solche Haltung oder Einstellung einzunehmen, mag im Laufe des analytischen Prozesses hin und wieder darauf angewiesen sein, dass diese Einstellung unterstützt, beantwortet oder genährt wird, um nicht der zuweilen drohenden Mutlosigkeit zu erliegen. Er mag, ohne dass er sich dessen immer bewusst ist, positiv auf einen Zustrom an Anregung von Seiten des Kindes reagieren.

Hoffen und Zuversicht implizieren immer Zukunft, das heißt eine Vorstellung von Zukunft. Eine solche Vorstellung von der möglichen Zukunft des Kindes, von dem Sich-in-Gang-Setzen und dem Sich-Fortsetzen des Entwicklungsprozesses, muss beim Kinderanalytiker vorhanden sein. Ich meine damit nicht seine Kenntnisse nur der bekannten Entwicklungsstufen, die zu erwarten sind und absolviert werden müssen, nicht die einzelnen Stationen der Reife, die erreicht werden können, sondern ich meine eine innere Idee darüber oder eine Überzeugung davon, dass eine lebendige Bewegung in Richtung Entwicklung stattfinden, dass auf den einen Schritt der nächste folgen wird, dass ein Schritt schon die Vorbereitung der Bewegung des nächsten in sich trägt.

Das Kind andererseits ist von Anfang an abhängig davon, dass der Kinderanalytiker eine solche mehr oder weniger vage Vorausschau haben mag, eine schemenhafte Vorstellung davon, dass das Kind einmal ein anderes sein kann und dass sich zwischen jetzt und später eine Progression abspielen wird. Das Kind ist abhängig davon, dass der Analytiker eine solche Vorstellung in sich beherbergt, dass er sie ruhig entstehen oder wach bleiben lässt im Schatten seines Denkens. Auf einen solchen Vorschuss von Seiten des Analytikers angewiesen, ist das Kind seinerseits, ohne dies zu wissen, in der Lage, in den Äußerungen seiner eigenen Lebendigkeit, auch wenn diese noch so verschüttet scheint unter dem Gewicht der Konflikte und einschränkenden Symptome, gleichsam hier und da, zum Beispiel in seiner Fähigkeit zum Symbolisieren und zum schöpferischen Spiel, Lunte zu legen an die Einstellung einer solchen Zuversicht bei dem Analytiker. Allerdings wird viel davon abhängen, ob dieser auch in der Lage ist, die spielerisch erfolgenden Kommunikationen des Kindes aufzugreifen. Wenn dies der Fall ist, so mag eine solche Kommunikation ein belebendes Echo in dem Analytiker wachrufen, etwas, was, wie bereits angedeutet, seine Zuversicht gegenüber dem Potenzial der Entwicklung seines Patienten stimuliert. Es kann bestenfalls auch dazu kommen, dass der Analytiker solche, hier und da versprengten spielerisch gestalteten Mitteilungsfetzen sammelt und hütet, das heißt, innerlich für das Kind präsent hält oder »repräsentiert«. Es mag sein, dass er sie lebendig bewahrt und gegebenenfalls im Dialog der Übertragungsbeziehung wieder ins Spiel bringt und zurückgibt.

Es sind solche oft unbeachteten Momente des Spielens, des Sich-Verlierens im Chaos der Einfälle, in der Tiefe und dem Ernst der schöpferischen Konzentration und der analytischen Interaktion, die hier Bedeutung haben können. Es sind Momente, die schließlich auch in der Überlappung der Spielbereiche beider Beteiligten (Winnicott, 1971b) in der Analyse erlebbar werden, die zugleich Kommunikation darstellen und Kommunikation vermitteln. Es sind manchmal Vorgänge indirekter Kommunikation, die einerseits die Distanz ermöglichen zwischen beiden Beteiligten und doch auch äußerste Nähe zugleich herstellen.

Es sind Momente, in denen der Funke des Lebendigseins und des Sich-Lebendigfühlens von einem zum anderen gewissermaßen »überspringen« kann. Die Augenblicke beispielsweise, in denen Jasper die Melodie zu summen begonnen hatte und zuließ, dass ich später einstimmte, mich als eine andere akzeptierend, nämlich als die, die die Melodie, die er nun sang, ohne sein Zutun bereits kannte, waren solche, wie sie nicht erfunden und geplant werden können. Sie vermögen in einer analytischen Situation Beziehung zu signalisieren, die kurz, flüchtig und sporadisch sein mag, oder eine solche, die bereits einen sicheren Raum einnimmt. Es wurde dieses hier beschriebene Ereignis zu einem wichtigen Schritt in der Entwicklung in Richtung auf den Gebrauch des Objektes (Winnicott, 1971c), nachdem doch die Stufe der Verneinung der Analytikerin, des zerstörerischen Impulses gegen sie überwunden war, weil die Analytikerin die Attacke überstanden hatte. Es war eine

neue Ebene auch des Spielens zwischen Jasper und mir möglich geworden.
Damit lässt sich dieses zweite klinische Beispiel auch unter dem Gesichtspunkt betrachten, dass es dazu anregt, »... einen Beziehungsabschnitt zu beschreiben in Bezug auf den Entwicklungsprozeß und zu schauen, wohin das Spielen gehört.« (Winnicott, 1971b)
Immerhin hatte Jasper mit tiefem Schock darauf reagiert, dass ich seine Betrachtung von mir als einem subjektiven Objekt aufgestört hatte. Nachdem ich seinen Ausbruch zerstörerischen und destruktiven Rasens überstanden hatte, war eine Phase des Alleinseins in meiner Gegenwart möglich geworden. Schließlich war es zu einem Überlappen der Spielbereiche gekommen, als sein Singen von mir aufgegriffen worden war. Er hatte dabei zugleich akzeptieren können, ja er hatte in seiner Frage ausgedrückt, sich vorstellen zu können, dass ich die Melodie kannte, dass sie unabhängig von seinem Zutun zu meinem Wissensschatz gehört hatte.
Solche und vergleichbare Interaktionen mit dem Analytiker, zunächst verstreut über die Dauer des therapeutischen Geschehens vieler Stunden und ausgedehnt über einen oft langen Zeitraum der Analyse, zuweilen vom Analytiker innerlich sorgfältig aufgehoben, sind wie Bausteine des Lebendigseins. In dem Maße, in dem das Kind den Rhythmus der therapeutischen Interaktion im Laufe der zunehmenden Strukturierung seiner Persönlichkeit zu verinnerlichen und zu verbinden beginnt mit dem Rhythmus der Zeit in der analytischen Interaktion, mögen aus solchen Erfahrungen auch Bausteine des Zeiterlebens werden.
Die allgemeine Auffassung, auf die ich zuvor verwiesen habe, dass ein wesentliches Ziel des kinderanalytischen Prozesses erreicht sei, sobald der gehemmte oder gebremste Entwicklungsprozess wieder in Gang gekommen ist, möchte ich somit dahingehend ergänzen, dass es, der jeweiligen Entwicklungsstufe des Kindes angemessen, auch darum geht, ob das Kind seinerseits selbst, nicht zuletzt aufgrund der Internalisierung therapeutischer Interaktionen (Loewald, 1960), zu einer Vorstellung, zu einem Bild oder gar zu einer Konzeptualisierung von seiner eigenen Entwicklung gelangt. Es mag das Bild von einem Lebensweg sein, der einmal angefangen hat und weitergehen wird, von einer Reise, die begonnen hat, oder von einer Ausrichtung auf das unmittelbar vor ihm Liegende, möglicherweise sogar auch auf die weitere Zukunft. Wenn das

Kind, gleichgültig wie alt es ist, in sich die Bewegung zu spüren beginnt, die psychische Entwicklung andeutet, dieses Voranschreiten, diese zunehmende Fähigkeit zur Bewältigung von Konflikten und die sich ergebende Erweiterung seiner inneren Vorstellungswelt, wenn es zur Zuwendung gegenüber seiner Umwelt gelangt, und wenn es in der Lage ist, diesen inneren Veränderungen Gestalt zu verleihen, in einem Traum etwa, in einer metaphorischen Anspielung oder beispielsweise in einer Geschichte, dann ist etwas Neues geschehen.

Das Kind fügt in diesem Augenblick die vielen, bisher noch verstreuten Gefühle, die diversen inneren Wahrnehmungssplitter von seinem eigenen Wachstum und diesbezüglichen Empfindungen, zutage getreten während der Analyse, im Beziehungsfeld der Übertragung zu einem Bild zusammen. Es ist, als erfolge ein schöpferischer Ruck. Die bis dahin stumm gebliebenen Empfindungen, denen sich der Analytiker vielleicht in seinen Interpretationen schon genähert hatte, werden plötzlich in die Sprache des Bildes gehoben. Solche Bilder stellen oftmals vom Kind bald wieder vergessene Knotenpunkte im inneren Zusammenhang des Werdens dar, die der Kinderanalytiker jedoch in ihrer Abfolge über die Dauer des psychoanalytischen Prozesses hinweg überblicken kann und bewahrt. Solche schöpferischen Akte in der Interaktion mit dem Analytiker lassen daran denken, dass Ph. Greenacre den psychoanalytischen Prozess auch einen rekreativen Wachstumsprozess genannt hat, dem kreativen Prozess ähnlich, der ihrer Meinung nach beschleunigtes, intensiviertes und fortwährendes Wachstum darstellt (Greenacre, 1968). Solche oftmals nur unscheinbaren schöpferischen Ereignisse beim Kind mögen wiederum den Zuwachs oder die Auffrischung der Zuversicht beim Analytiker unterstützen, vermitteln sie doch über die Konfliktbewältigung in der Übertragungsbeziehung hinaus eine Ahnung davon, dass bei dem Kind der Wachstumsprozess als ein rekreativer Prozess im Gange ist.

In diesem Zusammenhang gehört auch auf Seiten des Kindes die Auseinandersetzung mit Aggression, Destruktivität, mit Todeswünschen und mit dem Tod im Gegensatz zum Leben, hierher gehört der gezielte Protest des Kindes gegen das Altern als einem Nicht-mehr-wachsen-Können, ausgedrückt in seiner tiefen Angst vor Vernichtung, Kastration und Tod.

Ich möchte eine kurze Szene beschreiben, zu der es ebenfalls in der Analyse von Jasper kam, in der der Junge eine erste Idee davon vermittelte, dass das eigene Leben nicht etwas Selbstverständliches sei und dass es vergänglich sein mag, ja dass der Wachstumsprozess nicht einem jeden zugebilligt wird. Es kam zu einer krassen Gegenüberstellung desjenigen, der leben darf, mit demjenigen, der dazu nicht kommen wird.

Als Jasper bereits über fünf Jahre alt war, trat in seiner Umgebung ein Kindstod ein, den die Eltern ihm gegenüber zu verheimlichen versucht hatten. Auch ich wusste in der Stunde noch nichts darüber, als Jasper, aus jedem Zusammenhang heraus, plötzlich eine Puppe ergriff, sie vor sich hin hielt und anstarrte, um sie dann mit den Worten resigniert zu Boden fallen zu lassen: »Du wirst niemals leben können!« Nach einiger Zeit fügte er energisch und wie aufbegehrend hinzu: »Wir mögen keine Skelette!« Ich begriff, als ich später den Zusammenhang verstehen konnte, dass es Jasper in dem Maße, in dem er das Leben zu schätzen begonnen hatte, auch um den Tod und die tiefe abgründige Angst davor gehen musste. »Ihn beschäftigt also nicht nur das Rätsel des Lebens«, hatte Freud über den kleinen Hans geschrieben, »sondern auch das des Todes« (Freud, 1909).

Die Auseinandersetzung mit der Gefährdung der eigenen weiteren Entwicklung, mit dem Tod, mit der »Vergänglichkeit« (Freud, 1915) kann beim Kind bereits eine erste Vorstellung von der besonderen Kostbarkeit des Lebens auslösen, so etwa, wenn Jasper darauf beharrt, leben zu wollen, indem er sich die Puppe gegenüberstellt, die das Kind in seiner Umgebung repräsentierte, das nicht leben wird.

Der Kinderanalytiker wird die Entwicklung des Kindes in seinem Potenzial stets im Auge behalten, sich deren Schritt und Tempo anpassen und ihr dennoch unter Einbeziehung der Zukunft ständig vorauseilen. Vergleichbar hebt Loewald eine entsprechende Fähigkeit von Eltern hervor, »der Entwicklung des Kindes zu folgen und ihr gleichzeitig voraus zu sein«.

Hier wird erneut die Schwierigkeit deutlich, die so differenten gleichzeitig ablaufenden Prozessen, zu handhaben: den Entwicklungsprozess und den analytischen Prozess. Während der Kinderanalytiker den analytischen Prozess zur Entfaltung kommen lassen kann, eben weil er eine Zuversicht gegenüber dem Entwick-

lungsprozess besitzt oder an diesem festhält, bestärkt durch positive Erfahrungen während des analytischen Prozesses durch das Kind selbst, mag er andererseits bestimmte Schwellensituationen im Entwicklungsprozess voraussehen, die auch äußerlich wahrnehmbar von dem Kind einmal durchlaufen werden müssen, während er hinsichtlich des psychoanalytischen Prozesses noch keinerlei Vorausschau wagen darf.
»In der Analyse wird eine reife Objektbezeichnung zu einem bestimmten Patienten aufrechterhalten, wenn sich der Analytiker je nach den wechselnden Entwicklungsstufen, die dieser zu verschiedenen Zeiten erkennen läßt, auf ihn einstellt, stets unter dem Gesichtspunkt potentiellen Wachstums, das heißt der Zukunft. Wie es scheint, hat die Furcht, den Patienten nach dem eigenen Bild zu formen, Analytiker daran gehindert, sich mit der Dimension der Zukunft in der analytischen Theorie und Praxis auseinander zu setzen – eine seltsame Unterlassung, bedenkt man, daß Wachstum und Entwicklung im Mittelpunkt aller psychoanalytischen Bemühungen stehen.« (Loewald, 1960)
Der Kinderanalytiker bedarf einer anhaltenden Reflexion seiner Konzeptualisierung vom Wachstum des Kindes, um sich auch auf den anhaltenden Prozess ständiger Veränderung des Kindes und dessen Sicht von sich selbst und seiner Zukunft einstellen zu können.

Ich möchte mit einer Geschichte enden, in der die Analyse des Falles Julian gipfelte und in der die Zeitdimension der Zukunft und des Wachstums in bisher völlig neuer Weise aufscheint.
Über den Jungen Julian ist zu sagen, dass er nach einer durch Trennungen geprägten frühen Kindheit, nach der Geburt eines Bruders im Alter von zwei Jahren, nicht nur die Familie, den Kindergarten und später die Schule, sondern auch seine Analytikerin durch seine unberechenbaren aggressiven Ausbrüche ständig in Spannung gehalten hat. Die emotional äußerst anstrengende Analyse, die mich sehr oft in Ratlosigkeit verfallen ließ, hat mich dennoch immer wieder zu neuen Überlegungen und schriftlichen Darlegungen veranlasst (s. S. 11–89). Wahrscheinlich stellte mein Schreiben eine der Möglichkeiten dar, die Einstellung der Zuversicht, oftmals aufs Äußerste auf die Probe gestellt, durch das Bemühen um objektivierende Reflexion neu zu beleben und auf-

rechtzuerhalten. Julian, zu Beginn der Analyse knapp vier Jahre alt, ist inzwischen ein Latenzkind.

Es handelt sich um eine Geschichte, besser gesagt um eine Vision des Kindes von seiner Zukunft, von so großer Komplexität, dass hier kaum die verschiedenen Schichten und Ebenen gewürdigt werden können. Diese Geschichte, die zeigt, dass der Junge in der Lage ist, einen in ein Bild geprägten Entwurf seiner Zukunft zu machen, hat andererseits in mir die Gewissheit bestärkt, dass wesentliche Entwicklungsschritte des Kindes in der bisher so schweren Analyse bereits in Gang gekommen sind und weitere folgen werden.

Es ist die letzte Stunde vor der langen Sommerunterbrechung. Nach einer Zeit schwieriger Zusammenstöße des Jungen mit seiner Umgebung und mühevoller Arbeit in der Analyse war es zu einer anhaltenden Beruhigung gekommen. Der Junge, seine Familie und ich hatten wieder Hoffnung geschöpft.

Nach einer Eröffnungspause der Stunde greift der Junge in der Aussicht auf die bevorstehende wochenlange Unterbrechung erneut auf das Bauen mit Bauklötzen zurück, eine Spielform, die die gesamte Analyse bereits begleitet hat und über die ich berichtet habe. (s. S. 11 ff.) Er nutzt erstmals einen Kasten mit sehr ausgetüftelten Bauklötzen, denen er sonst keinerlei Beachtung geschenkt hatte. Träumerisch, wie dies so oft bei ihm geschehen kann, entwickelt er jetzt folgende Zukunftsvision, die er darstellt und zugleich kommentiert.

Sein Vater, so erklärte er, besitze (im Spiel) eine Baufirma. Mit großer Emsigkeit wird der Bau eines neuen großen Gebäudes in Angriff genommen. Ich soll als Frau Schacht diejenige sein, die unwissend, was dort geschieht, sich danach erkundigt. Es sei eine Schule, antwortet er, den Part des Vaters übernehmend, obzwar doch sein Sohn, der Julian, gar nicht gern zur Schule gehe (zu Beginn der Stunde hatte mir Julian spontan von seinen guten Noten im Zeugnis berichtet). Nun werden der Polizei, die sich erkundigt, zehn Fragen zugebilligt, um herauszufinden, was das für ein Gebäude werden solle. Im Vergleich zu allen bisherigen Bauwerken, an die er sich herangemacht und interessanterweise nie abgeschlossen hatte, wird diesmal ein schönes und originelles Gebäude fertig gestellt, wobei die Besonderheit der Bauklötze in ihrer potenziellen Wirkung aufs Beste ausgenutzt wird. Nachdem ihn ein

Baustein an einen modernen Kirchturm denken lässt, wird nun auf die Schule obendrein noch eine Kirche gesetzt. Der Vater lässt mich bei Gelegenheit im Spiel wissen, dass der Sohn Julian überhaupt nicht gern zur Kirche gehe. Plötzlich erfolgen ein Szenenwechsel und ein zeitlicher Sprung.

Julian ist inzwischen 30 Jahre alt und möchte seine Freundin Juliane heiraten, die tatsächlich in letzter Zeit eine große Rolle für ihn gespielt hat. Der Julian habe sich, so erklärt er jetzt, indem er sich distanzierend zum Erzähler des Geschehens gemacht hat, in die Juliane verliebt und wolle sie heiraten. Die Hochzeit ist in vollem Gange. Die Kirchenglocken haben geläutet. Ein Polizist hat im Glockenturm Platz genommen, soll er doch die Kirche bewachen, während sich die Hochzeitsgesellschaft auf einen Umzug begibt. Da kommt der Vater des Julian in einem kleinen Laster um die Ecke geschossen. Seine Frau, Julians Mutter, fragt ihn noch, wohin er denn wolle. Er müsse Blumen holen, rote Rosen, die werden die Kinder auf den Weg streuen. Der Hochzeitszug soll durch die Weinberge gehen, und er soll lange, lange unterwegs sein.

Da aber plötzlich schleicht ein Räuber heran. Er beginnt, aus dem soeben errichteten Gebäude Steine herauszubrechen und allmählich das gesamte Bauwerk zu plündern. Es zeigt sich, dass der Räuber kein anderer als der kleine Bruder ist, der sorgfältigst Stück für Stück, Bauklotz für Bauklotz wegträgt für seine eigene Firma. Derweil zieht der Hochzeitszug nichtsahnend weiter durch die Weinberge. (Julian, die Rolle des räuberischen Bruders übernehmend, räumt die Bauklötze in den Kasten zurück. Die Übernahme einer so kniffligen, an ein Puzzle erinnernden Arbeit hätte er früher kaum auf sich genommen.) Während sich der Hochzeitszug weiter bergauf und bergab durch die Weinberge bewegt, er besteht aus engen Freunden und interessierten Kindern, schläft der Polizist so tief, dass er den Raub durch den Bruder nicht mitbekommt.

Julian erklärt mir: »Der Michael (sein Bruder), der ist eben neidisch auf den Julian, nein, der hat keine Freundin, der hat sich nicht verliebt.« Julian bezeugt damit seine Auffassung, dass die Fähigkeit, sich zu verlieben, ein Ergebnis geglückter Entwicklung ist und er in dieser Hinsicht einen Vorsprung vor seinem Bruder hat. Später werfe ich vorsichtig, an den »Erzähler« der Geschichte gewandt, die Frage auf, was es denn mit dieser Frau Schacht auf sich habe, die in der Kindheit des jetzt dreißigjährigen Julian doch eine Rolle gespielt habe. Die Antwort ist prompt: »Die interessiert den Julian jetzt nicht mehr.« Ich bleibe zunächst ganz auf der Ebene dieser Geschichte und kommentiere meinerseits davon ausgehend, dass der Julian nun dreißig Jahre alt sei: »Der Julian führt jetzt sein eigenes Leben.«

Erst daraufhin kehrte ich wieder zur aktuellen Übertragungssituation zurück, zu den kommenden Ferien, zu seiner Reaktion auf die bevorstehende Trennung und zu der Tatsache, dass er bald Geburtstag haben werde. Als mir nach der Stunde die Mutter, die Julian abgeholt hatte, gute Ferien wünschte, fügte Julian, schon einige Meter entfernt von der Praxistür stehend, hinzu: »Ich wünsche dir desgleichen.« Der Mutter jedoch teilte er genauestens das Datum der ersten Stunde nach den Ferien mit.

Diese höchst verdichtete Zukunftsphantasie des Jungen enthält unter anderem die Aussage, dass aller Zerstörung zum Trotz das Leben weitergeht, dass das Leben kein Happyend kennt und dass das Böse, verkörpert durch den neidischen Bruder, bleibt. Sie greift unabhängig von dem Aspekt der Abwehr der aktuellen Trennungsangst die Notwendigkeit der Loslösung von den Eltern beziehungsweise der Analytikerin auf und die Entschlossenheit, einen eigenen Weg gehen zu müssen und gehen zu können.

Wenn Julian die Hochzeitsgesellschaft, bei der er der Bräutigam ist, durch die Weinberge gehen lässt, so ist ergänzend zu sagen, dass die Weinberge in dieser Analyse bisher für Leben, Arbeit, und im Zusammenhang mit der Traubenernte, Sinnbild für den Tod, für die Rebellion gegen diesen gestanden haben (s. Kapitel »Der Tod und der Junge«, S. 33 ff.). Zu dieser Bedeutung der Weinberge war nun erstmals in dem szenischen Bild des eigenen Hochzeitszuges, der sich durch die Weinberge bewegt, auch die Ahnung von der eigenen Liebesfähigkeit zusammen mit der von der eigenen Zukunft getreten.

Natürlich liegt die Frage in der Luft, ob die Erfahrungen, die wir während der Durchführung von Kinderanalysen machen, auch für die therapeutische Tätigkeit mit Erwachsenen anregend und nützlich sein können. Würde eine solche Überlegung nicht angestellt, sondern würden die Bereiche Kinderanalyse und Erwachsenenanalyse nicht nur in ihrer therapeutischen Wirksamkeit, sondern auch im Denken des Analytikers getrennt gehalten, so läge ein Versäumnis vor, das umso beklagenswerter ist, als es gewisse Einseitigkeiten mancher wissenschaftlicher Aktivitäten aufgreift und zu verfestigen droht. Wir sind inzwischen vertraut damit, dass auf manchen Kongressen Kinderanalyse und Erwachsenenanalyse sorgsam getrennt abgehandelt werden, dass sich das Auditorium wie in Berufung auf eine Festlegung angestammter Interessengebiete sorgfältig aufteilt – die Grenzbereiche zwischen beiden Regionen der Theorie und Technik selten überquerend, argwöhnisch diejenigen betrachtend, die sich nicht scheuen, vereinzelte oder regelmäßige Grenzgänge gegenseitiger Aufgeschlossenheit zu unternehmen.

Ähnlich wie das Kind beim Analytiker auf eine positive Sichtweise des Potenzials seiner Entwicklung angewiesen ist, trägt auch der Erwachsene die mehr oder weniger verstummte Bangigkeit in sich, ob ihm denn vom Analytiker noch der Raum für Hoffnung auf Entwicklung zugebilligt wird. Der Analytiker, der auch mit der Kinderanalyse vertraut ist, sei es, dass er sie in frühen Phasen seiner therapeutischen Arbeit ausgeübt, sei es, dass er ihrer Ausführung die Treue bewahrt hat, wird, wie ich annehme, für ein solches heimliches Ausschauen des erwachsenen Patienten einen feinen Spürsinn haben.

An anderer Stelle (Schacht 1995) habe ich darzulegen versucht, dass die Durchführung von Kinderanalysen den Kinderanalytiker aufmerksam, ja hellhöriger machen kann für Abläufe und Geschehnisse in der analytischen Therapie von Erwachsenen, die ihm sonst vielleicht verstellt geblieben oder weniger reichhaltig und plastisch erschienen wären.

Die Ausführung der Kinderanalyse versetzt meines Erachtens den Analytiker in einen besonders lebendigen Rhythmus flexiblen Zuhörens, der Wahrnehmung unbewusster Prozesse, der Bereitschaft zur Begegnung mit dem inneren Fluss von Bildern und Szenen von Übertragungsverwicklungen, die aus Kinderanalysen stammen. Der Kinderanalytiker, der mit Erwachsenen arbeitet, und der Erwachsenenanalytiker, der Kinder analytisch verstehen möchte, mag leichter zu einer inneren Schwingung zwischen den verschiedenen Perspektiven der analytischen Einstellung bereit sein. Ich schrieb unter anderem:

»Der Umgang mit der Kinderanalyse sensibilisiert meines Erachtens für die Aufeinanderfolge, in der Materialsegmente und Bilder auftauchen, sensibilisiert für das Gewicht oder die Bedeutsamkeit von Bildern und Metaphern bzw. für deren Entstehung aus enactment und Wörtern, sensibilisiert für die Gestalt von Entwicklung schlechthin.«

Wenn ich oben gesagt hatte, dass mich die Vignette aus der Analyse des Jungen Jasper vom Stein, der wachsen soll, über viele Jahre bewegt und angeregt hat, so möchte ich ergänzen, dass sie mir auch wie zu einer inneren Losung geworden ist, die gleichermaßen Gültigkeit besitzt in meiner Arbeit mit Erwachsenen.

2. Ein Fluss, kann der auch grün sein?

An einem Samstagnachmittag im späten Januar, das warme Sonnenlicht ließ ahnen, dass der Winter überwunden war, lief ich, in kritische Selbstgespräche verwickelt, hügelauf und hügelab durch das Gebirge des Kaiserstuhls. Die Stunden der letzten drei Analysewochen mit Boris gingen mir durch den Sinn. Hatte ich für meine Deutungen den richtigen Zeitpunkt gefunden? Waren die Formulierungen nicht zu unvermittelt? Hatte ich meine Deutungsarbeit genügend vorbereitet? Wie konnte und mochte der Junge mit dem Gesagten innerlich umgehen? In der letzten Stunde vor diesem Wochenende, der die Deutungssequenz vorausgegangen war, die ich nun kritisch betrachtete, hatte er mich gegen Ende nach einem langen, langen Schweigen ungefähr so angezischt:

»Du Sau!«

Ich hatte das hingenommen und zurückgefragt:

»Und was bist du, wenn ich eine Sau bin?«

Boris, wie prompt und selbstverständlich:

»Eine Blume!«

Dem hatte ich entgegengehalten:

»Eine Blume, an deren Stengel einige Borsten und Dornen sind!«

»Ja«, war seine bestätigende Erwiderung.

Nun hatte ich geantwortet:

»Und die Sau muss aufpassen, dass sie die Blume nicht tritt, schließlich kann die Blume nicht weglaufen.«

Hätte ich geahnt, dass Boris bereits am Vorabend dieses Tages meiner Zweifel, das heißt, nach der letzten Stunde vor dem Wochenende, eine äußerst beängstigende, mehrwöchige Nahrungseinschränkung aufgegeben und erstmals wieder guten Appetit gezeigt und zudem seinen Eltern wie erlöst und fröhlich erschienen war, gewiss wäre ich leichteren Herzens durch die ockerfarbenen und beinahe vornehm geordneten Weinberge und Obstgärten gezogen.

Zur Vorgeschichte

Als mich die Mutter mit der dringenden Bitte um eine Beratung für Boris anrief, stellte sie in präzisen Worten den Beginn der spastischen Obstipation bei ihm, derentwegen sie an mich verwiesen worden war, in zeitlichen Zusammenhang mit einer Herzoperation des Vaters vor drei Jahren, als Boris ein Jahr als war, und mit ihrer eigenen Erkrankung, als Boris knapp drei Jahre alt war. Man habe ihr wegen eines Mammacarcinoms eine Brust amputiert. Die anschließend angeratene Chemotherapie habe man jedoch abbrechen müssen, da sie sie nicht vertragen habe und an schweren Durchfällen und Erbrechen gelitten habe.

Der schriftstellerisch arbeitende Vater geht ganz in seiner Tätigkeit als Herausgeber in einem Verlag auf. Neben der Literatur gehört klassische Musik zum Leben der Eltern, die insgesamt wohl eine recht liebevolle Beziehung zueinander und zur älteren Tochter Jana haben.

Boris soll in den ersten sechs Lebensmonaten unter schweren Bauchkoliken gelitten haben. Die Mutter beschreibt sich bis zum Ausbruch ihrer Erkrankung als depressiv. Als wesentlichen Beitrag zum Gedeihen des Jungen betrachtet sie es, dass sie ihn im ersten Jahr ständig in einem Tuch mit sich herumgetragen hat. Boris hatte Gelegenheit, beide Eltern nackt zu sehen und natürlich auch die großen Operationsnarben bei beiden. Boris, zu Beginn der Behandlung vier Jahre und zwei Monate alt, hatte den Eltern seinen Zustand so erklärt: »Ich habe die Angst im Bauch!«

Über die Analyse von Boris habe ich schon mehrfach berichtet, Fragen der negativen Übertragung, der Gegenübertragung und der Geschwistererfahrung betreffend (1987a, 1988, 1989). Mit meiner jetzigen Darstellung beabsichtige ich einen höchst dramatischen Zeitabschnitt dieser Analyse überschaubar zu machen, der, eingeleitet durch eine Ferienunterbrechung, eine Zuspitzung des sich in der Intensität steigernden, so komplex verflochtenen Prozesses brachte. Die äußerst ambivalenten Gefühle des Jungen seiner Mutter gegenüber sowie seine unbewussten Schuldgefühle wurden diesmal in der Übertragung allein mobilisiert. Ihre Bearbeitung leitete trotz meiner zuweilen beachtlichen Schwierigkeit oder Verzögerung des Verstehens eine ebenso dramatische als auch positive Wende ein. Der besagte Zeitraum umfasst, eineinhalb Jahre nach

Beginn der Analyse, Boris war fünf Jahre acht Monate alt, einen Zeitraum von 25 Behandlungsstunden (bei vier Wochenstunden). In dem ersten Abschnitt werde ich auf die letzten zwei Stunden vor den Weihnachtsferien eingehen, im zweiten Abschnitt auf die ersten elf Stunden nach den Weihnachtsferien bis hin zu dem schon erwähnten Wochenende und im dritten Teil zusammenfassend auf die folgenden zwölf Stunden. Um der Klarheit willen werde ich die Stunden nach der Ferienunterbrechung von eins aufwärts nummerieren, das heißt, ich werde die 162. Stunde dieser Analyse einfach als Stunde eins bezeichnen und werde meinen Bericht bis auf knappe Ergänzungen mit der Stunde 23 abschließen. Die Behandlungsperiode wird also einen Zeitraum von ca. sechs Wochen umfassen.

Zu den beiden Stunden vor der Ferienunterbrechung

In der vorletzten Stunde vor den Weihnachtsferien ergriff Boris plötzlich ein Glas Wasser, das für das Malen mit Wasserfarben immer auf dem Tisch bereitsteht, und schleuderte das Wasser gegen die Wand.

Boris: »So, das ist dafür, dass ich heute nicht meinen Karton kaputtgekriegt habe!«

(Boris hatte versucht, den Karton, in dem seine persönlichen Spielsachen, die ihm in der Stunde zur Verfügung stehen, untergebracht sind, zu zerstören.)

Analytikerin: »Und dafür, dass morgen meine Ferien beginnen.«

Boris: »Weihnachtsferien – also – warum sind die überhaupt?«

Analytikerin: »Du bist nicht einverstanden damit. Vor über einem Jahr hast du schon einmal eine Überschwemmung gemacht. Damals hatte ich eine Stunde ausfallen lassen.«

Boris füllte das Glas mit Wasser nach, draußen in der Gästetoilette. Zurückgekehrt, goss er das Wasser gegen mich gewandt aus. Dann begann er wütend mit Buntstiften auf dem Tisch herumzuschmieren, ergriff einen Filzstift und stieß ihn so fest auf den Tisch, dass die Spitze abbrach.

Analytikerin: »Du bist rasend wütend auf mich, dass ich Ferien mache und dich allein zurücklasse.«

Boris stand auf, ging quer durch das Zimmer und setzte sich an einen kleineren runden Tisch.

Boris: »Ich muss jetzt denken.«
Er saß für eine Weile ganz ruhig da. Dann ergriff er ein Blatt und schrieb auf das Blatt: Boris, Mama, Papa, Jana. Boris schrieb noch etwas unbeholfen. Er ging damals noch nicht zur Schule. Ich hatte den Eindruck, dass er verzweifelt versuchte, seine Erregung und Wut einzuordnen, und nicht von mir gestört werden durfte. Schließlich ergriff er ein weiteres, rechteckiges Blatt, legte es quer vor sich auf den Tisch und malte mit Grün einen breiten Strich entlang der Unterkante.
Boris: »Das ist ein Fluss. Ein Fluss, kann der auch grün sein?«
Boris ergriff den vorher zerstörten Filzstift, dem also die Spitze fehlte und ließ ihn quer von links nach rechts den Fluss entlang über das Blatt ziehen.
Boris: »Das ist ein Schiff. Das ist für einen Menschen, aber da ist niemand drin. Ein kleiner Junge hat das Schiff aufs Meer geschickt – nach Australien.«
Analytikerin: »Das ist weit, weit weg.«
Boris: »Ja.«

Ich behielt meine verschiedenen Überlegungen zu diesem Bild, das Boris entworfen hatte, für mich. Was mochte es bedeuten? Hieß es, dass der Junge Boris weit wegfahren wollte, vielleicht dahin, wo er mich während der Ferien vermuten würde, hieß es, dass er fürchtete, ich würde weit wegfahren, hieß es, dass er etwas auf die Reise, weit weg schicken wollte, oder hieß es, dass der Junge »nicht einsteigen« wollte, das heißt nicht involviert, nicht innerlich beteiligt sein wollte? Was bedeutete es, dass er den abgebrochenen Filzstift verwandte? Ich ließ es offen. Die Stunde war bald zu Ende.
In der letzten Stunde vor den Weihnachtsferien kam Boris mit der Bitte, die Mutter möge ausnahmsweise während der Stunde im Wartezimmer bleiben, etwas, was ich sogleich als Signal verstand. Ursprünglich hatte er heute eine »Weihnachtsfeier« mit mir veranstalten wollen. Er blies diese jedoch kurzerhand zu Beginn der Stunde mit der Begründung ab, dass er sich kläglich krank fühle, an Durchfall und Kopfschmerzen leide. Allerdings überreichte er mir einen schönen Zweig, den er voll mit kleinen roten, selbst gebastelten Herzen gehängt hatte. Was ich jedoch nicht erkannte war, dass er in eine Art Medaillon aus Buntpapier, das auch an

dem Zweig hin, ein Foto von sich verborgen hatte. Ich entdeckte dies erst viel später während der Ruhe der Ferien. Boris begann gleich zu Beginn der Stunde etwas zu schreiben und zu malen, für seine Mama, wie er meinte. Ich antwortete ihm, dass er mir ja ein Geschenk mitgebracht habe und nun auch etwas für die Mama haben wolle, damit die nicht leer ausgeht.

Boris: »Ich muss etwas mit Uhu machen.«

Bisher war das Spiel mit Uhu immer dann in der Analyse aufgetaucht, wenn von seiner Beziehung zur Mutter die Rede war. In einem Zusammenhang hatte er einmal gesagt, dass er an seiner Mama klebt. Ich beschloss, die bevorstehende Unterbrechung und Trennung von mir in den Mittelpunkt zu stellen.

Analytikerin: »Du möchtest wohl das eine Ende der Unterbrechung durch die Ferien gleich an das andere kleben.«

Boris bat mich, in ein viereckiges Kästchen eine Zwölf zu schreiben.

Erst als er mich jetzt fragte, wann die Analyse wieder beginne, begriff ich, weshalb es eine Zwölf hatte sein müssen. Er hatte sich nämlich längst selber Überlegungen zu meinen vorherigen Terminangaben gemacht und war zu dem berechtigten Schluss gekommen, dass der erste Analysetag im neuen Jahr am 12. Januar sein würde. Er hatte allerdings große Schwierigkeiten bei der Vorstellung, dass wir heute, am 18. Dezember, aufhören und dann am 12. Januar wieder beginnen würden. Ich versuchte, dies ihm graphisch auf einem Blatt darzustellen. Das beruhigte ihn.

Nicht lange, und ich brachte das Gespräch auf gestern.

Analytikerin: »Das war hier ein toller Sturm«, sagte ich und sprach von seiner Wut auf meine Ferien.

Boris: »Nein, da freue ich mich ja drüber!«

Analytikerin: »Du hast mich angegriffen, weil ich nicht da sein werde.«

Boris: »Ist komisch! Jetzt sind meine Kopfschmerzen weg!«

Analytikerin: »Ja, und das mit dem Durchfall? Ich weiß es nicht, doch ich wette, du hattest Angst, heute wieder hierher zu kommen, weil du befürchtet hast, ich meinerseits könne wütend auf dich sein. Und da sollte die Mama wohl besser mitkommen.«

Boris schwieg lange. Dann, wie er so sinnend dasaß, erblickte er einen Kalender für das kommende Jahr, den ich etwas nachlässig schon an die Wand gelehnt hatte. Er bat darum, den Tag seines kommenden Geburtstages suchen zu dürfen. Auf das Titelblatt des Kalenders malte er in Windeseile »einen Fluss« – also einen Querstrich. Seinen Übergriff entschuldigte er damit, dass das Titelblatt ja ohnehin abgerissen würde.

Analytikerin : »Gestern fuhr ein Schiff nach Australien.«

Boris: »Australien ist auf der anderen Erdhälfte. Stimmt das?«

Analytikerin: »Ja, das stimmt.«

Boris: »Man braucht 100 Stunden bis dahin.«

Analytikerin: »Mindestens.«

Boris: »Das ist fast ein Jahr.«

Analytikerin: »Die Ferien werden lange sein, und du kannst es dir schwer vorstellen, wie lange diese Zeit ist. – Der Junge der gestern das Schiff auf die Reise geschickt hat, hat das Schiff ja weit weg geschickt, vielleicht wollte der manches weit weg schicken, was ihm weh tut, manches vergessen. Gestern gab es hier einigen Sturm wegen deiner Wut auf meine Ferien.«

Boris hatte sich inzwischen an den kleinen Tisch gesetzt, just an den, an dem er gestern hatte denken wollen. »Quatsch!«, rief er aus und fügte nach einer Weile hinzu: »Heute gibt es auch einen Sturm.« Wieder begann er, mit den Farbstiften auf dem Tisch herumzuhämmern. Dann auf einmal hörte ich ihn zwischen all dem Lärm leise vor sich hin sagen: »Doofe Ferien, ich bin traurig!«

Nach dem baldigen Ende der Stunde holte Boris die Mutter zur Verabschiedung und verließ die Praxis, indem er ihr folgende Mitteilung machte, die ich noch hörte: »Ich war den ganzen Tag hier.«

Zu den ersten elf Stunden nach den Ferien

In die erste Stunde, die auf die lange, dreiwöchige Weihnachtspause folgte, kam Boris äußerst blass ausschauend. Bei der Begrüßung stieß er mir seinen Kopf, ehe ich mich noch versehen hatte, in den Bauch. Das Jahr begann mit einem Paukenschlag.

Er hatte mir seine Schatzkiste mitgebracht. Eine kleine Kinderklarinette holte er heraus und spielte mir rhythmisch akzentuiert Terzen und Quarten, sehr schön anzuhören, vor. Dann legte er das Instrument weg und zeigte mir einen neuen Schatz: eine Digitaluhr.

Boris: »Darauf kann ich die Sekunden sehen. Die Uhr ist auf Sommerzeit gestellt.«
Er beobachtete, wie einige Minuten verstrichen.
Ich spürte, wie sehr ich mich versucht fühlte, nun zu sagen, die Ferien seien lang für ihn gewesen und er habe auf mich gewartet. Aber nein, sagte ich mir, was er mir doch vorführt ist, wie er seinerseits versucht hat, mit der Unterbrechung fertig zu werden. Er hat versucht, eine Vorstellung vom zeitlichen Abstand zu gewinnen. Er hat versucht, auch auf der musikalischen Ebene den Tonabstand zu erfassen. Ich beschloss, abzuwarten.
Boris: »Wo ist der Kalender?«
Er machte sich auf die Suche, fand ihn und las mir zu meiner Verwunderung die Zahlen bis 31 spielend vor. Er hatte also die Ferien dazu genutzt, die Zahlen zu lernen. Dann versuchte er zu enträtseln, wie viele Tage eine Woche hat. Schließlich hielt er Ausschau nach seinem in wenigen Monaten bevorstehenden Geburtstag und überlegte, wie lange es bis dahin noch dauern würde, wie viele Tage, wie viele Wochen.
Ich erklärte ihm, dass bis dahin kein Schnee mehr liegen würde, dass schon manche Blumen aufgeblüht sein würden, und kam so auf den inzwischen blühenden Zweig, den er mir vor den Ferien mitgebracht hatte. Der Zweig, ganz in Gelb, stand vor uns auf der Fensterbank. Boris fragte, ob er an Weihnachten aufgeblüht sei, was ich zunächst bejahte. Als er aber wissen wollte, ob es genau an Weihnachten gewesen sei, fügte ich korrigierend ein, dass es einige Tage nach Weihnachten erst dazu gekommen sei. Ich bedankte mich jetzt auch noch für das Foto, das er mir vor den Ferien in den Zweig gehängt hatte.
Boris lächelte. Nun kam eine ganz andere Stimmung in der Stunde auf.
Boris starrte auf seine leere Schatzkiste. Eigentlich waren, nachdem er die beiden Gegenstände herausgenommen hatte, alle Fächer leer. Ähnlich leer blieb nun auch ein Zettel, auf den ich die Zahlen 1 bis 10 untereinander schreiben sollte. Die vorgesehenen Zeilen neben den Zahlen blieben bis auf die erste und zweite Zeile leer. In die erste sollte ich seinen Namen, in die zweite den von Herrn Jecke schreiben. Herr Jecke war sein erwachsener imaginärer Begleiter, der zu Beginn der Analyse eine sehr große Rolle gespielt

hatte. Schließlich erfand er den Namen eines Jungen in Abwandlung eines kleinen Freundes.
Boris: »Damit wär ein neuer Freund geschaffen!«, meinte er trocken.
Ich war betroffen über den Ausdruck an Trostlosigkeit, den er jetzt mehr zuließ als während der Zeit freudigen Wiedersehens zu Beginn der Stunde, ich war betroffen auch über seine Blässe, seine hilflose Offenheit und über diese gähnend leere, wenig gefüllte Schatzkiste, die ich als Ausdruck seines Erlebens von Verlassenheit verstand, ohne dies jedoch zu formulieren. Von der Länge der Ferien begann ich nun nur ganz vorsichtig zu sprechen, spürte ich doch aufgrund seiner abweisenden Reaktionen, dass er nach meiner Abwesenheit erst wieder meiner sicher werden müsse. Offensichtlich war er noch nicht dazu in der Lage, einen offenen Angriff auf mich zu wagen oder anders als sehr indirekt nur seine Erfahrung von Verlassenheit mitzuteilen. Er hatte es allerdings einmal überraschend in der Stunde gewagt, einen Stift nach mir zu werfen. Der Affekt jedoch, den er dabei zeigte, war weniger der der Wut als der einer gewissen Zärtlichkeit.
Was mochte es nun aber bedeuten, dass Boris in die nächste, also die zweite, Stunde nach den Ferien ein Brettspiel mitbrachte? Er hatte dergleichen noch nie gemacht und würde es auch nie mehr wiederholen. Ob ich mitspielen würde, erkundigte er sich vorsichtig. Hier sollte ich vermutlich nicht nur nachträglich einen fehlenden Spielkameraden ersetzen, sondern ich sollte etwas verstehen, zeigte sich doch bald, dass das Spiel so konzipiert war, dass derjenige, der sich auf weiter entfernt gelegene Felder wagte, mehr Chancen zum Gewinn hatte. Ich hatte, nachdem ich dies so verstanden hatte, kommentierend gesagt, es lohne sich, sich in unbekannte Regionen zu wagen, und Boris wiederholte diese meine Worte »Es lohnt sich« mehrfach. Ob es sich auch jetzt hier zwischen Boris und mir lohnen würde, so begann ich für mich nachzusinnen, sich auf neue Felder zu wagen, in neue Bereiche der Konfliktsituation, noch nicht gesehene Beziehungen und Zusammenhänge in Betracht ziehend?
In der dritten Stunde nach den Ferien wagte Boris seine Gefühle der Wut auf mich zu äußern. Gleich zu Beginn der Stunde zeigte er mir die Digitaluhr, die er wieder mitgebracht hatte: »Die ist auf Winter gestellt!« Ich vermutete nun, dass er mehr Zugang zu

seinen Gefühlen des Ärgers, der Enttäuschung und auch der Depression zulassen würde. Boris versuchte an der Uhr herumzustellen, und es misslang ihm. Die Zahlen sprangen wie wild hin und her.

Analytikerin: »Die Uhr ist wie wild und verwirrt und gibt keinen Überblick. Das mag ähnlich sein, wie wenn du in den Ferien nicht weißt, wie lange die noch anhalten werden. Die Weihnachtsferien mögen lang gewesen sein.«

Boris: »Nein.«

Dennoch, er wurde sehr viel ruhiger. Im Laufe der weiteren Stunde schlug er vor, den Räuber Hotzenplotz spielen zu dürfen, und er versuchte, sich angeberisch und prahlerisch dabei zu gebärden.

Analytikerin: »Also – dieser Räuber Hotzenplotz, der da nur so losschreit und so groß tut, ich frage mich, ob der nicht ein bisschen angibt und sich eigentlich ganz anders fühlt. Am Ende fühlt der sich gerade ganz im Gegenteil ängstlich, wenn er so losschreit, oder auch ein wenig allein.«

Boris wurde daraufhin ganz ruhig, stand lange im Zimmer nachdenklich da, und plötzlich schrie er los, wie in einem Tranceanfall:

Boris: »Und dann schieße ich, und dann gehen die Geschosse in meine Fensterscheibe, in die von meinem Haus!«

Analytikerin: »Da geht der Schuss los und auf dich selbst zurück. Das ist doch die Angst, wenn du mir zeigst, dass du auf mich böse bist.«

Boris: »Ja.«

Für die letzte Stunde dieser Woche, das heißt, die vierte meiner vereinfachenden Zeitrechnung, hatte er sich eine Art Theatervorstellung ausgedacht. Mit Grubenlaterne und Lampion schon bei seiner Ankunft ausgerüstet, vermittelte Boris im abgedunkelten Zimmer seine Konzeptualisierung von der Entstehung der Welt und auch vom individuellen Leben. Die Erschaffung der Welt – Sonne und Mond – Laterne und Lampion – die Eltern repräsentierend, waren da, und die Kenntnis vom Urknall nutzend, amalgierte er die Entstehung der Welt und die Phantasie von der Primärszene. Zunächst war die Erde da, dann folgten jeweils nach einem weiteren Knall die Gebirge und unmittelbar darauf die Flugzeuge.

Schließlich erklärte er: »Jetzt ist der Mensch entstanden!«
Ich antwortete spontan und gewiss und auch etwas heiter: »Welch ein Glück. Wie schön ist es, dass es den gibt.« Boris knipste das Licht wieder an. Er sprach nun von seinem Geburtstag und tanzte im Freudentaumel durchs Zimmer. Im letzten Teil dieser Stunde griff er das Räuber-Hotzenplotz-Spiel wieder auf. Er phantasierte, dass er rücksichtslos gegen mich, die ich die Polizei darstellen sollte, losgehen würde.
In der fünften Stunde, zu Beginn der zweiten Woche, spürte ich eine große Unsicherheit, auf welcher Ebene ich die Interaktionen aufgreifen sollte. Boris hatte wieder die Laterne mitgebracht, ähnlich wie in die letzte Stunde, und erzählte mir, sein Vater habe sie ihm zu Weihnachten geschenkt.

Analytikerin: »Dein Vater mag sich vorgestellt haben, dass ein Junge eine Laterne brauchen kann. Womöglich konnte er sich erinnern, wie es früher bei ihm war.«

Boris schien absolut überrascht über meine Bemerkung. Er überlegte und meinte zögernd: »Vielleicht.« Dann fügte er hinzu, und er blinzelte mich verschmitzt an, er habe seinen Vater gebeten, ihm Räucherkerzen zu kaufen – »dann stinkt es hier« hatte er hinzugefügt.

Analytikerin: »Du möchtest alles voll stinken hier bei mir?«

Boris, so als müsse er mich beschwichtigen: »Er hat sie ja noch nicht gekauft.«

Nun wollte er unbedingt wieder die Rollos herablassen. Im Dunkel zündete er eine Wunderkerze an, die er ebenfalls angeschleppt hatte, und löschte sie wieder aus.
Ich fragte mich, auf welcher Ebene ich sein Tun aufgreifen sollte, das so phallisch, ja so ödipal verführerisch erschien. Ich entschloss mich, zunächst das Phänomen des Zeitablaufs als solches überhaupt aufzugreifen, und sagte: »Das ist ähnlich wie in der letzten Stunde, als du die Sonne hast auf- und untergehen lassen.«
Boris hörte mir aufmerksam zu und schien abzuwarten.

Analytikerin: »Die Sonne ging auf und verschwand und kam wieder – in den Ferien, da bin ich auch verschwunden und wieder aufgetaucht.«

Boris nickte. Nun steckte er die Wunderkerze ins Wasser.

Boris: »Ich mache ein Experiment, ich mache ein Experiment.«

Analytikerin: »Wenn man ein Experiment macht, dann lernt man sehr oft etwas dazu, etwas, was man vorher noch nicht gewusst hat.«

Boris entdeckte jetzt das physikalische Phänomen, dass sich nach Eintauchen in das Wasser der Gegenstand in seinem Aussehen verändert und größer wird. Seine Experimentierlust führte auch dazu, dass er ein kleines, rundes, buntes Plättchen ins Wasser steckte. Später betrachtete er dieses Plättchen, auf dem dunkle Stellen erkennbar sind, näher und sagte: »Das erinnert mich an die Sonne, wenn die Wolken vorbeiziehen.«

Ich verstand seine Bemerkung wie folgt: Indem er hier das Bild von den an der Sonne vorübergehenden Wolken phantasiert hatte, hatte Boris einmal an das Bild von der dunklen Wolke angeknüpft: Dieses Bild hatte nämlich vor einem Jahr, vor Weihnachten, in der Analyse eine Rolle gespielt, und ich hatte damals die dunkle Wolke als Versinnbildlichung der Depression der Mutter verstanden. Andererseits stellte meines Erachtens Boris jetzt dar, wie er die zeitliche Aufeinanderfolge zu konzipieren begann, die von Stimmungen und auch von Anwesenheit und Abwesenheit. Das soeben vergangene Wochenende hatte schließlich meine Abwesenheit wieder aktualisiert. Somit mochte die Tatsache, dass er dieses Bild gebracht hatte, eine Bestätigung meines Vorgehens, das ich in dieser Stunde gewählt hatte, darstellen. Ich beschloss abzuwarten.

In die 6. Stunde meiner Zeitrechnung brachte er wieder eine Wunderkerze mit. Das Thema war also nicht abgeschlossen, sagte ich mir. Ganz bald war auch von Männersache die Rede, von der großen, stinkenden Kerze. »Guck mal, die Asche da oben«, rief er begeistert. Seine Absicht wird in dem langen Dialog, den ich hier leider nicht wiedergeben kann, deutlich: Er möchte mir die Kerze ins Gesicht schleudern, das nämlich sei Frauensache. Später wird er rufen:

Boris: »Ein Funke soll zu dir fliegen.«

Analytikerin: »Auf mein Gesicht? Der soll mich verletzen?«

Boris: »Ja.«

Analytikerin: »Du fragst dich, glaube ich schon lange, wie es ist, wenn ein Papa mit einer Mama schläft, ob der dann der Mama weh tut.«

(Boris hatte mir vor geraumer Zeit ein Aufklärungsbuch gezeigt, das er mit Hilfe seiner Schwester studierte, zu dem ich jedoch nichts hatte sagen sollen.)

Boris schwieg und fuchtelte mit der Wunderkerze vor mir herum.

Analytikerin: »Das ist schwer zu verstehen. Du möchtest das alles herausfinden, so wie du anderes mit deinem Experimentieren herausfinden willst.«

Boris: »Ich möchte, dass ein Funke ankommt bei dir!«

Analytikerin: »Dass der Funke deiner Erregung auf mich überspringt?«

Boris erschien besonders aufmerksam und ganz Ohr.

Analytikerin: »Als der Papa und die Mama zusammen geschlafen haben, da ist wohl auch ein Funke von dem Papa auf die Mama übergesprungen. Das war der Samen vom Papa, und du bist dann entstanden.«

Boris hatte bisher die Wunderkerze senkrecht gehalten. Nun steckte er sie, sie waagerecht haltend, in einen zylindrisch geformten, ebenfalls waagerecht gehaltenen Bleistiftspitzer und löschte sie aus. »Das ist dann wie bei der Entstehung der Welt.«

Analytikerin: »Genau so. Und du bist dann entstanden.«

Als Boris, der so gut wie niemals zeichnete, jetzt nach einer längeren ruhigen Pause sich darum bemühte, mir das Haus aufzuzeichnen, in dem er wohnt, kam mir der Gedanke, dass er sich in tieferer Weise mit dem Körperbild, mit seinem Körperbild und mit der Vorstellung von der physischen Erscheinung seiner Eltern auseinander setzte. Ich dachte nach, sah zu und sagte aber nichts, was über ein lockeres Kommentieren hinausgegangen wäre. Am Ende der Stunde geschah etwas Überraschendes: Boris entwendete mir einen Bleistift. Dies war eine absolut unbekannte Aktion bei ihm. Welches sollte die unbewusste Mitteilung sein, so fragte ich mich. Wieder kam mir sein Satz »Ich möchte, dass ein Funke ankommt bei dir« in den Sinn. Mochte nicht über all das bereits Gesagte hinaus ein Funke erhellenden Verstehens endlich bei mir ankommen sollen?

Das Geschehen der nun folgenden siebten Stunde ließ mich sicherer werden: Boris hatte in seinem Karton nach einem Filzstift gesucht, den er noch niemals zuvor benutzt hatte. Dabei bemerkte er ein Schächtelchen mit vielen kleinen Zettelchen, auf die ich vor einigen Monaten Geschichten hatte schreiben müssen, die er mir diktiert hatte. Er ließ den Stift liegen und bat mich, sie ihm vorzulesen. Nach und nach fielen sie ihm auch wieder deutlicher ein. Nun überlegte ich, ob er hier die Ahnung davon darstellte, dass frühere Geschichten, das heißt auch die eigene frühere Geschichte, wieder erinnert und in einen Verständniszusammenhang gerückt werden müssen, ehe man den noch neuen Stift ergreift, ehe man eine eigene neue Geschichte, seine eigene neue Geschichte schreiben kann? Als er mir bald wiederum einen Stift stahl, sprach ich zunächst ausschließlich von seinem Wunsch, die Aktivität und Größe von seinem Vater haben zu wollen. Schließlich ist ja auch der Vater in einem Beruf tätig, in dem das Schreiben eine große Rolle spielt. Was ich jedoch noch für mich behielt, war der mir dämmernde Gedanke, dass Boris mich zu derjenigen machte, der man etwas einfach wegnehmen kann, so wie seiner Mutter. Wurde ich in der Übertragung nicht auch zunehmend zu der Mutter, der man etwas weggenommen hatte, der man die Brust »abgenommen« hatte? Wie aber sollte ich vorgehen? Wie langsam sollte ich meine Deutungen in Richtung auf diese schmerzliche Erfahrung lenken?

Boris kam in die achte Stunde mit einer kleinen Wasserpistole, die er auf mich richtete. Er griff damit partiell meine gestrige Deutung vom Auslangen nach der Männlichkeit auf. Plötzlich jedoch langte er zum Fenster hinaus nach einem Eiszapfen, der dort hing, und legte ihn vor sich auf den Schreibtisch. Nicht lange und unversehens schlug das Klima im Raum um. Boris erblickte mit Erschrecken den Zapfen, der zu schmelzen begann, und er schien fassungslos. Um das weitere Verschwinden des Zapfens zu verhindern, legte er ihn schnell wieder auf die äußere Fensterbank zurück. Er, der zuvor noch passiv dem Schmelzen des Eiszapfens gewissermaßen ausgeliefert gewesen war, brachte sich nun, da dem Schmelzen Einhalt geboten war, defensiv in eine Position des Überlegenen und Aktiven mir gegenüber. Er erfand nämlich jetzt das Lehrer-Schüler-Spiel. Ich sollte der Schüler sein und zeichnen. Er beurteilte als Lehrer streng meine zeichnerischen Produktionen. Ich entschied mich spontan, einen Baum zu zeichnen, und fügte dann, wie an mich gewandt, hinzu, dass es vielleicht auch einmal ein Wald würde. Als ich ihn fragte, was **er** denn zeichnen würde, schließlich würde auch ein Lehrer zeichnen, ge-

schah etwas für mich Unerwartetes: Boris, der, wie bereits betont, so gut wie niemals zeichnete, warf mit wenigen sicheren Strichen eine Treppe aufs Papier, die, wie er erklärte, hinab in den Keller führte. Da könne man heruntersteigen, setzte er nach. Ich meinerseits überlegte natürlich im Zusammenhang auch mit der sechsten Stunde, ob ins Innere – ins Körperinnere – oder im Zusammenhang mit der siebten Stunde, in die Vergangenheit, ins Unbewusste? Ich hielt all diese Überlegungen jedoch noch zurück. Gegen Ende der Stunde wollte er seine Wasserpistole füllen. Dazu ergriff er wieder das besagte Glas mit Wasser, das immer bereitsteht. Es kippte jedoch um. Deshalb sollte ich mit ihm zur Gästetoilette gehen, damit er neues Wasser in das Glas füllen könne. Zwar folgte ich ihm; da hörte ich auch schon ein Klirren. Er hatte das Glas in das Becken fallen lassen. »Ich habe es kaputt gemacht!«, stieß er hervor. Ich versuchte ihn davon abzuhalten, die Scherben anzufassen, um sich nicht zu verletzen, dachte ich doch an seine Bemerkung in der dritten Stunde, dass die Geschosse in seine Fensterscheiben gehen. In meiner Verblüffung fügte ich nur schnell hinzu, dass das Geschehene gewiss noch zu verstehen sei und wir am Montag darüber sprechen könnten. Da schellte auch schon die Mutter. Boris erklärte, wie unter äußerster Spannung stehend, er müsse die Scherben jetzt bewachen. Ich möge der Mutter die Tür öffnen. Als die Mutter zur Praxistür hereinkam, die sich direkt neben der Gästetoilette befindet, sagte er erneut, zwischen mir und der Mutter stehend: »Ich hab das kaputtgemacht.« Dabei sprach er wie tonlos und zugleich verloren vor sich hin.
Natürlich machte ich mir heftige Vorwürfe, dass ich in dieser Situation so wenig das holding environment garantiert hatte, dass ich Boris nicht davor bewahrt hatte, das Glas zu zersplittern. Er hatte es ja deutlich genug gemacht, dass er die Situation in dieser gesteigerten Angst selbst nicht in einem Gleichgewicht halten konnte und dass er etwas von mir zerstören oder verletzen wollte. Ich hatte bisher meinen Interpretationen vorwiegend den Hinweis auf den Zusammenhang mit den Ferien zugrunde gelegt und seine Wut mir gegenüber, hatte jedoch keine umfassende und rekonstruktive Interpretation vorgenommen, so wie sie mir jetzt vorzuschweben begann. Ich war vorerst bei der Enttäuschung über die Ferienunterbrechung geblieben.

Am Montag meldete sich die Mutter auf dem Tonband: Boris habe hohes Fieber und er erbreche. Im Laufe des Tages fiel mir ein, dass Boris vor Monaten schon einmal wegen einer Fieberattacke eine Stunde abgesagt hatte und, weiter, dass ich damals einen Zusammenhang mit vorausgegangenen Aggressionsattacken mir gegenüber gesehen hatte. Ich suchte unverzüglich und mit neugieriger Ungeduld in meinen Aufzeichnungen nach und fand die Stunde. Dabei stellte sich heraus, dass Boris damals – das war vor drei Monaten gewesen – Teile meines Körpers weggezaubert hatte. Damals war es zu dieser aggressiven Zuspitzung des Zauberns ebenfalls erst gegen Ende der Stunde gekommen, und ich hatte natürlich keine Möglichkeit mehr auch nur für eine Deutung gesehen. Ich hatte mir allerdings genaue Notizen auch zu meinen Überlegungen gemacht, hatte dann aber unbegreiflicherweise – ein Hinweis auf Aspekte der Gegenübertragung – diese Interaktion völlig vergessen!
Ich bin sicher, dass der Leser meine Verblüffung teilen wird, die ich in der nun folgenden Stunde am Dienstag empfand, in der neunten Stunde nach den Weihnachtsferien. Zunächst erklärte Boris, die Mutter möge ihm ein Brötchen dalassen. »Schließlich habe ich ja nicht viel gegessen gestern, da hab ich doch Hunger.« Er aß jedoch nicht vom Brötchen, sondern ließ es vorne in der Garderobe liegen. Er trug nun eine neue Jeansweste: »Die hat mir die Mama gekauft.« Damit beteuerte er sich gegenüber, dass die Mutter doch überhaupt nicht böse mit ihm sein könne, hatte sie ihm doch ein neues Kleidungsstück erstanden, wenn schon Konflikte vorlagen, dann mussten sie zwischen uns – zwischen ihm und mir – bestehen. So jedenfalls empfand ich die Atmosphäre zwischen uns. Er fuhr fort: »Heute habe ich viel mitgebracht.« Er packte aus: Zunächst waren da zwei identische Bälle. Weiter gehörten ein großer und zwei kleinere Tennisbälle zusammen. Er bezeichnete eine weitere Plastikkugel als seine Zauberkugel, mit der könne er zaubern. Das Thema des Zauberns tauchte hier erstmals wieder auf. Mir war, als gäbe er mir noch einmal eine Chance des Verstehens. Ein Schießeisen jedoch, das er mitgebracht hatte, mochte er nicht bedienen. »Ich habe Angst«, sagte er. Ich müsse wegschauen, wenn er zaubern wolle, sagte er. Mir kam der Einfall, dass die identischen Bälle die Brüste der Mutter darstellen mochten, die er wieder gesund oder gleich groß zaubern oder sehen

wollte. Die zwei kleineren Bälle und der größere ließen mich, zumal auch in der Zuordnung zueinander, die er für sie auf dem Boden gewählt hatte, an die männlichen Genitalien denken. Das Thema der doppelten Kastration, der der Mutter und der des Vaters und ihr Ungeschehenmachen, aber auch das der eigenen drohenden Kastration, lag vermutlich in der Luft. Vorsichtig lenkte ich auf den Ausgang der letzten Stunde über. Boris betonte, dass es ihm nach wie vor gefalle, dass er das Glas kaputtgemacht hatte: »Ich bin böse!«, wiederholte er. Schließlich zauberte er, überlegte für eine Weile, was er zaubern solle, und fuhr dann entschieden fort: »Ich zaubere – ich verzaubere mich – in einen Spiegel.« Ich war äußerst überrascht und geradezu gelähmt von meinem Denken. Ich sagte etwas hilflos: »Im Spiegel kann man etwas sehen, kann man sich sehen.« Es war, als käme mir keine Idee. Ich verpasste also die Überlegung, zu der ich erst nach zeitlichem Abstand in der Lage war, dass, nämlich wenn er ein Spiegel wäre, ich mich sehen könnte. Inzwischen war ich doch in der Übertragung längst diejenige für ihn geworden, der etwas fehlte, die uneinfühlbar war, die ihn im Stich ließ, die zuweilen zu langsam verstand, die versagt hatte, die psychisch gewissermaßen asymmetrisch war oder unausgewogen und der er etwas abgenommen hatte. Die Dynamik des Geschehens trieb »to the point of urgency«.
Boris: »Du musst jetzt die Augen zumachen.«
(Ich sollte ein Tempotaschentuch über die Augen halten, blinzelte jedoch, nichts Gutes ahnend, hinter dessen Rändern hervor.)
Boris: »Ich hole jetzt meine Speere.«
Zunächst griff er mich von hinten an. Dann jedoch setzte er sich ruhig vor mich hin auf den Tisch. Recht überraschend aber stieß er mir plötzlich mit dem Stab gegen mein linkes Auge. Glücklicherweise war ich wie auf drohendes Unheil vorbereitet und fing seinen Stoß schnell auf. Ich versuchte ruhig zu bleiben, denn ich war zutiefst erschrocken. Ich fühlte, dass diese scheinbar so destruktive Aktion eine tiefe Bedeutung haben musste, und sagte halblaut vor mich hin, dass das Ganze etwas Wichtiges bedeute. Dabei dachte ich daran, dass die kranke Brust der Mutter auch die linke ist.
Boris: »So, nun kannst du das Tuch abnehmen!«
(Er saß mir Auge in Auge gegenüber und blickte mich sehr prüfend und scharf an. Vorsichtig nur sollte ich das Tuch lüften

und allmählich die Augen öffnen. Ich war jetzt ziemlich sicher, dass keine weitere Attacke mehr folgen würde, sondern dass er mir die Chance geben würde, etwas zu dem Geschehenen zu sagen. Nun wagte ich folgende Interpretation, die ich gewissermaßen tangential formulierte, nicht zu direkt, um ihm die Möglichkeit des Ausweichens anzubieten.)

Analytikerin: »Ich wache wie allmählich auf. Ich glaube, mir kommt da eine Idee, die mag ganz überraschend für dich sein.« Ich machte eine Pause und fuhr dann fort: »Das war jetzt für mich ähnlich wie früher für die Mama, als sie nach der Operation aufgewacht ist. Da hat sie ja auch langsam nur die Augen öffnen können.«

Boris reagierte seinerseits tangential und indirekt. Er stellte den bereits erwähnten Zettelkasten mit den Geschichten vor mich hin, die er mir im vergangenen Sommer diktiert hatte, und bat mich, ihm zweimal die Geschichte vom Holzfäller vorzulesen. Ich tat es und sagte nach einiger Zeit:

Analytikerin: »Ich verstehe, ein Holzfäller ist ja auch einer, der schneidet, der die Bäume fällt.«

(Mir ging durch den Sinn, dass ich neulich einen Baum gezeichnet hatte.)

Boris: »Ja, der fällt die Bäume.«

Ich wagte nun einen weiteren Schritt. Ich stellte einen Vergleich zwischen dem Holzfäller und dem Arzt her, nannte den Holzfäller den Arzt für die Bäume, der kranke Bäume fällen müsse, während der Arzt in der Klinik die Menschen operieren muss, lenkte dann über zu der Mutter, die an der Brust operiert worden war. Boris schwieg.

Nachdem nun die Stunde bald endete und Boris verschwunden war, fiel mir auf, dass er neben zwei voll bewaffneten Rittern einen herrenlosen, kreisrunden Ritterschild auf dem Schreibtisch zurückgelassen hatte, wie ein letztes Zeichen der Kommunikation: Dieser Schild hat nämlich eine ganz verblüffende Ähnlichkeit mit einer Brust bzw. mit einer Brustprothese. Der Schild war also jetzt von ihm einem Ritter »abgenommen« worden, ohne dass ich es bemerkt hatte, und war von ihm zurückgelassen worden.

Als ich meine Beobachtungen von dem zurückgelassenen Schild in der folgenden, der zehnten, Stunde aufgriff, meinte er abwehrend:

»Du und dein Reden.« Andererseits wies er jedoch darauf hin, dass heute die Lampe in der Vorhalle brannte. Es handelt sich dabei um eine Bauhauslampe, Entwurf Wilhelm Wagenfeld, die eine Halbkugelform besitzt. Er liebte seit jeher ganz besonders diese Lampe. Zu Beginn der Analyse hatte er einmal ausgerufen: »Mama, schau doch einmal, wie schön die ist.« Nicht lange, und ihm fiel in der heutigen Stunde ein Stück abgerissenes Papier, das herumlag, auf. »Risse!«, rief er. Er ergriff daraufhin das Stück abgerissene Papier und malte oben die Ränder der Risse noch gelb an. Nun nahm er ein neues Blatt Papier. Er zeichnete auf dieses die Umrisse oder Konturen des abgerissenen Stückes Papier. Er meinte, diese von ihm gezeichnete Form erinnere ihn an das abgerissene Papier. Er bestätigte damit indirekt, dass ihm sehr bewusst war, dass ein Gegenstand an einen anderen erinnern kann. Bestürzt dachte ich, dass man nicht besser als mit dem Begriff der Risse, die zudem noch gelb angemalt werden, Operationsnarben kennzeichnen kann. Boris bat mich nun, das heutige Datum auf das Papier zu schreiben. Er wollte es mit nach Hause nehmen. »In einigen Jahren werde ich es vergessen haben!« Später fügte er erklärend hinzu: »Nein, ich werde es nicht mehr wissen.« Ich deutete seinen Wunsch, in Zukunft etwas zu vergessen, so wie er auch Vergangenes vergessen hat, was schmerzlich war. »Hör auf!«, herrschte er mich an.

Als er nach einer neuen Attacke mich besorgt fragte, ob ein von ihm soeben angegriffener Gegenstand nun kaputt sei, brachte ich ungefähr folgende Deutung:

Analytikerin: »Nein, es ist nicht kaputt, du hast es nicht kaputtgemacht. Du hast auch viel davon vergessen, wie damals alles war, als die Mama krank war und plötzlich von dir fortmusste und operiert wurde. Ich nehme aber an, dass du irgendwie geglaubt hast, du habest die Mama und deren Brust kaputtgemacht, weil du böse auf die Mama warst, so wie du jetzt auch böse auf mich warst, nachdem ich dich in den Ferien auch so lange allein gelassen habe.«

Später erinnerte ich ihn daran, wie wir ganz zu Beginn der Behandlung ein Holzpferd, nachdem es hingestürzt war, besser gesagt, nachdem er es mehrfach hatte hinfallen lassen, wieder repariert und geklebt hatten und dass wir damals bei dem Pferd von

»Narben« gesprochen hatten. Nachdenklich meinte Boris: »Ja, ich weiß noch.« Dann fügte er hinzu:

Boris: »Aber der Mama sagen wir das nicht.«

Analytikerin: »Nun, das ist jetzt irgendwie unsere Geschichte.«

Boris: »Ich kann der Mama ja etwas anderes erzählen.«

Analytikerin: »Und wir können hier auch weiter darüber sprechen. Ich glaube, am Montag bist du krank geworden, weil du gefürchtet hast, dass ich dir böse sein könnte und es dir Angst gemacht hat, dass du so wütend sein und zerstören kannst.«

In die folgende, die elfte Stunde, das heißt die letzte Stunde vor dem Wochenende, mit dem ich begonnen hatte, brachte Boris sein Köfferchen, wie so oft, wenn er etwas zu transportieren hatte, mit. Er zeigte mir nicht nur den Stift, den er mir entwendet hatte und den er vorläufig in dem Köfferchen ließ, später jedoch aushändigte, sondern er holte eine Kassette heraus, die er mir auf dem Kassettenrekorder vorspielte. (Seit Beginn der Analyse spielt der Kassettenrecorder eine große Rolle, den ich anfangs auf dringende Bitte von Boris hin ihm zur Verfügung gestellt hatte.) Es war ein rhythmisch und melodiös sehr schöner Marsch, auf dem Klavier gespielt. Ich war ganz unsicher, wer diese Musik gespielt haben mochte. Ich konnte es mir nicht vorstellen, dass es Musik sein sollte, die er gemacht hatte, wenngleich ich von der Mutter erfahren hatte, dass er in den Weihnachtsferien fast täglich »komponiert« hatte. Boris erzählte mir nach einer Weile, dass er ihn am Morgen komponiert habe. Wochen später wird er noch einmal darauf zurückkommen und von der »Musik der Tröstung« für mich sprechen.

Schon als Boris erklärt hatte, dass er der Mama nichts von dem erzählen würde, was hier zwischen uns geschehen war, er tat es ohnehin äußerst selten, hatte er die Übertragungsbeziehung ganz klar von der zu seiner Mutter unterschieden. Nun war ich zunächst zu derjenigen geworden, die er körperlich hatte verstümmeln können oder wollen, dann zu derjenigen, die er trösten wollte.

Bald begann er indessen, mich mit Papier zu bewerfen. »Du nimmst Papier. Da kann nicht viel kaputtgehen, wenn du mich damit bewirfst«, sagte ich ihm. Daraufhin gab er vor, mir von hinten ein Loch in den Gürtel zu bohren. »Ich habe schon beinahe ein

Loch drin gemacht«, rief er aus, was natürlich überhaupt nicht zutraf. Ich aber zog vorbeugend eine Grenze, indem ich aufstand und nicht zuließ, dass er versuchen konnte, mir tatsächlich ein Loch in den Gürtel zu bohren. Dann fügte ich hinzu: »Vielleicht würde es dir doch später Leid tun, wenn du jetzt den Gürtel zerstörst, auch wenn du es jetzt willst. Ich glaube, ich und du, wir haben doch jetzt verstanden, weshalb du mir ein Loch in den Gürtel bohren möchtest.« Rückblickend bin ich ziemlich sicher, dass meine Stimme etwas ungeduldig geklungen haben wird. Ich war es auch, enttäuscht darüber, dass meine Interpretationen ihn anscheinend nicht dazu gebracht hatten, ganz auf die zerstörerische Aktion zu verzichten. Dennoch, ich spürte angesichts meiner Ungeduld die Notwendigkeit, jetzt ruhig zu bleiben und mich von einer Interpretation zurückzuhalten, die ihm wie eine Andeutung von Rache hätte erscheinen können.

Boris wandte mir nun den Rücken zu und legte sich auf die Couch: »Ich möchte, dass die Stunde jetzt um ist. Wie lange ist bei dir eine Stunde?«, fragte er. Er bat mich schließlich, ob ich ihm die Uhr, die auf der Fensterbank stand, reichen könne. Schließlich kam er mir näher und kuschelte sich auf einem Stuhl nieder, ganz in meiner Nähe. Er lag halb auf dem Stuhl. Vorsichtshalber hatte er sich seinen Schnuller aus dem Köfferchen geholt und auch sein großes Tuch, das in Zuständen von Bedrängnis den Schnuller zu unterstützen hatte. Merkwürdigerweise kam mir diesmal zum ersten Mal der Einfall, dass eine Beziehung bestehen könne zwischen diesem riesigen Tuch, das er oftmals hinter sich hergeschleppt hatte, und dem Tuch, in dem seine Mutter ihn umhergetragen hatte. Die Uhr vor sich, wartend und die dahineilende Zeit überwachend, saß er regungslos da. Nach ca. zehn Minuten erklärte er, ich möge zur Tür gehen und Ausschau nach der Mutter halten. Er wusste genau, dass die Mutter noch nicht da sein könnte. Dennoch spürte ich, dass es ihn beruhigen würde, wenn ich auf seine Bitte eingehen würde. Ich ging also zur Tür, kehrte zurück und sagte, die Mutter sei noch nicht da. Weder hatte ich den Einfall, was ich jetzt sagen könne, noch hatte ich das Gefühl, dass ich etwas sagen sollte. Auch ich saß von nun an ganz ruhig da. Ich fühlte mich, als säße ich am Bett eines schwer kranken Kindes. Mir scheint rückblickend, dass die Intensität dieses meines Gefühles ungeheuer groß war und dass das Einzige, was ich zu

leisten hatte, das war, einfach ruhig zu sitzen und zu bleiben. Auch er blieb ganz ruhig liegen. So wie totenstill war es zwischen uns. Schließlich, die Zeit schien mir unendlich lang zu sein, begann er sich, eine halbe Stunde mochte inzwischen vergangen sein, mit den Beinen zu regen. Er streckte sie in meine Richtung aus. Dann fragte er ganz zaghaft, aber immer noch mir abgewandt: »Bist du noch da?« Ich bestätigte es vorsichtig. Dann folgte der eingangs erwähnte Dialog, in dem er mich als »Sau« und sich als »Blume« bezeichnet hatte und ich von der Notwendigkeit meiner Vorsicht gesprochen hatte, nicht ohne ihm zu ersparen, dass er Stacheln und Dornen hat. Er hatte es ja zugegeben. Auf diesen Dialog, der mit meinem Hinweis auf die Notwendigkeit meiner Vorsicht geendet hatte, folgend kam Boris nun langsam durch die Stuhllehne, also mir abgewandt, von dem Stuhl heruntergekrochen. Ich musste einen Augenblick lang an die Darstellung einer Geburt denken. Nun kam er mir näher und wirkte frisch und lebendig, so als habe er tief und erholsam geschlafen.
»Gib mir zu essen!« Er wurde ganz munter. »Ein fettes Hähnchen!« Schließlich erklärte er, ich solle ihm ein gelbes Hähnchen aus Knete formen. Als ich dies getan hatte, riss er ihm zunächst den Kopf ab, und dann rief er: »Und jetzt durchbohre ich ihm das Herz!«
Mir schoss diesmal durch den Kopf: Ein Hähnchen ist eben ein Hähnchen und ist weder Vater noch Mutter. In Übereinstimmung mit diesem meinem Einfall verstand ich seine Aktion so, als ob Boris mir jetzt möglicherweise mitteile, dass er sich von der Idee getrennt habe, die Mutter oder auch gar den Vater krank gemacht zu haben. Dennoch, ich blieb, wie ich dies zu Beginn beschrieben habe, unsicher, hatte doch hier auch die Stunde geendet, ohne dass ich mehr als eine locker begleitende Bemerkung gemacht hätte.
Am Abend dieses Tages begann Boris wieder zu essen. Die Mutter, die von dem Geschehen in der Analyse nichts wusste, erklärte mir bei dem nächsten Gespräch einige Tage später, Boris habe sie an jemanden denken lassen, der sich von einer schweren Krankheit erholt habe. Ich erfuhr bei dieser Gelegenheit, nachdem die Mutter erleichtert aufatmen konnte, ausführlicher über die Weihnachtsferien. Damals hatte Boris bald nach Beginn der Ferien beinahe zu essen aufgehört. Nach ungefähr einer Woche Ferien hatte er folgendes Arrangement erfunden: Er war jeden Nachmit-

tag um die Zeit seiner Analysestunde zu Nachbarn gegangen und dort genau eine Stunde geblieben, um dann zurückzukehren. Interessant war weiter, dass die Mutter in eben diesem Gespräch sich so ausdrückte, als habe sie den Eindruck gehabt, Boris sei überhaupt wegen der Analyse plötzlich so krank geworden. Interessant deshalb, weil die Mutter hier ihre Wahrnehmung von einem interpersonalen Geschehen mitteilte, das sie jedoch weder in ihrer Ursache noch in seiner Bedeutung einordnen konnte, das ich jedoch als Ausdruck des intensiven Übertragungsgeschehens verstehe.

Zu der 12. und 13. Stunde nach den Weihnachtsferien

Nach dieser letzten Stunde, in der Boris und ich einander ausgehalten hatten, in der wir beide tief bewegt auch die jeweilige Enttäuschung über den anderen überstanden hatten, begann nun ein völlig neuer Abschnitt in dieser Analyse.

Ich werde die folgenden 12 Stunden nur zusammenfassend darstellen. In die 12. Stunde kam Boris mit der Eröffnung: »Heute habe ich nur Sachen zum Essen mitgebracht.« Tatsächlich, das war neu, brachte er von nun an mehrfach etwas zu essen mit, das er jeweils zu Beginn der Stunde verspeiste. Ich war in großem Zweifel, ob ich es kommentieren sollte, beschloss jedoch, es als selbstverständlichen Ausdruck der Erleichterung und neuen Lebensbejahung zu verstehen. In einer späteren Stunde erschoss er als Räuber Hotzenplotz mich, die Großmutter. Er erklärte erst nach langer Weile, ich dürfe leben. Der Räuber Hotzenplotz, so sagte ich, der müsse immer betonen, wie schlimm er sei, der wolle irgendwie bestraft werden. Als Boris aufmerksam wurde, fuhr ich fort: »Vielleicht hat er ständig ein schlechtes Gewissen und weiß nicht genau, weshalb. Das hat wohl mit früheren Dingen zu tun, die noch im Dunkel liegen, die ihm noch nicht ganz klar sind und die ihn doch ständig beschäftigen.« Boris war ganz aufmerksam.

Die Ängste und die Erkrankung der Mutter tauchten in den verschiedensten Formen auf. So sagte Boris in einer Stunde: »Hast du neuen Uhu gekauft?« Er meinte, ob ich Uhu auf Vorrat gekauft hätte. Er selber hatte sich Plätzchen mitgebracht. Ich teilte ihm meinen Eindruck mit, dass er meines Erachtens wenig davon esse. Vielleicht habe das ja auch seinen Grund.

Boris: »Damit man nicht bricht – sonst bricht man.«
Analytikerin: »Wie meinst du das?«
Boris: »Wenn man viel isst, muss man da nicht brechen?«
Analytikerin: »Hast du denn gebrochen?«
Boris: »Schon oft.«
Analytikerin: »Als du nicht gekommen bist, damals. Ich glaube, die Mama hat früher auch oft gebrochen, als sie so krank war, und das hat dich erschreckt.«
Boris nickte und wurde still.
Analytikerin: »Und nun meinst du, du müsstest auch so brechen wie die Mama, aber du bist nicht so krank, wie die Mama es damals war.«

Boris begann sich ganz offensichtlich an den Gedanken zu gewöhnen, dass es einen neuen Ausblick für ihn geben könne. Er begann auch mich als neu zu erleben, fand, ich sei jedes Mal neu gekleidet, was gar nicht zutraf. Dann rief er einmal aus: »Ich kaufe mir eine ganze Welt. Die ist dann ganz von mir. Die ist dann privat!« Er schaute sich ein Veilchen verdutzt an, das im Zimmer stand: »Ich kann es gar nicht fassen, dass das wächst. Gießt du das denn regelmäßig?« Ich erwiderte, ja, ich gösse es ähnlich regelmäßig wie er komme.
Boris: »Das letzte Mal war ich 1,05 Meter groß, jetzt bin ich 1,06 Meter groß.«
In die Stunde, die der Interpretation folgte, dass er nicht so krank sei, wie seine Mutter es gewesen sei, es ist die 23. Stunde und die letzte, über die ich berichten möchte, öffnete ich beim Schellen die Tür und sah mich der Mutter gegenüber. Von Boris keine Spur. Die Mutter überreichte mir lachend ein riesengroßes Paket. Es sei 30 Pfund schwer. Unsicher und zaudernd nahm ich es entgegen und spürte verdutzt das Gewicht. Ich stellte die Kiste vorsichtig auf den Boden. Inzwischen hatte ich nämlich begriffen, dass sich Boris in dem Paket befand und dass er mich durch seinen Einfall, sich im Karton von der Mutter abgeben zu lassen, in die Lage gebracht hatte, dass ich ihn im wahrsten Sinne des Wortes halten und tragen sollte. Die Mutter schloss die Tür, und ich stand mit dem Paket da. Langsam lüftete er den Deckel und sagte vorsichtig: »Hallo?« Dann kroch er heraus und bat mich, das Ganze noch einmal im Behandlungszimmer wiederholen zu dürfen. Wieder

kroch er dort in die Kiste, und ich musste verwundert dasitzen. Dann erklärte er mir, dass er jetzt geboren sei: »Aber ich bin schon sechs Jahre bald.«

Einige zusammenfassende Überlegungen

»Die Krankheitsfälle, an denen der Psychoanalytiker seine Beobachtungen macht, sind für die Bereicherung seiner Erkenntnis natürlich ungleichwertig. Es gibt solche, bei denen er alles in Verwendung bringen muss, was er weiß, und nichts Neues lernt; andere, welche ihm das bereits Bekannte in besonders deutlicher Ausprägung und schöner Isolierung zeigen, so daß er diesen Kranken nicht nur Bestätigungen, sondern auch Erweiterungen seines Wissens verdankt. Man ist berechtigt zu vermuten, daß die psychischen Vorgänge, die man studieren will, bei den Fällen der ersteren Art keine anderen sind als bei denen der letzteren, aber man wird sie am liebsten an solchen günstigen und durchsichtigen Fällen beschreiben …« (Freud, 1913b)

Die Analyse von Boris hat mich bisher manche klinische Phänomene besser verstehen lassen, ein Grund dafür, weshalb ich schon öfter über sie berichtet habe. Was mich sehr beeindruckt ist, dass es oftmals Boris war, der auf Zusammenhänge, die mir noch nicht klar waren, hinwies, und zwar durch seine reichen Einfälle und deren Sequenz. Während er zum Beispiel fragen konnte: »Ein Fluss, kann der auch grün sein?«, bedurfte ich oft der Distanz der Reflexion, um überhaupt zu ahnen, dass ein Fluss in diesen psychoanalytischen Prozess gekommen war, den er jedoch unbewusst wahrnahm.

Meine Absicht war es aufzuzeigen, wie eine über acht Wochen anhaltende intensive Übertragungsphase im Zusammenhang mit der Erfahrung von psychischem Schmerz und der Aktualisierung traumatischer Erfahrungen auftrat. Dabei habe ich eine Phase der Analyse eineinhalb Jahre nach Beginn der Behandlung zugrunde gelegt, als der Junge, damals fünf Jahre acht Monate alt, schon genügend viel von der *holding function* der Analyse erfahren hatte, um sich dem Erleben seiner Trennungsängste, seiner Ängste vor Kastration und Objektverlust, aber auch vor Liebesentzug in einem Ansturm von negativer Übertragung bei anhaltend positiver basaler Übertragung in seinen Einfällen und Assoziationen ein-

zulassen. Zu diesem Zeitpunkt hatte Boris genügend Sicherheit in der Analyse erfahren, um sich auch auf den Schock, den Interpretationen darstellen mögen, einlassen zu können. Meine Hypothese war, dass die massiven unbewussten Schuldgefühle bei diesem Jungen, deren Vorliegen allein schon aufgrund seiner Vorgeschichte erschlossen werden können, nur im Schmelztiegel dieses teilweise negativ gefärbten Übertragungssturmes interpretiert und durchgearbeitet werden konnten, ohne der Evidenz und ohne der Tiefe des aktuellen Erlebens zu entbehren.
Es lag mir zudem daran, eine Vorstellung davon zu vermitteln, dass in diesem Abschnitt der Analyse eine besonders erhöhte Sensibilität bei dem Jungen vorlag, eine scheinbare Gleichwertigkeit und Gleichzeitigkeit verschiedener Übertragungsangebote, eine erhöhte Affektspannung und eine bis an die Grenze der Desorganisation reichende Fülle von Einfällen. Ich habe versucht, etwas von dieser vielschichtig wirkenden Komplexität des analytischen Prozesses ahnen zu lassen. Diesem zu beobachtenden psychischen Schwebezustand und dieser Vulnerabilität auf Seiten des Kindes in der besagten Periode der Analyse entsprach auf meiner Seite ein abwartendes, durch einzelne Deutungen unterstütztes Suchen, das ich schließlich erst nach allmählicher Vorbereitung zur konsequenten Interpretation der psychoanalytischen Interaktion im Übertragungsgeschehen und vor dem Hintergrund vermuteter früherer traumatischer Erfahrungen eingrenzte.
Ich nehme an, dass die Basis der Bedeutung der Interpretationen, die ich gegeben hatte und in denen die aggressiven Affekte und die Schuldgefühle von Boris hinsichtlich der Erkrankung seiner Mutter in den Mittelpunkt gerückt waren, vornehmlich darin lag, dass die Gefühle und Affekte, die zu dieser frühen Erfahrung gehörten, ausgelöst durch die diesmal als schmerzlich erlebte Ferienunterbrechung, wie in die Gegenwart der Übertragungsbeziehung gehoben werden konnten, bereichert um die Möglichkeit der Wiedergutmachung und des Tröstens.
Mir lag daran, eine Vorstellung von meinem ständigen Suchen, von meinem Zaudern oder Zuwarten zu vermitteln, das jedoch immer von der basalen Vorstellung getragen war, dass ein innerer Zusammenhang in dem oft verwirrenden Hin und Her zwischen dem Jungen und mir versteckt liegen könnte. Ich bin nicht sicher, ob ich jedem Leser genügend habe deutlich werden lassen, wie ver-

blüfft ich oft war und wie bewegt und angestrengt. Auf jeden Fall habe ich durch den Hinweis auf meine anfänglich berichteten kritischen Selbstgespräche, die stellvertretend für viele andere stehen, darauf aufmerksam machen wollen, wie sehr mich diese Analyse beschäftigt hat. Ich könnte hinsichtlich der Gegenübertragung zusammenfassend, eine detaillierte Schilderung würde mehr Raum verlangen, sagen, dass ich mich in der hier geschilderten Phase der Analyse in einer sehr erhöhten inneren Anspannung erlebt habe. Dem entspricht auch, dass die Erleichterung, von der ich bei der Mutter gesprochen hatte, auch bei mir eintrat, nachdem es Boris von der 11. Stunde meiner Zeitrechnung an, die ich auszugsweise an den Anfang meines Berichtes gestellt habe, besser ging.

Ich verstehe diese Phase der Analyse, in der eine Annäherung an traumatische Erfahrungen in der Übertragungsbeziehung möglich wurde, zugleich als eine Phase beobachtbaren emotionalen Wachstums. Eine Voraussetzung dafür sehe ich neben der interpretativen Arbeit, auch in deren Vorbereitung, also auch darin, dass ich mir erlaubt habe, immer wieder in Gegenwart des Jungen nachdenklich zu sein, zu beobachten, zu überlegen oder auch Interpretationen, wenn ich unsicher war, aufzuschieben.

Gewiss war eine weitere wichtige Voraussetzung, dass Boris, der selber in der Lage war nachzudenken, mir oft geduldig den Raum zugestand, nicht nur außerhalb der Stunden, sondern auch während der Stunden meinen eigenen Einfällen und Zweifeln zu folgen. Ich nehme weiter an, dass es sehr bedeutsam war, dass Fragen spielerisch offen gelassen werden konnten: Die Formulierung von Fragen mag ja auch den Sinn haben, dass sie eine Bewegung des Denkens andeuten oder eine Schwingung des inneren kreativen Wachstumsprozesses, der in der Billigung der Frage selbst Billigung erfährt.

»Ein Fluss, kann der auch grün sein?«

Während ich meine klinische Studie niederschrieb, habe ich zuweilen über diese Frage von Boris nachgesonnen. Ein Kind, so fand ich schließlich, das derart fragen kann, gibt zu erkennen, dass es zuweilen andere als die üblichen Möglichkeiten in Betracht zieht. Eine solche Freiheit und Frische unbekümmerten Imaginierens mag dazu angetan sein, in der therapeutischen Situation das ohnehin auf das Unerwartete eingestellte Denken des Kinder-

analytikers weiter in Schwung zu bringen oder auch zu halten. Wenngleich diese Frage zunächst ganz unscheinbar wirkt, so mag sie doch stellvertretend für viele der unbeachteten und überraschenden Interaktionen stehen, die die analytische Arbeit mit Kindern zu einem so lebendigen Ereignis lassen werden können. Wie, wenn manche Dinge doch ganz anders wären, als vorher angenommen? Oder anders gesagt:
»Ein Fluss, kann der auch grün sein?«

3. Psychisches Wachstum

> Im Grunde geht es uns ja nichts an, wie es einer macht zu wachsen,
> wenn er nur wächst und wenn wir nur dem Gesetz
> unseres eigenen Wachstums auf der Spur sind ...
>
> *Rainer Maria Rilke, Briefe über Cézanne*

Auch wenn wir vertraut sein mögen damit, dass seit eh und je die Dichter und Künstler versucht haben, die inneren Situationen ihres psychischen Wachsens in ihren Werken zu gestalten, so mögen wir doch erstaunt innehalten, wenn uns beim Kind dessen zunehmendes Gewahrwerden seines psychischen Wachsens begegnet und seine Fähigkeit, davon Mitteilung zu machen. Eine solche Beobachtung mag uns zu dem Eingeständnis führen, dass an dem großen Lied vom Werden des Menschen, das in den endlosen Räumen der Zeit immer wieder neu entsteht, in der Stille der therapeutischen Begegnungen gesungen wird.

Anhand von zwei Vignetten aus der Analyse des Jungen Boris möchte ich nachzeichnen, wie er die Themen von Untergang und Geburt, Schuld und Tod aufgreift und zu einer Dramatisierung seines intrapsychischen Erlebens führt, die zugleich in ihrer Authentizität die Gesetze der Schönheit ahnen lässt.

»It seems somehow fitting that the mind should discover its own beauty only after it has discovered the beauty of nature and of man's works that bear witness and extol it. In this respect the growth of the individual's aesthetic awareness mirrors the evolution of the race, in its transformation of weapons into tools, in its gradual move from anthropomorphism to understanding nature, in its even slower development from possession and exploitation to responsibility for the world.« (Meltzer, 1988)

Kürzlich wurde ein Aufsatz veröffentlicht, der im Zusammenhang mit meinem Thema von großem Interesse ist: »On the Centrality of Death-Rebirth Fantasy in Thoughts of Growth, Change and Causation« (Chavis, 1999). Der Autor legt dar, wie ganz allgemein das Denken über psychische Veränderungen und deren Gründe um die Annahme zentriert wird, dass etwas geopfert werden, sterben oder untergehen muss, damit etwas Neues entstehen oder

gedeihen kann. Eine hervorragende Form der Konzeptionalisierung von Veränderung und Wachstum findet sich in den vielfältigen Todes- und Wiedergeburtsphantasien (DRF = death-rebirth-phantasies). A. Modell wird zitiert (1984/85), der von dem universellen Glauben gesprochen hat, »that for something to be born, something else must die« (S. 78). Chavis versucht zu zeigen, dass diese Grundannahme nicht nur in der Mythologie anzutreffen sei, sondern auch im psychoanalytischen Denken seine Entsprechung finde, sowohl bei den Theoretikern als auch bei den Patienten.
Sind wir nicht, so musste ich bei Beginn der Lektüre denken, seit unseren Schultagen im Einvernehmen mit den Zeilen Goethes:

»Und solang du das nicht hast,
Dieses: Stirb und werde!
Bist du nur ein trüber Gast
Auf der dunklen Erde.«

Chavis vertritt die Auffassung, dass Patienten mit den verschiedensten Ausformungen der Psychopathologie ihre Mutmaßungen zur Pathogenese und zur Therapie zugleich um solche Phantasien von Tod und Wiedergeburt zentrieren. Entsprechend wird auch unter den Theorien der Analytiker die Tendenz nachgewiesen, schwere Psychopathologie auf die ersten Anfänge des Lebens zurückzuführen bzw. deren Kur davon abhängig zu machen, dass frühe Fixierungen aufgezeigt und im Rahmen einer therapeutischen Regression aufgelöst werden müssen. Unter den Autoren, die die Idee des Analytikers als bemutterndes (mothering) Objekt begreifen, das für einen Neubeginn beim Patienten sorgt, zitiert er ausführlich D. W. Winnicott:

»This organized regression to dependence carries with it the hope for an ›unfreezing of the frozen situation and a chance … for the present-day environment to make adequate though belated adaption‹« (1954)

Er vermutet, dass solche analytischen Theorien den Phantasien der Patienten entsprechen. Bei Freud weist der Autor Todes- und Wiedergeburtsphantasien vor allem in Bezug auf den Prozess der Identifikation nach und legt dar, dass Freud gegen Ende seines Lebens zu den Themen von Totem und Tabu zurückkehrte und seine Theorie vom primären Vatermord, von Kannibalismus und Identifizierung wieder aufgegriffen hat.

Damit gelangt Chavis konsequenterweise zu dem Autor, der psychisches Wachstum auf der Ebene psychischer Realität verstanden, mit den Themen von Schuld, Vatermord und Wiedergeburt des ermordeten Objektes als Teil des Selbst verbindet: Hans Loewald in seinem Aufsatz: »Das Dahinschwinden des Ödipuskomplexes« (1979; deutsch: 1986). Dieser Aufsatz ist mir immer als einer der tiefsinnigsten im Werk von Loewald erschienen.

Im Hinblick auf das klinische Material, das ich bringen möchte, und im Hinblick auf die Nähe zwischen der Erfahrung von psychischem Wachstum und Kreativität möchte ich ausführlicher aus dem Aufsatz von Loewald zitieren, da eine verkürzte Wiedergabe zu Missverständnissen führen könnte.

»... kann ich ohne Übertreibung sagen, daß die Übernahme der Verantwortung für die eigene Lebensführung in der psychischen Realität dem Elternmord, dem Verbrechen des Parrizids, gleichkommt und die Auseinandersetzung mit den dadurch entstehenden Schuldgefühlen nach sich zieht.« (S. 383)

»Wir usurpieren ihre Macht, ihre Kompetenz, ihre Verantwortung für uns, und als libidinöse Objekte verleugnen und verstoßen wir sie. Kurz gesagt, wir betreiben ihre Zerstörung in Bezug auf einige ihrer Eigenschaften, die bisher von lebenswichtiger Bedeutung für uns waren ...« (S. 383 f.)

»Wenn ohne die schuldhafte Tat des Elternmordes kein individuelles Selbst, das diesen Namen verdient, keine höhere innere Organisation des Seelenlebens möglich ist, dann sind Schuld und Sühne entscheidende Motivationselemente des Selbst. Das Schuldgefühl ist dann kein lästiger Affekt, den wir irgendwie zu eliminieren hoffen, sondern eine der Triebkräfte der Organisation des Selbst.« (S. 388)

Loewald fährt fort darauf hinzuweisen, dass sich diese Vorgänge nicht mit der Zerstörung des Ödipuskomplexes auflösen, sondern dass sie über die Entwicklung im Laufe eines Lebens hinweg sich fortsetzen, daß sie in neuer Weise die Objektbeziehungen prägen, in besonderer Weise die Liebesbeziehungen, in denen Zerstörung und Wiederherstellung auf der Ebene der Objektliebe erfolgen mögen.

»Verantwortlichkeit für sich selbst, in dem Sinne, daß man in der von mir beschriebenen Weise auf seine Regungen reagiert, bringt es mit sich, daß wir uns der Schuld für jene Handlungen, die wir für verbrecherisch halten, stellen und sie auf uns nehmen ... Vom Standpunkt der psychischen Realität aus spielt es eine geringe Rolle, ob diese Handlungen unter dem Aspekt der objektiven Realität lediglich Phantasien oder symbolische Akte waren ... Auch wenn ein Verwandtenmord und Inzest nicht in der faktischen Realität ausgeführt werden, haben sie dennoch Anteil an der psychischen Realität.« (S. 387)

In den beiden klinischen Vignetten möchte ich bereits vom Formalen her auf eine spiegelbildliche Gegenüberstellung der Inszenierungen hinweisen, mit denen der zunächst viereinhalb, dann sechsjährige Boris seine unbewusste Phantasien von Destruktion, Tod und Wiedergeburt in seiner zunehmenden Auseinandersetzung mit dem Gewahrwerden seines psychischen Wachstums ausdrückte. In beiden Szenen gelang es dem Jungen, eine Metapher zu finden für das psychische Wachsen, die die bereits angedeuteten theoretischen Annahmen in sich zu tragen scheinen.

»Das Bild ist ein Modell der Wirklichkeit.« (L. Wittgenstein, Tract. 1) Als mich die Mutter mit der dringenden Bitte um eine Beratung für Boris anrief, stellte sie in präzisen Worten den Beginn der spastischen Obstipation bei ihm, derentwegen sie an mich verwiesen worden war, in zeitlichen Zusammenhang mit einer Herzoperation des Vaters vor drei Jahren, als Boris ein Jahr alt war, und mit ihrer eigenen Erkrankung, als Boris knapp drei Jahre alt war. (Zur Vorgeschichte s. S. 117)

Aufgrund meiner zeitlichen Einschränkung konnte ich, es war im Juli des betreffenden Jahres und die Sommerferien standen bevor, nicht mehr als eine einstündige Therapie für Boris bis Weihnachten in Aussicht stellen. Von da an, so hoffte ich, wäre es möglich, mit ihm eine vierstündige Analyse zu beginnen, ein Vorschlag, dem später entsprochen wurde.

Die achte Therapiestunde, aus der ich jetzt berichten möchte, fand also statt, als Boris vier Jahre und sechs Monate alt war.

Zu Beginn der Stunde hatte sich Boris eine relativ kleine männliche Puppe herausgesucht, die den Papa darstellen sollte. Ich hatte dazu gemeint, dass ein kleiner Papa nicht solche Angst mache und eher die Hoffnung aufkommen ließe, einmal ebenso groß werden zu können wie der Papa. Damit hatte ich von seinem potenziellen Wachstum gesprochen. »Genau!«, hatte er geantwortet. Nun wurde mit Eifer »die Arbeit« des Vaters, eine riesige Schreibmaschine nämlich, mehrfach so groß wie der Papa, in Gestalt eines Puppenschrankes auf der Liege installiert und eine Zufahrt zu ihr recht raffiniert konstruiert. Gleichzeitig fast entstand zu meinen Füßen auf dem Boden »das Haus«, von uns beiden gebaut, mit Klo, Küche und Garage – genau in dieser Sequenz errichtet. Boris ließ nun den Vater, der mit dem Wagen zur Arbeit gefahren war, in die riesige Schreibmaschine, das heißt in den aufgeklappten Kleiderpuppenschrank, hineinfallen. Er stellte somit bildlich dar, wie der Vater endgültig in seiner Arbeit versank. »Das hat er jetzt davon!«, triumphierte er. Daraus ergab sich der nächste Akt: Er ertränkte die Papa-Puppe in einem Glas Wasser. »Das hat er nun davon, er ist doch selber schuld!«, wiederholte er und fuhr nach kurzer Überlegung fort: »Nun brauchen wir die Arbeit nicht mehr!«, und flugs baute er das Büro auf der Liege ab. Er ließ den leeren Wagen des Vaters nach Hause fahren. »Da wird die Mama aber schauen, wo denn der Papa ist«, ließ er verlauten. Nicht lange, und auch die Mama-Puppe musste hinab ins tiefe Wasser. Betroffen meinte Boris: »Da ist das Kind ohne Eltern.«

Vorsichtig versuchte ich die möglichen Gefühle des zurückbleibenden Kindes in Worte zu fassen. Boris steckte bald darauf eine kleine Jungenpuppe, die ihm übrigens recht ähnlich sah, ins Wasser: »Bei dem Kind dauert es länger!« – »Da dauert es länger, bis es stirbt?«, fragte ich. Er bestätigte es und ließ ein längeres Schweigen zwischen uns aufkommen.

Plötzlich schrie er: »Dann brauchen wir doch kein Haus mehr! Wozu brauchen wir denn das Haus?«

Somit begann er, Stück um Stück das Haus abzubauen. Er amputierte es gewissermaßen nach und nach.

Dann nahm er ebenfalls auf einem Stuhl Platz, genau mir gegenüber, jenseits der nun leeren Stelle auf dem Boden, wo zuvor noch das Haus gestanden hatte. Boris saß todernst da. Auch ich war ob dieser konsequenten und beinahe radikalen Darstellung seiner Phantasien und Ängste um Destruktion und Tod erschrocken. Es herrschte eine Stimmung wie im Grab zwischen uns. Ich fühlte in mir eine Tendenz, in Erstarrung zu verfallen.

»Emptiness occurring in treatment is a state that the patient is trying to experience, a past state that cannot be remembered except by being experienced for the first time now.« (Winnicott, 1974)

Schließlich fand ich zu den Worten: »Nun ist niemand mehr da, und auch kein Haus ist mehr da.«

Die Augen von Boris füllten sich mit Tränen. Er schwieg.

»Das ist ja schon traurig«, brachte ich nach einer Weile hervor. Ich fühlte zugleich eine sehr tiefe Traurigkeit, die wie zu einem Ereignis innerer Abgründigkeit wurde und die ich vermutlich deshalb aushielt, da die Schwere dieser Erfahrung intensiver Gegenübertragungsgefühle erleichtert wurde durch die Sicherheit, dass das Aushaltenmüssen bei mir liegen werde. Ich dachte, dass nach der Zerstörung, dem schuldhaften Triumphieren über das Verschwinden des Vaters erst, und dann über das der Mutter in der Auflösung des Hauses Unintegriertheit zu dem Bedürfnis geführt hatte: »… to be known in all bits und pieces by one person … to feel integrated at least in the person of the analyst« (Winnicott, 1945).

»Das ist ja schon traurig«, hatte ich hervorgebracht. Und dann schwieg ich wieder. Worte fand ich hinderlich. Es erschien wichtiger, das Gefühl zu tragen, tragen zu müssen oder, besser gesagt, von dem Kind damit betraut zu sein.

Nach einem längeren Schweigen überraschte mich Boris mit folgender Lösung: »Da müssen wir sie halt rausholen aus dem Wasser.«

In eben derselben Reihenfolge, in der er sie hineingesteckt hatte, holte er nun die drei Püppchen wieder heraus, Vater, Mutter und den Jungen, und übergab sie mir zum Abtrocknen.

»Du musst jetzt deine Uhr holen«, sagte er. Er hatte Recht, es war 10.49 Uhr. Mit der Anweisung, ich könne hernach alles wegräumen, ging er davon.

Ich blieb zurück. Seither ist mir diese Szene zwischen Boris und mir geblieben wie eines der starken Bilder für »Erneuerung nach der versuchten Zerstörung« (Freud) für Tod und Wiedergeburt, Schuld und Trauer und für den Schmerz, den psychisches Wachstum in sich trägt, für die Notwendigkeit an die Anfänge zurückzugehen, die Zerstörung zu wagen und das Nichts, falls das Risiko der Rekonstitution und der Aufbruch zum Neuen möglich sein sollten.

Die scheinbar zunächst ödipal erscheinende Konkurrenz mit dem Vater, die ödipale Bewunderung des Vaters waren ebenso klar dargestellt wie der Versuch, den Vater »reinfallen« zu lassen. Damit tauchte womöglich noch, wie bereits angedeutet, eine andere Dimension auf, die des gefürchteten eigenen Breakdowns (Winnicott, 1974). Die Vorstellung vom möglichen eigenen Breakdown wurde hier vermutlich delegiert und verwandelt in den Sturz erst des Vaters in die große Schreibmaschine, vielleicht ins Endlose. Später wurde er ertränkt. Die Mutter musste folgen. Dann jedoch sind die Traurigkeit, die Verlassenheit des zurückbleibenden Jungen zu groß – vermutlich auch seine unbewussten Schuldgefühle auf der Ebene des ödipalen Konfliktes. Auch der Junge, der den Boris darstellt, muss sterben. Spätestens jedoch mit dem anschließenden Abbau des Hauses wurden tiefere Schichten der Zerstörung offenbar. Es war nicht nur die Amputation des Körpers der Mutter, die hier stattfand, sondern meines Erachtens »the breakdown of the establishment of the unit self« (Winnicott, 1974) oder, wie Winnicott sagt, »a reversal of the individual's maturational process«. Ich vermute, dass darüber hinaus das Haus, zwischen uns aufgebaut, auch für die analytische Beziehung stand, deren Abbild ebenfalls zunächst zerstört werden musste. – Mit dem Hinweis auf die Uhr hatte Boris das dramatische Geschehen in den Zeitablauf gestellt.

»... the original experience of primitive agony cannot get into the past tense unless the ego can first gather it into its own present time experience and into omnipotent control now (assuming the auxiliary ego-supporting function of the mother [analyst]) ...«

»... the only way to ›remember‹ in this case is for the patient to experience this past thing for the first time in the present, that is to say, in the transference.«

Es trafen sich meines Erachtens in dem Tod von Vater, Mutter und Sohn sowohl die ödipalen Konflikte als auch die Darstellung einer in Todesangst verwandelten fear of breakdown.

»Death, looked at in the way as something that happened to the patient but which the patient was not mature enough to experience, has the meaning of annihilation. It is like this, that a pattern developed in which the continuity of being was interrupted by the patient's infantile reactions to impingement, these being environ-

mental factors that were allowed to impinge by failures of the facilitating environment.« (Winnicott, 1974)
Das Besondere an dieser Szene liegt in der Zusammenführung von Tod und Wiedergeburt, indem das Symbol des Wassers sowohl für Leben, Geburt, Liebe, Schuld und Tod stehen mag. (Niederland, 1956) Für Freud (1916/17) hängt Geburt mit Wasser zusammen.
»Und solang du das nicht hast, dieses: Stirb und werde ...«
In einem dramatischen Auftakt zu seiner Analyse war es Boris gelungen, die vermutlich vielfältigen Phantasien und Erfahrungen im ersten Anflug eines intuitiven metaphorischen Verständnisses in einem ganz eigenen Bild zu verdichten.
»Yet metaphers constitute the only way by which what was hitherto unknown may be organized and conceptualized in a novel way.« (Arlow, 1979)
Es waren die Ausformung, die Aufeinanderfolge und die minutiöse Dramatisierung der Szene von Absturz, Tod, Abbau und Wiedererstehung, die dazu beigetragen haben mögen, dass Boris all meine Aufmerksamkeit, all mein emotionales Mitschwingen stimulieren und in Bewegung setzen konnte und mich hellhörig stimmte für die Gewalttätigkeit und Agonie in diesen Phantasien, noch ehe ich sie als Todes- und Wiedergeburtsphantasien, als Phantasien zu den Bedingungen des eigenen Wachstums verstehen konnte, sondern nur eine erste umfassende affektive Antwort gefunden hatte in den Worten: »Das ist ja schon traurig.«
Boris hatte mich auf jeden Fall mit der Komplexität und mit der Überdeterminiertheit dieser Bilder in der achten Stunde auf eine geballte Dynamik des therapeutischen Geschehens vorbereitet, wie sich im späteren Verlauf der Analyse nur allzu sehr bestätigen sollte.
Zusammenfassend sei angedeutet, dass sich in den folgenden eineinhalb Jahren, insbesondere seit Beginn der eigentlichen Analyse, ein analytischer Prozess entfaltet hatte, in dem die Übertragungsbeziehung derart an Intensität gewonnen hatte, dass es angezeigt schien, an eine Übertragungsneurose zu denken. Höhepunkt stellte das Anwachsen der negativen Mutterübertragung bei zunehmend beängstigender Nahrungsverweigerung dar. Bei anhaltender realer Sorge um die Gesundheit der Mutter, die regelmäßigen Mammographien stellten Meilensteine in dieser Phase ängstlichen Wartens dar, wurde ich in den Wochen, die der zu berichtenden

Geburtsstunde vorausgingen, in einer Weise physisch attackiert, dass es nur dem glücklichen Zufall zu verdanken war, dass ich mit heilen Augen und Zähnen davonkam. In dem Maße, in dem ich seine Wut auf seine kranken Eltern, insbesondere auf seine Mutter, in ihrer Übertragung auf mich zu interpretieren versuchte, begann Boris zunächst wieder zu essen, um dann, nach und nach und zögernd von seinem baldigen Geburtstag zu sprechen. Schließlich trug er seinen Namen neben das Datum seines herannahenden Geburtstages in den Kalender ein, der im Therapiezimmer hing (s. Kapitel »Ein Fluss, kann der auch grün sein?«).

Er würde 100 Jahre alt. Damit deutete er nicht nur an, was er schon alles durchdacht und durchlebt hatte in seinen Ängsten, sondern er führte auch weitere Überlegungen zur Dauer des Lebens oder zur Nähe des Todes ein: »Wenn man 100 Jahre alt ist, dann stirbt man schneller. Aber, es kann ja jemand auch mal früher sterben, als man annimmt. Man kann auch an Krebs sterben.« Damit hatte er zum ersten Mal die Krankheit seiner Mutter beim Namen genannt. Nach einer kurzen eintägigen Erkrankung, seine ernsten Gedanken hatten ihn sehr mitgenommen, erschien er zu seinem Geburtstag, den er ganz unbedingt mit mir feiern wollte. Es war dies überhaupt das erste Mal, dass er seinen Geburtstag feierte oder zu feiern wagte. In der Familie oder im Kindergarten hatte er es abgelehnt.

Boris sah sehr blass und verschwollen aus, als er eintraf. Noch kleiner als üblich. Doch er schritt sicher voran. Ihm folgte die Mutter, die einen Karton trug, und der Vater, der Kuchen, Tortenheber und andere für eine Feier unentbehrliche Gegenstände ins Behandlungszimmer beförderte. Boris zeigte stolz seiner Mutter, dass auf dem Kinderkalender sein Name neben dem heutigen Datum stand. Gerade als die Eltern gehen wollten, rief er der Mutter etwas nach. Als sie sich nun zu ihm herabbeugte, gab er ihr einen liebevollen Kuss auf die Wange.

Nun, nachdem die Eltern fortgegangen waren, stellte mir Boris den Inhalt des Kartons vor. Es war dies ein wunderschöner Herd mit Schornstein, Wasserhahn und Schiffchen, einer, wie ihn seine Oma, die in den Bergen wohnte, noch hat. Tatsächlich bestand er nun darauf, uns Maccaroni auf dem Herd zu braten. Schließlich speisten wir beide ganz gesittet von kleinen Tellerchen und mit Gabeln, die der Vater auf seine Bitte hin mitgebracht hatte. Boris aß mit Appetit und Begeisterung. Nun sollte es an den Kuchen gehen. Dieser hatte die Form eines großen Schiffes und stand auf einer Platte, umgeben von sechs Teelichtern mit Pralinen und allerlei Zuckerwerk verziert. Boris schnitt sich beherzt ein beachtliches Stück Kuchen ab und überließ es mir, selber für mich zu sorgen.

Ich sagte so leicht hin: »Da haben wir ein Glück, dass …« Ich hatte etwas Lobendes über den Kuchen sagen wollen, doch Boris fiel mir ins Wort: »… dass wir eine solche Mama haben.«

Ich stellte die Distanz her zwischen uns und sagte: »Ja, da hast du ein Glück.«

Nur dumpf dachte ich an die mögliche Bedeutung dieses gemeinsamen Males zwischen Boris und mir, zur Feier seines Geburtstages, wie er dieses noch niemals mit seinen Eltern oder im Kindergarten geteilt hatte. Die Wut auf die bedrohte oder verlorene mütterliche Brust wurde mir noch einmal bewusst, ebenso wie der Versuch einer oralen kannibalistischen Inkorporation der anderen Person, von mir, als Versuch einer Identifikation womöglich und eines neuen Beginns. Weiter jedoch kam ich nicht in meinen vagen Überlegungen, fühlte ich mich doch auch überrumpelt und überwältigt von der Intensität des Geschehens, das ich zunächst einmal hinzunehmen beschlossen hatte.

Da geschah es, dass eine unerwartete Wende eintrat. Das Geschehen zwischen uns wurde vom Spiel der Einfälle mitgerissen, die in ihrer Aufeinanderfolge und Kombination die Stunde zu einer Kreation werden ließen, für die Boris die Regie übernommen hatte und die die unbewussten Phantasien zum psychischen Wachstum zentriert um Tod und Wiedergeburt in einem Szenenbild vereinigten.

Plötzlich nämlich blies Boris alle Kerzen aus. Natürlich hätte ich bei dieser Sequenz seine Todesängste und aggressiven Phantasien formulieren können. Aber ich fragte einfach, weshalb er dies täte, erhielt jedoch keine Antwort. Stattdessen zündete er die Kerzen wortlos wieder an. Sollte zu meinem besseren Verständnis einfach alles wiederholt werden, fragte ich mich kurz. Als nun alle Kerzen wieder brannten, erklärte ich:

Analytikerin: »So sieht es doch viel lebendiger aus.«

Boris: »Was ist das?«

Analytikerin: »Also, das sieht nach Leben aus, da sieht man, dass es lebt.«
Nach seiner möglichen Darstellung des Todes hatte ich vom Leben geredet. Ich hatte das Leben gegen den Tod gesetzt.
Boris blies jetzt eine Kerze aus: »Schau mal, der ist jetzt nur fünf Jahre alt.«
Er blies eine weitere aus, immer wieder eine, und sagte jedes Mal begleitend: »Jetzt ist er vier – drei – zwei – ein Jahr alt.«
Ich spürte, dass bei diesem stückweisen Abbau des Lichtes, das ich zuvor mit dem Leben gleichgesetzt hatte, die Frage in mir aufkam, was er wohl sagen würde, wenn alle Kerzen erloschen seien. Würde er dann wieder an den Punkt Null gelangen, wie z. B. in der achten Stunde?
Boris blies schließlich die letzte Kerze aus. Er sagte: »Jetzt wird er geboren.«
Ich war überrascht und atmete heimlich und erleichtert auf.
Analytikerin: »Also eben war er noch bei der Mama im Bauch – jetzt ist er herausgekommen. Er ist noch winzig.«
Was in der achten Stunde eine ruckartige progressive Lösung gewesen war, nämlich die Figuren alle »nach dem Tod« wieder, einer Geburt gleich, aus dem Wasser herauszuholen, wurde in der jetzigen Dramatisierung, wie sich zeigen sollte, nach dem plötzlichen Erlöschen der Lichter und der späteren schrittweisen Regression bis hin zur Geburt, zur Darstellung eines schrittweise durchgeführten Wiederaufbaus, der die Verinnerlichung der Erfahrung von Lebensgeschichte voraussetzt. Es war das Gegenteil der vorher vorgenommenen Amputation des Hauses, nämlich eine Verbildlichung des individuellen Wachstumsprozesses.
Boris führte auf einmal seine Hand zum Ohr, tat, als telefoniere er, und sang ganz leise: »Happy birthday to you!«, so, als höre er fernen Gesang durchs Telefon. »Du«, meinte er, »jetzt wird er ein Jahr alt, jetzt müssen wir singen.« Er zündete eine Kerze an, und wir beide sangen: »Happy birthday to you.« Dabei schaute ich ihn an und er mich.
Vielleicht sollte ich einschieben, dass ich ihm vorher, während er für uns kochte, ausdrücklich gratuliert und ihm die Hand gegeben hatte.
Ich behauptete nun, der Kleine könne schon stehen und würde sich ans Laufen machen.

Boris führte wieder die Hand ans Ohr, wieder gab er vor, das leise Singen zu vernehmen, und wieder folgte das Anzünden einer weiteren, der zweiten Kerze. Bald hörte ich ihn von dem Kleinen als einem Schlingel reden, und dann erklärte Boris, er würde nicht mehr singen. »Der Schlingel soll mitsingen!«

Als sich der sechste Geburtstag näherte und er wieder die Hand zum Ohr führte, meinte er, in die imaginäre Ferne lauschend: »Du, die üben erst noch. Es sind noch drei Tage – noch zwei Nächte – noch eine Nacht – jetzt ist Geburtstag.« Er lächelte glücklich, als er die sechste Kerze anzündete.

Welchen Gesang hörte er? Die positiv besetzte Stimme der Mutter, die imaginären Freunde? Oder:

»This aspect of health: the non-communicating central self, for ever immune from the reality principle, and for ever silent. Here communication is not non-verbal; it is like the music of the spheres, absolutely personal. It belongs to being alive. And in health, it is out of this that communication naturally arises.« (Winnicott, 1963)

Hatte ich vorher gesagt, »das sieht nach Leben aus«, so vermittelte er jetzt, dass etwas nach Leben klinge.

In der Darstellung des Todes und im Auslöschen der Lichter hatte Boris mich dazu gebracht, von der Lebendigkeit zu sprechen, hilflos zwar, doch voller Überzeugung. Damit war vermutlich die Szenenfolge ermöglicht worden zwischen uns, die das stufenweise Zurückgehen zu den Anfängen des Lebens einzufangen bemüht war, und das Wagnis, den Augenblick der eigenen Geburt ins Jetzt zu heben. Es war die Vergänglichkeit des Seins, die Vergänglichkeit des Werdens, in dieser Aufeinanderfolge der Abnahme und der Zunahme an Lichtern in geradezu anmutiger Weise zu einer Zeitskulptur geworden, die nur aus der Bewegung lebt und die nur die Aufeinanderfolge der Augenblicke zulässt und die damit zur Metapher für das psychische Wesen schlechthin wird.

Dass es nicht so friedlich wie in dieser Stunde weitergehen würde in der Analyse, sondern dass dies nur als eine Verschnaufpause der Integration zu betrachten sei, hatte Boris vorher angekündigt, als er mich in einer Lücke zwischen den Telefonanrufen hatte wissen lassen, dass er früher einmal Sänger habe werden wollen. Jetzt aber habe er einen anderen Beruf ins Auge gefasst. Als ich mich erkundigte, an welchen er gedacht hatte, gab er prompt zurück:

»Räuber! – aber Papa und Mama beraube ich nicht mehr. Wenn ich jemanden beraube, dann bist du es.«
Damit hatte Boris sogleich angekündigt, dass er sich dessen bewusst war, dass der Wachstumsprozess in der Analyse noch weitergehen würde und dass die Intensität der Übertragung noch zunehmen könnte und der Prozess des Wachsens einer kontinuierlichen und inneren Aktivität bedürfe.
Es sei hier, spätere Informationen nutzend, nur angedeutet, dass Boris die Stürme der Adoleszenz durch Musizieren und Komponieren zu bewältigen versuchen würde.
Die Geburtstagsstunde wurde zu einem wichtigen Knotenpunkt in der inneren Geschichtsschreibung von Boris, die in der Übertragungsbeziehung verwurzelt war, die ihn betraf und auch mich. Ein halbes Jahr später, als er Rückblick auf das vergangene Jahr hielt, fragte er mich: »Weißt du noch, wie wir Geburt gespielt haben?«
Ich möchte mich nicht scheuen, den Ablauf dieser Stunde als Beispiel nehmen zu dürfen dafür, dass es auch in den Analysen Ereignisse, gestaltete Inszenierungen gibt, die zur Zusammenfassung der bisherigen schwierigen Entwicklungs- und Wachstumsprozesse werden, Kristallisationspunkte des Werdens, die dem weiteren analytischen Prozess Richtung zu geben scheinen, die die bereits tiefen verborgenen Strömungen einzufangen in der Lage sind und die Wirklichkeit des Kommenden mitbestimmen.
»Grandir est sans limites.« (P. Eluard)

TEIL C

BEWÄLTIGUNG IM SPIEL

1. Spielen zwischen Trauma und Kreativität

»Man muß die Welt mit Augen bevölkern,
Man muß dem
Blick treu sein,
Man muß Erschaffen
Um zu Sehen.
Die Malerei hat einen Fuß in der Architektur und den anderen im Traum.«

Octavio Paz, In mir der Baum

In den Mittelpunkt meiner klinischen Darstellung möchte ich die Ereignisse in den ersten Interviews mit einem siebenjährigen Jungen stellen. Gehalten und getragen von einer zwischen ihm und mir rasch aufkommenden spielerischen Handlung produzierte der Junge Serien von Zeichnungen, die in Überlagerung mit den Interaktionen zwischen uns sowohl den Jungen als auch mich in überraschender Weise zu neuen Erfahrungen führten. Es kam dazu, dass der Patient in meiner Gegenwart und gleichsam innerlich angelehnt an die Sicherheit der therapeutischen Situation traumatisierende Erlebnisse zu erreichen, wiederzubeleben und zu benennen wagte. Daraus ergab sich eine dramatische Besserung seines Befindens mit der Folge, dass er in das Leben und in seine Umgebung zurückkehren konnte, nachdem er sich zuvor extrem zurückgezogen hatte.

War es nicht D. W. Winnicott gewesen, der sich um eine neue Sichtweise des Spielens bemüht hatte:

»Child analysis of whatever school is built around the child's playing, and it would be rather strange if we were to find that in order to get a good statement about playing we have to go to those who have written on the subject who are not analysts.« (1971b)

In einem Aufsatz »Playing and Therapeutic Action in Child Analysis« (Mayes und Cohen, 1993) findet sich eine knappe und klare Zusammenfassung der mannigfachen Bedeutungen, die dem Spiel in den psychoanalytischen Schulen zugesprochen worden sind, wie:

Play as a representation and expression of the child's experiences and affects, –
as a window into the child's self-representation and conflicts –
as a communicative medium – basis as a guide to interpretation and clarification –
as a therapeutic action.
Aber Winnicott sprengte zunächst den Rahmen der Kinderanalyse im engeren Sinne, wenn er schrieb: »It is in playing and only in playing that the individual child or adult is able to be creative and to use the whole personality, and it is only in being creative that the individual discovers the self.« (1971b, S. 54) Schließlich ging Winnicott über den Rahmen der Psychoanalyse hinaus, wenn er betonte: »Cultural experience begins with creative living first manifested in play.« (1971b, S. 100)
Damit traf er sich, vermutlich ohne es zu wissen, mit einem deutschen Dichter und Denker, der 1795 verblüffend ähnliche Worte ausgesprochen hatte. In seinen (27) Briefen »Über die ästhetische Erziehung des Menschen«, gerichtet an den Herzog von Holstein-Augustenburg, hatte sich Friedrich Schiller (im 15. Brief) zum Spieltrieb geäußert: »Diesen Namen (Spieltrieb) rechtfertigt der Sprachgebrauch vollkommen, der alles das, was weder subjektiv noch objektiv zufällig ist und doch weder äußerlich noch innerlich nötig, mit dem Wort Spiel zu bezeichnen pflegt.« Er fährt fort: »Um es endlich auf einmal herauszusagen, der Mensch spielt nur, wo er in voller Bedeutung des Wortes Mensch ist, und er ist nur da ganz Mensch, wo er spielt.«
»Dieser Satz«, vertieft Schiller, »der in diesem Augenblick vielleicht paradox erscheint, wird eine große und tiefe Bedeutung erhalten, er wird, ich verspreche es Ihnen, das ganze Gebäude der ästhetischen Kunst und der noch schwierigeren Lebenskunst tragen. Aber dieser Satz ist auch nur in der Wissenschaft unerwartet, längst schon lebte und wirkte er in der Kunst und in den Gefühlen der Griechen, ihrer vornehmsten Meister ...«
Es ist, als habe gerade unser Jahrhundert ein Echo aufgebracht auf diesen beinahe vergrabenen Ausruf Schillers. In den Schriften von W. Kandinsky (1952, 1953, 1990) trifft man verschiedentlich auf die Auseinandersetzung mit dem Spielerischen, bezogen auf das Gebäude der ästhetischen Kunst. In dem klinischen und theoretischen Werk von Winnicott findet die Würdigung des Spielens

im Hinblick auf die noch schwierigere Lebenskunst ihren immer klareren Ausdruck bis hin zu seinen posthum erschienenen Arbeiten, Playing and Reality (1971b), und Therapeutic Consultations in Child Psychiatry (1971d).
Das Spielen kann für den Spielenden wie etwas sein, das sich zufällig leicht und in einem Zustand innerer Absorption entfaltet, bisweilen sich in geheimnisvoller Weise ergibt. Ein schwer zu erfassendes, überdeterminiertes und komplexes Geschehen, vermag es intrapsychische Erfahrungen und Phantasien, äußere Gegebenheiten und Träume, Erinnerungen und innere Affektströmungen zu bündeln. Es vermag dem Spielenden das Überschreiten der Dimension von Zeit und Raum zu ermöglichen, so unglaublich treffend und knapp von Kafka in einer seiner frühen Erzählungen »Kinder auf der Landstraße« (1904–1905) festgehalten. Dort heißt es zum wie dahinfliegend geschilderten Spielen der Kinder: »Wir durchstießen den Abend mit dem Kopf.«
Spielen ereignet sich im Zwischenbereich zwischen dem Sichtbaren und Unsichtbaren, zwischen dem Geheimnisvollen und dem Aufdringlichen, zwischen Scherz und Ernst. Spielen ist wie eine Gangart des Seins, die dem Zwischenbereich zwischen äußerer und innerer Realität entspricht und doch unmerklich immer wieder Grenzüberschreitungen vollbringt, die die Illusion hinterlassen mag, etwas sonst Unfassbares erhaschen zu können. Spielen mag innere Bilder anrühren und beleben und dennoch auch das Produkt solcher Bilder sein, die im Geschehen des Spielens aufleuchten, um dann wieder zu versinken im Reich des Unbewussten.
Winnicott hat in seinen Darstellungen der Technik des Schnörkelspiels, in dem es gerade in den ersten Stunden der Begegnung zwischen Kind und Therapeut möglich werden kann, dass beide zusammen spielen und auf ihre Weise kreativ werden, an eine Aussage erinnert, die er bereits früher gemacht hatte und auf die er später wie auf ein vordringliches Vermächtnis zurückkam: »Psychotherapy is done in the area of overlap between the playing of the patient and the playing of the therapist.« (1971d) In dem sogenannten Squiggle Game entstehen zwischen dem Therapeuten und dem Kind Zeichnungen, von dem einen begonnen, von dem anderen fortgesetzt, nachdem der Therapeut ungefähr folgende Anweisung gegeben hat: »I shut my eyes and go like this on the

paper and you turn into something and than it is your turn and you do the same thing and I turn it into something.« (1971d)
Wichtiges Anliegen Winnicotts war das Erreichen eines kreativen Spielens, einer gemeinsamen Freude am Spielen, eines Moments der Wahrheit, das Auftauchen einer inneren lebendigen Gestalt und die Fähigkeit des Kindes, Vertrauen in die therapeutische Beziehung zu entwickeln und vielleicht nicht nur einen bedeutenden, beängstigenden Traum zu erinnern, sondern den Augenblick wiederzuerleben, als das Kind den Traum hatte. Winnicott hat das Schnörkelspiel als ein Medium des Suchens, des Aufspürens nach dem Angsttraum angesehen, der dann wiederum zum Ausgangspunkt des weiteren Geschehens wird. Durch die Anwesenheit, die Unterstützung, den ego-support, durch die Beteiligung des Therapeuten, der sich selber mehr mitbringt, als es sonst in einer analytischen Situation üblich ist, wird es dem Kind zum ersten Mal möglich, sich Schlüsselerfahrungen zu stellen und sie zu integrieren, gewissermaßen wie er sagt in seine ganze Persönlichkeit. (1971d) Er betont, »that the significant moment is that a which the child surprises himself or herself. It is not the moment of my clever interpretation that is significant« (1971b). Winnicott hat darauf hingewiesen, wie sehr das Ergebnis der Anwendung einer solchen Technik abhängt von der Persönlichkeit des Therapeuten. An anderer Stelle hatte Winnicott gesagt: »Children play more easily when the other person is able and free to be playful.« (1971d)
Die Frage könnte gestellt werden, weshalb Psychotherapie im Überschneiden (overlap) beider Spielbereiche erfolgt und weiter, welche Konsequenzen sich daraus ergeben könnten für das Erfassen verändernder Momente in therapeutischem Geschehen auch anderer Art, zum Beispiel bei Erwachsenen, eine Frage, der ich hier nicht nachgehen werde. Es ist zu vermuten, dass neue Bereiche der Selbsterfahrung sowohl beim Kind als auch beim Therapeuten erschlossen werden, nicht zuletzt die Vertiefung und Ausdehnung der Erfahrung der Fähigkeit zu spielen, der Erfahrung einer innerlich schwebenden Haltung, die auf das Neue, das Unvorhersehbare hin geöffnet ist und die zwischen beiden geteilt wird, die gegenseitig erfahren, vermehrt und stimuliert wird. Es ergibt sich eine Aufeinanderfolge von Momenten, in denen, vereinfacht gesagt, die Gegenseitigkeit zwischen beiden Beteiligten

und Zustände eines kreativen Alleinseins in Gegenwart des anderen abwechseln. Es ergeben sich Momente, in denen eine averbale Kommunikation hierüber für beide jeweils an den anderen oder miteinander möglich wird. Ich vermute, dass es Momente gibt, in denen die Überraschung zwischen den Beteiligten möglich wird oder beide Beteiligten im therapeutischen Geschehen einander und sich selbst überraschen. Dies alles kann im Schutz kreativer Imagination geschehen, die zu Produkten führt, die sichtbar werden zwischen beiden, die in der Aufeinanderfolge das Problem der Zeit aufgreifen. Wenn alles gut geht, kann es zu einem Zusammenklang zwischen beiden Beteiligten kommen, der schließlich dazu beiträgt, dass der Ernst, die Schwere des traumatisch Erinnerten, wie in diesem Falle, wieder erfahren und erträglicher gemacht werden kann für beide.
Die therapeutische Begegnung, wie ich sie hier schildern möchte, entbehrt bis auf wenige Ausnahmen einer zeichnerischen Beteiligung der Therapeutin. Dennoch habe ich von Beginn an eine große Übereinstimmung gesehen mit dem, was sich im Schnörkelspiel ereignet, nämlich das Überlappen der spielerischen Haltung der Beteiligten. Von Anfang an, ja bereits im Vorfeld, hatten der Junge und seine Geschichte eine Haltung in mir geweckt, die als eine Bereitschaft zum Spielerischen bezeichnet werden kann. Im Verlaufe des Interviews versuchte ich, durch meine averbalen und verbalen Mitteilungen vorwiegend zu bekunden, dass ich mich auf einer ähnlichen Wellenlänge spielerischer Freiheit befand wie er, ohne jedoch Interpretationen zu machen. Es wurde eine ganz einmalige Sprache des Spielens zwischen uns möglich, die nur hier in dieser Situation Gültigkeit besaß und Aussagekraft. Es wurde ein Moment der Überraschung zwischen uns möglich, der beide betraf und der erst retrospektiv – nachdem er geschehen war – in seiner Bedeutung erfasst werden konnte.

a) Die Wiederbelebung der traumatischen Erfahrung in den Erstgesprächen

Ich möchte über die ersten drei Interviews mit dem siebenjährigen Bobby sprechen und nur summarisch über die folgenden vier Begegnungen, in denen der traumatische Verlust des Vaters im

Mittelpunkt stand und in denen eine Form des Austausches zwischen dem Jungen und mir vorherrschte, die mich, wie bereits gesagt, von Anfang an an das Schnörkelspiel bei Winnicott hatte denken lassen, wenngleich sich dieses nicht zwischen uns ereignete. Bereits Winnicott hatte auf die Notwendigkeit hingewiesen, dass das Kind eine Vorstellung haben kann davon, dass es verstanden werden mag. In dem Fall, den ich beschreiben möchte, war es anscheinend gelungen, vorher eine sehr vertrauensvolle Beziehung der Mutter mir gegenüber entstehen zu lassen. Vermutlich traf das Kind, die positive Einstellung der Mutter mir gegenüber nutzend, bei mir ein. Was mich anbelangt, so hatten die Schilderungen der Mutter am Telefon und auch in dem persönlichen Gespräch, das vorausgegangen war zwischen ihr und mir, meine ganze Aufmerksamkeit geweckt und in der Vorwegnahme eine Anteilnahme oder ein Interesse in Schwingung gebracht, die das Übliche übertrafen. Ein vorheriger Therapieversuch war gescheitert. Ich war auf ein sehr verstörtes, vermutlich sehr krankes Kind eingestellt und hatte mich innerlich wie auch äußerlich auf den Jungen eingerichtet. Eine äußere Manifestation dieser Haltung war, dass ich in sorgfältigster Weise das Therapiezimmer vor seinem Eintreffen überprüft und versucht hatte, es mit seinen antizipierten Blicken abzutasten, und überlegt hatte, was der Junge brauchen würde. Ich hatte die zwei immer vorhandenen Spieltelefone bereitgestellt, reichlich Papier und Buntstifte besonderer Art hervorgekramt und sonst alles Störende weggelegt. Ich kann mich erinnern, dass ich innerlich in einer eigenartigen Schwingung war, die mir anstrengend und leicht zugleich erschien, weil sie die Bereitschaft umschloss, irgendetwas Neues zu wagen. Diese Haltung, gewissermaßen ins Offene gewandt, ohne jede Richtung war bei mir schon vor der Begegnung mit dem Jungen andeutungsweise eingetreten und sollte sich in den therapeutischen Konsultationen zwischen uns intensivieren.

Ich beabsichtigte, die ersten drei Stunden genauso, wie ich sie später aufgeschrieben oder diktiert habe, zu referieren, auch mit dem unmittelbar dazu gehörigen Überlegungen, um jeweils nach der Darstellung der Stunden kurz meine Einfälle dazu anzudeuten.

Zur Überweisung und Vorgeschichte

Die Mutter rief auf Empfehlung einer Erziehungsberatungsstelle an, in der Bobby keinerlei Kontakt zugelassen hatte. Bobby, sieben Jahre alt, hatte aus der ersten Grundschulklasse wieder zurückgenommen werden müssen, nachdem er sich dort völlig passiv und blockierend verhalten hatte und in eine Babysprache verfallen war, Anweisungen nicht befolgte, sondern jede Beteiligung am Unterricht verweigert hatte. Jetzt besuchte er wieder die Vorschule, und die Angst vor einem neuen Fiasko im kommenden Herbst, wenn die Einschulung wiederholt werden sollte, war bei der Mutter sehr groß. Die Mutter fügte hinzu, dass alles wohl mit dem plötzlichen Tod des Vaters am zweiten Weihnachtstag vor eineinhalb Jahren zusammenhinge. Ich räumte der Mutter noch in den kommenden Tagen einen Termin ein und erfuhr Folgendes:

Der Vater, 52 Jahre alt, erlitt am zweiten Weihnachtstag inmitten der Familie einen Herzinfarkt und verstarb nach zehn Tagen Koma Anfang Januar. Die Familie hatte zusammengesessen, die Patentante von Bobby war zu Besuch gekommen. Der Vater hatte sich etwas hingelegt, da ihm übel war. Eine Untersuchung beim Arzt am Vormittag hatte keinerlei Verdachtsmomente ergeben. Mutter, Patentante und Bobby schauten einen Videofilm an, der Bobby geschenkt worden war, vermutlich Aladins Wunderlampe, als der Mutter ein merkwürdiges Röcheln beim Vater auffiel. Als sie sich ihm zuwandte, fand sie seine Augen verdreht und fürchtete, er sei gestorben. Die Mutter berichtete, dass sie dafür sorgte, dass Bobby mit der Tante das Zimmer verließ. Sie selber rief den Krankenwagen und versuchte durch Mund-zu-Mund-Beatmung den Vater wiederzubeleben. Die Tante ging auf die Straße, um den Krankenwagen einzuweisen. Eine erneute Wiederbelebung wurde versucht, und dann erfolgte der Transport ins Krankenhaus. Bobby besuchte den Vater nicht im Krankenhaus. Zur Beerdigung nahm die Mutter Bobby nicht mit.

Die Mutter, 38 Jahre alt, war, als Bobby drei Jahre alt war, an einem bösartigen Darmtumor erkrankt und war dreieinhalb Wochen klinisch behandelt worden, davon eine Woche auf der Intensivstation. Anschließend war ein Jahr Chemotherapie erforderlich gewesen. Die Mutter wird jetzt als geheilt betrachtet.

Es ist noch zu erwähnen, dass der Vater von Bobby ein sehr intelligenter Mann gewesen sein soll, der sich zum Betriebsleiter

einer größeren Firma hochgearbeitet hatte, täglich drei Stunden Autofahrt bewältigen musste und sehr angestrengt war durch seinen Beruf. Die Mutter selbst hatte eine einfache Tätigkeit ausgeübt, war aber seit ihrer Erkrankung berentet.
Sie wirkte sehr freundlich, feinfühlig, sehr auf den Jungen eingestellt und doch auch ausgerüstet mit gesundem Menschenverstand und einer gewissen Bereitschaft, in ihrem erzieherischen Vorgehen nicht ohne Konsequenz und ohne Forderungen zu sein. – Ich hatte der Mutter das Kinderspielzimmer gezeigt, um auch sie auf alles einzustellen, und hatte schon angedeutet, dass, falls Bobby sich nicht von ihr trennen würde, es sinnvoll sei, wenn sie ihn dorthin begleiten würde, da ihm damit der Besuch bei mir leichter fallen würde. Ich muss noch hinzufügen, dass die Mutter bis zu ihrer Erkrankung nie von Bobby getrennt gewesen war und rückblickend meinte, dass er in den ersten Jahren sehr an ihrem Rockzipfel gehangen hatte und auch jetzt jede Trennung vermeidet.
Das Erstgespräch mit Bobby fand wenige Tage später statt und, wie ich rückblickend feststelle, drei Tage nachdem er sieben Jahre alt geworden war. Mit einem breiten, forschenden Lächeln stand er neben der Mutter an der Praxistür. Im Gegensatz zu der dunkelhaarigen Mutter ist er blond gelockt, trägt kurze Haare, wirkt sehr blass und durchsichtig, schaut neugierig in die Welt mit seinen blauen Augen, ist schlank und in jeder Weise äußerlich unauffällig, wenn ich von einem Diastima absehen möchte. Tatsächlich wollte er nicht alleine mit nach oben gehen. Die Mutter begleitete ihn. Im Therapiezimmer schaute er sich aufmerksam um und versuchte die Mutter physisch festzuhalten, so als sei er ein weit jüngeres Kind. Die Mutter ging kurz und freundlich darauf ein, blieb dann aber doch bei ihrem innerlich festen Entschluss, ihn mir zu überlassen. Sie zog ruhig davon.
Nun begann ein Interview, das mir rückblickend wie ein Seiltanz erschienen ist. Bobby nahm zu meiner Überraschung nicht an dem Tisch Platz, an dem ich saß, sondern auf einem Stuhl, der zu einem Sitzplatz für sehr kleine Kinder gehört. Er saß dort, schwieg und schaute mich stumm an. Ich saß einige Meter entfernt. Er ließ den linken Arm in seinem Ärmel verschwinden. Sonst herrschte Ruhe. (Ich sagte mir, dass dies die erste Mitteilung, nämlich die über einen Verlust, sei.)

Analytikerin: »Da ist die Hand von Bobby weg, sie ist verschwunden.«

Bobby lässt die Hand wieder auftauchen, und ich kommentiere dies. Dies geht mit der rechten und mit der linken Hand mehrere Male so, schließlich verschwindet auch sein Kopf in dem T-Shirt und ich erkläre, nun sei nichts mehr von Bobby zu sehen, nur noch sein T-Shirt, Kopf und Hände seien verschwunden. Als er bald darauf den Mund öffnet, beginnt er zu bellen und ruft: »Wau, wau.« Ich sage, dass sich der Bobby irgendwie in einen Hund verwandelt habe, und Bobby ist sehr begeistert. Er versteckt sich unter dem Tisch, bellt, und ich setze meine Kommentare fort, lasse mich durch sein ständiges »Wau, wau« nicht irritieren. Eine Stimmung von spielerischer Tollkühnheit kommt in mir auf. Ich habe das Gefühl, Vernunft und logisches Denken bereits über Bord geworfen zu haben. Nachdem Bobby vermutlich 10 bis 15 Minuten den kleinen Hund gespielt hat, ich dies ständig weiter kommentiert habe (wobei mir eine Geduld und Gelassenheit möglich sind, die ich als außerordentlich einschätze), beginnt er plötzlich zu sprechen und sagt ungefähr: Der Bobby sei verschwunden.

Analytikerin: »Wo ist denn nur der Bobby?«

Bobby deutet auf seinen Mund.

Analytikerin: »Der Bobby ist im Mund verschwunden, das ist überhaupt eine tolle Geschichte. Sag ihm, dass ich ihn gerne kennen lernen möchte.«

Bobby: »Der Bobby ist verschwunden.«

Analytikerin: »Wo ist er denn?«

Bobby weist auf sein Ohr.

Analytikerin: »Der Bobby ist also im Ohr. Diesmal ist er im Ohr. Sag ihm, ich würde ihn gern kennen lernen.«

Bobby wiederholt dieses Versteckspiel mit weiteren Varianten: Einmal ist er im Zahn, einmal in der Nase, einmal ist er schließlich im Po verschwunden.

Nachdem er im Po verschwunden war und ich dennoch betont hatte, dass ich ihn kennen lernen möchte, kam Bobby näher auf mich zu und nahm zu meinem Erstaunen schräg mir gegenüber Platz. Ich schaute auf die Uhr – es waren ungefähr 25 Minuten vergangen. Ich hatte den Eindruck, möglicherweise sein Zutrauen gewonnen zu haben.

Er schaute sich am Schreibtisch um, betrachtete die Stifte und griff, wie ich vermutet hatte, zuerst nach den sehr bunten Kreiden.

Analytikerin: »Nun ist offensichtlich der Bobby hierher gekommen, und ich würde gerne wissen, wie der Bobby eigentlich aussieht.«

Daraufhin macht Bobby sein erstes Bild: Er malt zunächst eine grüne Sonne, dann in orangener Farbe den Bobby, dem ein Schneeball an den Kopf geworfen worden ist. Daneben zeichnet er eine zweite Figur, das sei ich, und er zeichnet einen riesigen Schneeball, den er mir zurückwirft. Ich frage, wie die Geschichte weitergeht.

Auf Bild zwei sind die Sonne und Bobby in dunklem Rot gemalt, während ich in einem orangenen Rot auftauche, größer als Bobby, dann aber von dem Schneeball getroffen zu Boden stürze und unten horizontal liegen bleibe.

Hier taucht das Thema des Horizontalen, des Liegens, erstmals auf.

Auf dem dritten Bild sind Bobby und ich abgebildet, ich größer als Bobby.

Auf dem vierten Bild wird mir von Bobby wieder ein Stoß erteilt, Bobby nimmt

das fünfte Blatt und zeichnet flüchtig einen Ambulanzwagen mit Blaulicht und macht »tatütata«.

Auf dem sechsten Bild ist ein Krankenhaus durch ein Kreuz gekennzeichnet.

Auf dem siebten Bild sieht man, dass ich im Krankenhaus auf dem Wagen liege und gefahren werde.

Auf dem Bild Nummer acht liege ich im Krankenhaus, und neben mir taucht offensichtlich Bobby auf.

Auf Bild neun kommt es erneut zu einem Streit. Bobby links, ich rechts, anscheinend wieder größer.

Auf Bild zehn taucht Bobby auf, der im Haus auf einem Wagen liegt. Ab jetzt zeichnet Bobby mit Bleistift.

Auf dem Bild Nummer elf liegt weiterhin Bobby auf dem Wagen, und es steht ein »Bäumle«, wie er sagt, neben dem Figürchen. Ich verstehe nicht, was das »Bäumle« soll, frage aber auch nicht.

Auf Bild 12 stehen Bobby und ich, ich diesmal klein, Bobby größer.

Auf dem folgenden Bild, dem Bild 13, liegt Bobby wieder im Haus, daneben steht ein Baum, und er ruft um Hilfe. Seine Mutter kommt.
Auf dem letzten Bild schneit es, und Bobby und ich stehen neben dem Haus, wobei mir Bobby einen ordentlichen Schneeball gegen den Kopf wirft.
Analytikerin: »Es schneit, offensichtlich ist Weihnachten.«
(Ich hatte die Bilderfolge als eine Darstellung besonderer Art des traumatischen Ereignisses gesehen und hatte mit dieser Bemerkung angedeutet, dass ich mich ebenfalls dem Thema nähern könnte.)
Bobby: »Ein richtiges Weihnachtsgeschenk.«
Seine Stimme klang lakonisch, als er dies sagte. Er zeichnete noch den Erdboden, auf dem das Haus stand, und erklärte mir, damit sei Ende.
Inzwischen war es 12.45 Uhr. Ich überlegte, ob die Mutter schon da sein mochte, um mit ihr einen weiteren Termin für Bobby vereinbaren zu können. Wir gehen hinunter, die Mutter ist jedoch noch nicht eingetroffen. Ich hole in meinem Arbeitszimmer für Erwachsene den Kalender und bespreche mit Bobby, wann er das nächste Mal kommen kann. Dann kehren wir zurück ins Kindertherapiezimmer und betrachten der Reihe nach noch einmal die Bilder. Dabei fällt mir auf, dass Bobby sehr genau die einzelnen Zeichnungen kommentiert. Mir wird klar, dass er den Inhalt der Darstellungen hoch besetzt hat. Schließlich ist 12.50 Uhr vorbei und wir gehen hinunter. Die Mutter ist angekommen. Bobby begrüßt sie freudig, und sie scheint erleichtert darüber, dass Bobby guter Laune ist. Er geht schon weg zum Wagen, während ich noch kurz mit der Mutter einen Termin vereinbare, und doch ruft er mir noch oben von der Treppe ein »Wau-wau« zu, etwas, was die Mutter wiederum sehr in Erstaunen versetzt. Es ist, als sei da eine vertraute Sprache zwischen ihm und mir aufgekommen.

b) Einige Überlegungen

Zunächst sollte ich nachtragen, dass die Gespräche zwischen Bobby und mir über den verschwundenen Bobby zunächst per Telefon erfolgt waren. Bobby hatte sich eines Telefons bedient, und ich hatte das andere zur Hand genommen. Diese Form der Kommunikation betonte schon sogleich das Als-ob-Element des Spielerischen. Ich war sehr betroffen darüber, dass Bobby szenisch sofort den Verlust dargestellt hatte. Zunächst hatte ich es so verstanden, als habe er den Verlust des Vaters mitgeteilt. Als er aber gewissermaßen sich verschwinden ließ und es auch betonte, fühlte ich mich an das Spiel mit der Holzspule, Freud, 1920, erinnert, als nämlich der Junge, nach längerem, über die üblichen Maße hinausgehenden Wegbleiben der Mutter vor dem Spiegel spielte, dass er auch ganz verschwunden war. Ich verstand es als eine Art Darstellung von Selbstverlust nach dem traumatischen Verlust der Objekte, der Mutter mit drei Jahren, des Vaters mit sieben Jahren. Was jedoch verwunderte, war die Fähigkeit des Jungen, diesen Selbstverlust spielerisch darzustellen, eingebunden in eine neue Sprache, hinter der er sich verbarg. Mir war unklar, zu wem ich wurde, ob ich subjektives Objekt war oder ob ich auch den Vater darstellte, den er ja auf dem Höhepunkt der ödipalen Phase verloren hatte, mit dem er rivalisiert haben mochte, gegen den er antrat und mit dem er sich auch wiederum identifizierte. Was mich sehr frappierte war, dass der Junge ganz unmittelbar in eine intensive Beziehung zu mir getreten war, nachdem ich seine Hundesprache wie selbstverständlich hingenommen hatte und dabei geblieben war, ihn kennen lernen zu wollen. Später hatte ich gesagt, dass ich wissen wolle, wie er aussähe, da ja jemand, der zunächst verschwunden war, auch wieder sichtbar werden muss. Was mich frappierte, war die unmittelbare Vehemenz, mit der er vom ersten Bild an die Beziehung, den hin- und hergeworfenen Schneeball zwischen uns darstellte, der eine Verdichtung war von Kommunikation, von Schnee – Verlust – Kälte und auch von Aggressivität. Ich hatte gleich in der Stunde den Eindruck, dass sich ein Geschehen zwischen Bobby und mir abspielte, das dem Schnörkelspiel entsprach, wenngleich das Hin und Her der Schnörkel nicht stattfand, dass Bobby aber meine Aufmerksamkeit wie etwas erlebte, aus dem er wieder etwas machen konnte. Das Gefühl sich mitteilen zu können oder verstanden zu werden, war zum Motor eines Spiels zwischen ihm und mir geworden, das sich zwar äußerlich einseitig zwischen uns realisierte, für sein und für mein Erleben aber zwischen uns entfaltete, so wie er es in den verschiedenen Zeichnungen festhielt.

Das zweite Gespräch mit Bobby fand eine Woche später statt. Bobby steht erwartungsvoll hinter der Praxistür mit einem Teddy unter dem Arm. Ich muss hinzufügen, dass meine Praxistür ein Fenster hat, sodass ich den Außenstehenden vor der Begrüßung sehen kann und umgekehrt. Die Mutter schellt nicht. Ich gehe hinaus, als die Zeit gekommen ist. Ich begrüße Bobby und frage ihn, ob dies sein Teddy sei, was er bestätigt, indem er zärtlich den Teddy in den Armen wiegt.

Im Kinderzimmer oben angekommen, legt er sich zusammen mit dem Teddy kurz auf die Liege und tut so, als ob er schlafe. Ich nehme wieder am Tisch Platz. Nach zwei bis drei Minuten steht er auf, holt sich ein Telefon zur Couch rüber und ruft mich an, nachdem auch ich mich inzwischen mit einem Telefon ausgerüstet habe. Ich frage, wer am Apparat sei.

Bobby. »Wau, wau.« (Lachen)

Analytikerin: »Sag dem Bobby, dass ich ihn gerne sprechen würde.«

Dies wiederholt sich vier- bis fünfmal. Dann, auf einmal meldet er sich mit einem »Hallo«, und meine Frage, ob es diesmal Bobby sei, wird bejaht. Dann legt Bobby das Telefon beiseite, ebenfalls den Teddy, steht auf und kommt zu mir herüber. Ich spüre seinen suchenden Blick nach Papier und betone, dass ich neues Papier besorgt habe. Sogleich schnappt er sich eine Dose mit Buntstiften. Zu den folgenden Zeichnungen mache ich immer wieder kleine Kommentare oder stelle zwischendurch Überlegungen an, wie wohl die Geschichte weitergehe, doch insgesamt ist mein Beitrag minimal.

1. Bild: Links er, Bobby, rechts ich. Ich habe ihm etwas an den Kopf geworfen, er mir zurück. Wir liegen beide verwundet am Boden.

2. Bild: Krankentransport.

3. Bild: Krankenhaus. In Zimmer 3 bis 4 liegt er, ich in Zimmer 2.

Analytikerin: »Wer liegt in Zimmer eins? Das zeigst du wohl auf dem nächsten Bild.«

Es war meine Vermutung, dass dort der Vater läge.

4. Bild: Krankenzimmer, Zimmer 1, der Vater liegt dort, am linken Arm verletzt. Unter ihm (dunkel) das Kissen, daneben die Decke.

5. Bild: Es folgt auf meine Frage, wie es zur Verletzung vom Vater gekommen sei. Bobby zeichnet einen Autozusammenstoß, einen Blitz aus dem Himmel, das Auto brennt, und es regnet.

6. Bild: Ich hatte gefragt: »Wie war es wohl vorher?« Bobby zeichnet: Links die Mutter, in der Mitte das Baby, rechts der Vater. Es steht ein Weihnachtsbaum dort, und es schneit.
7. Bild: Es folgte auch wiederum sehr prompt auf eine Überlegung von mir, wie es vorher gewesen sei. Mutter rechts, das Baby mit Teddy, der aber eine Maus ist. Unten sitzt das Baby vor der Glotze auf dem Sessel mit Fernbedienung. (Bobby lacht ganz fürchterlich, als er es zeichnet.)
8. Bild: Das Baby vor der Glotze wird angeschossen, von einem Banditen aus der Glotze heraus. Rechts ein Kindertransport, die Tür ist noch geöffnet zunächst, dann aber später wird sie geschlossen. Das Baby liegt auf dem »Krankenkinderwagen«.
9. Bild: Das Baby im Krankenhaus. Ein Kinderwagen. Das Baby geht die Treppe rechts hinauf, bis unters Dach, macht einen Sturz in die Tiefe und ist tot. Es kommen 100 Leute angerannt.
10. Bild: Das Baby links, im Sarg (rechts der Grabstein, eine Blume auf dem Grabstein und ein Name). Eine Blume steht daneben, Vater und Mutter weinen (rotes Herz). Das Wasser steigt, da sie so weinen, von ihren Tränen. Sie ertrinken.
11. Bild: Es folgt auf meine Frage, wie es dem Baby wohl vorher ergangen war, warum es dazu gekommen sei. Bobby zeichnet: Im Kindergarten eine Treppe, ein Kind gibt dem Baby einen Faustschlag, eine große Lehrerin steht daneben, das Baby ist tot.
12. Bild: Das Baby ist tot. Und wieder gibt Bobby zu erkennen, dass jetzt Ende sei.
Nachdem die Zeichnungen von ihm abgeschlossen waren, ergriff er den Teddy und stellte folgende Szene dar: Er ist der Papa, der Teddy stellt den Bobby dar. Er, das heißt der Papa, umarmt den Teddy, Bobby, und er ruft immer wieder: »Der Papa ist da, der Papa ist da.« Ich bin völlig überrascht, halte mich zurück und sage nur, dass ihm dieses Spiel wohl sehr gut tue. Die Stunde ist zu Ende, und Bobby geht ruhig die Treppe hinunter, öffnet die Tür zu dem Arbeitszimmer, dem Therapiezimmer für Erwachsene, verkriecht sich dort unter einem kleinen Glastisch zwischen den beiden Sesseln. Der erstaunten Mutter, die ihn abholt, erklärt er ernsthaft, er würde hierbleiben. Die Mutter ungläubig, lacht. Schließlich gibt sie vor, ohne ihn gehen zu wollen, tut dies sehr liebevoll, dann geht er mit ihr. Er geht mit ihr sehr friedlich Hand in Hand davon.

Ich war überrascht, dass Bobby eine so zärtliche Beziehung zu seinem Teddy darstellte, weiter, dass er nach kurzem Rückgriff auf das Hundespiel in seiner Mitteilung weiter drängte, getrieben wohl von seinem Vertrauen einerseits und dem tiefen Bedürfnis, von seinen Ängsten, von seinem Leid zu sprechen. Er geht bereitwillig auf meine Frage ein, wer in Zimmer eins liegt, hatte ich ja vermutet, dass dort ein Hinweis auf den Vater gegeben würde. Schließlich lässt er Mutter, Baby und Vater unter dem Weihnachtsbaum und bei Schnee zusammenkommen, das heißt, er führt hier den Vater einmal vermutlich in der ödipalen Konfiguration ein, zum anderen aber auch zum Zeitpunkt des Verlustes. Das Baby ist in der nächsten Szene nicht Täter, sondern es wird Opfer, angeschossen von dem Banditen aus der Glotze. Bei der nächsten Szene stürzt sich das Baby von einer hohen Treppe in die Tiefe. Das Baby wird zum Opfer. Es wird von den Eltern betrauert, in der Umkehr seiner Sorge oder seiner Trauer um die Eltern. Über den weiteren Verlauf war ich wiederum äußerst überrascht, fragte mich, ob sich das Baby hier aufopfert, um den Vater wieder zum Leben zu bringen, ob es sich bestraft wegen der unbewussten Todeswünsche gegen den Vater. Es gab viele offene Fragen. Die Tatsache, dass Bobby nach der Stunde hier bleiben will, mag einerseits bedeuten, dass er sich wohl fühlt, zum anderen aber auch, dass er auf eine Deutung, auf eine Erklärung oder Auflösung wartet. Ich hatte den Eindruck, dass jede Interpretation den weiteren Verlauf der Mitteilung einengen könnte, dass es notwendig sei, Bobby und mir Zeit zu lassen. Später kam mir der Gedanke, dass der Moment, als er erklärte, hier bleiben zu wollen, auch die Mitteilung enthielt, dass er sicher war, dass noch geraume Zeit vor uns liegen würde, und dass ich diesen Wunsch nun von ihm hören sollte, aber auch, dass ich diesen Wunsch vermutlich verstehen würde.

Wieder eine Woche später kam es zum dritten Gespräch. Bobby steht tief in seinem Anorak vermummt neben der Mutter. Unter dem Anorak versteckt hält er seinen Teddy eng an sich gepresst, oder, frage ich mich, klammert er sich an den Teddy? Wie selbstverständlich geht er mit nach oben, festen Schrittes, legt sich wieder auf die Liege, holt sich das Telefon, während ich mir das andere besorge. Er hält den Hörer dem Teddy vor die Schnauze. Als ich auf seinen Anruf reagiere, meint er:

Bobby: »Wau, wau – tschüs.«

Analytikerin: »Also, da ist er wieder, der Wauwau. Ich möchte ihm nur sagen, dass ich gerne den Bobby sprechen möchte.«

(Ein anderes Mal sagte ich wohl laut meinen Aufzeichnungen kurz selber »wau-wau« und leitete meine Bemerkung damit ein, etwas lächelnd.) Das ging über einige drei bis vier Minuten so weiter. Schließlich kommt er herüber zum Tisch. Er nimmt sich ein Papier und beginnt:

1. Bild: Er beginnt mit der Figur ganz links. Setzt die große rechts daneben. Dann eine mittlere kleine.

Analytikerin: »Also, da ist wieder eine Pistole. Jetzt schießt er los. Auf wen wohl?«

Bobby: Rechts, der Große, das sei er. Links, das sei ich. Die Kugel würde an ihm abprallen. Das ursprüngliche Double von mir treffen.

Als ich frage, welches die Folgen seien, macht er eine halsabschneiderische Bewegung, zeigt auf meine rote Wunde hin. Unten liege ich, verblutend.

2. Bild: Es zeigt mich oben links, als Engel, im Himmel ankommend. Der liebe Gott hat einen riesigen Bart.

Ich äußerte, vermutlich seien im Himmel ja schon andere, die gestorben seien.

Bobby zeichnet die rechte Figur, das sei ein Geist, das sei der Geist von dem Baby, das er das letzte Mal gezeichnet hätte. Dann zeichnet er das Blau des Himmels und sagt: »Der ganze Himmel weint.« Im unteren Teil des Bildes, mit dem er vermutlich begonnen hatte, ist mein Grab. Meine Mama, wie ich dann errate, hat eine Blume daneben gestellt. Danach erst wird die Szene im Himmel gezeichnet, und es bleibt unklar, ob der Geist des Babys, das oben ankommt, nicht auch der Geist von mir ist, die ich zuvor in Bild Nummer eins gestorben war.

Bild 3: Bobby beginnt zu zeichnen, bricht einen lila Stift ab und ist darüber entsetzt. Ich halte mich zurück, seine Schuldgefühle und das Thema des Verlustes aufzugreifen, und verweise etwas leichthin auf einen Ersatzstift. Er jedoch beweist, dass er das Geschehen möglicherweise auf einer anderen, tieferen Ebene versteht, als er nämlich jetzt im unteren Teil des Bildes eine Zeichenprobe macht, um zu beweisen, dass die Farben der beiden Stifte nicht identisch seien, das heißt, dass der abgebrochene erste Stift, dass der verlorene nicht ersetzt werden kann. Einerseits fühle ich mich bestätigt in meiner Annahme, dass Bobby unter großen Schuldgefühlen leidet, andererseits entschließe ich mich, weiterhin abwartend vorzugehen. Noch kann ich nicht ahnen, dass jetzt zwischen uns etwas geschehen wird, das ich wie den Moment bezeichnen würde, in dem wir uns beide überraschen – vermutlich der wichtigste Moment in den Gesprächen. Bobby zeichnet die große Figur.

Ich meine dazu, die bereite Angst.

Bobby daraufhin, das sei eine Statue.

Ich denke an Don Giovanni, völlig überrascht, an den Komtur, an das Thema des Vatermordes.

Oben zeichnet Bobby eine Art Taube, meiner Interpretation nach. Es bleibt jedoch unklar.

4. Bild: Bobby zeichnet ein Geisterschloss, es gibt zwei Feuer (gelb), einen Geist, auf den der Blitz niederfährt. Links einen Geist, Klagen, Weinen, ich erinnere nicht alle Zusammenhänge. Ich weiß auch nicht, ob er etwas zum Blau sagt.

5. Bild: Bobby meint, das sei ein Monstrum.

Analytikerin: »Von dem kann man träumen.«

Bobby: (... der jede Bemerkung von mir aufmerksam aufnimmt, begutachtet oder verwirft): »Ich habe auch schon einmal geträumt.«

Analytikerin: »Ob du es mir zeichnen kannst?«

Bobby: (Er springt auf, legt sich mit dem Rücken auf die Liege): »Ich lag so im Bett, da bin ich aufgewacht, und da stand vor mir meine Mutter. Und die hat mich gar nicht freundlich angeschaut, die hat so gemacht«: (er springt nun auf, stellt sich gegenüber der Liege auf und macht ein, wie mir scheint, hohnlachendes Gesicht der Liege, der er ja entsprungen war, zugewandt.) (Dann legt er sich wieder hin): »Und ich hab geschwitzt, ich war ganz nass.« Sofort fuhr er fort: »Ich hab schon öfter geträumt – einmal hab ich geträumt, ich bin aufgewacht und habe die Mama sprechen hören mit dem Papa.«

Analytikerin: (Beinahe zu meinem eigenen Erstaunen hörte ich mich, obwohl vielfältige Überlegungen in größter Schnelle in mir abliefen, ganz ruhig sagen): »Obwohl der Papa doch tot ist.«

Bobby: »Ja.«

Zwischen uns trat eine Stille ein. Es war klar, dass damit der Tod des Vaters zwischen uns kein Geheimnis mehr war.

Analytikerin: »Der ist ganz plötzlich gestorben – und du hast dich gar nicht von ihm verabschieden können.« (Mir fiel natürlich das Ende der letzten Stunde ein.)

Bobby: »Die Mama war da und meine Getti.«

Analytikerin : »Und der Papa war ganz plötzlich so krank. Er war wie vom Schlag getroffen.« (Ich dachte daran, wie in den Zeichnungen ich jeweils durch den Schneeball wie vom Schlag getroffen war.)

Bobby: »Ja.«

Analytikerin: »Und dann bist du auch zum Friedhof gegangen – mit der Mama.«

Bobby: »Ja.«

Analytikerin: »Das Grab ist wohl schön.« (Ich dachte an die vielen Gräber mit Blumen.)

Bobby: »Ja. (Er lacht.) Aber ich bin auch allein hingegangen – und dann habe ich geflennt.«

Analytikerin: »Und keiner wusste, wie du dich fühltest.«

Bobby: »Ich habe Angst, auch vor den Lampen.«

Ich frage, wie er das meine?

Bobby: »Da sind jetzt drei Lampen.« (Er zeigt in die Luft vor sich.)

Analytikerin: »Vielleicht kannst du es einmal zeichnen.«

Bobby zeichnet Bild 6: Oben die Lampen, die er zu einem Gesicht ergänzt, unten liegt er zusammen mit seinem Teddy auf dem Bett.

Analytikerin: »Das erinnert dich an etwas, das Angst macht.«

Bobby: »Wie ein Monster – ein Dinosaurier.« (Er zeigt bei sich die Zähne oder Hauer eines Dinosauriers.)

Analytikerin: »Wahrscheinlich wusste ja niemand bisher, wie sehr du Angst gehabt hast. Jetzt hast du es mir erzählt, und ich weiß darum. – Und du warst in deinem Zimmer.«

Bobby: »Ganz alleine.«

Analytikerin: »Niemand da und der Teddy …?«

Bobby: »Der ist ja nicht echt.«

Analytikerin: »Nein – du möchtest, dass jemand da ist, der ganz lebendig ist.«

Bobby spricht noch einmal über die Lampen, und dann erklärt er:

»Jetzt hören wir aber auf mit den Lampen – sonst kann ich nicht schlafen.« Er schob die Blätter weg.

Ich war überaus erschrocken über die Vulnerabilität, die er zugelassen hatte, er kam mir äußerst verletzbar vor. Ich hatte das Gefühl, das ich dem Schrecken und der Angst etwas gegenüber stellen sollte, hatte aber zugleich den Eindruck, dass Worte zu schwer und zu direkt sein könnten, und entschloss mich zu einer Intervention, die Raum zwischen ihm und mir lassen würde. Ich sagte: »Nachdem du so viel gezeichnet hast, könnte ich doch etwas für dich zeichnen.«

Bobby wurde neugierig.

Analytikerin: »Vielleicht könnte ich dich zeichnen, wie dich jemand im Arm hält.«

Bobby wird neugieriger.

Analytikerin: »Wer wohl – die Mama?«

Bobby: »Ja.«

Analytikerin: »Soll ich erst dich zeichnen oder erst die Mama?«

Bobby: »Die Mama.«

Ich zeichne Mama und Bobby und gebe die Erklärung ab, dass er mit seiner Hand nach der Mutter greift.

Bobby schweigt, als das Bild fertig ist. Mir scheint, als warte er, dass ich noch etwas hinzufüge.

Analytikerin: »Ob ich noch etwas hinzufügen soll?«

Bobby: »Den Papa.«

Ich setze mit dem Stift in gleicher Höhe ein wie bei der Mama, in Höhe ihres Kopfes.

Bobby: »Nein – (er unterbricht mich), der Papa ist größer.«

Ich zeichne den Papa, sage, dass er mit der Hand zur Mama greift.

Bobby ist sehr zufrieden.

Der Rest der Stunde vergeht damit, dass er sehr scherzhaft das Wau-Wau-Hundespiel wieder aufnimmt, dass er mir von seinem Wunsch, einen Hund zu haben, Mitteilung macht, die Mutter sei jedoch dagegen, weil der alles – und er zögert, ehe er das Wort benutzt – vollscheißen würde. Im Weggehen am Ende der Stunde nimmt Bobby seinen Teddy wieder unter den Arm und macht irgendeine Bemerkung hinsichtlich von Lampen, die es nicht geben soll.

Nach dieser dritten Stunde hatte ich den Eindruck, dass der Vater tatsächlich wieder lebendig geworden war, dass Bobby seine Trauer um den Vater, aber auch seine Angst möglicherweise vor seinen unbewussten Phantasien und vor der Rache des tot gewünschten Vaters zum Ausdruck gebracht hatte. Erst nach der Stunde wurde mir klar, dass sich zwischen Bobby und mir eine Kommunikation abgespielt hatte, die traumhafte Züge besaß und andererseits eine, die den Bezug zur Realität nicht verlor. Es folgte eine kurze Unterbrechung des wöchentlichen Rhythmus der Stunden durch die zweiwöchige Osterpause.

Ich versuche jetzt, die folgenden vier Stunden zusammenzufassen, ebenso ein Gespräch mit der Mutter anzudeuten, das nach der vierten Stunde stattfand, um mit einer szenischen Darstellung der siebten Stunde zu schließen.
In der vierten Stunde bringt Bobby zwei gorillaartige Gummifiguren mit, die er eine Weile miteinander kämpfen lässt und denen er nach ungefähr einer Viertelstunde erklärt: »So, nun müsst ihr einmal beiseite gehen, denn der Bobby muss jetzt arbeiten.« Er zeichnet im Anschluss daran fünf Bilder. Auf dem ersten wird ein Baby dargestellt, das schreit, das die Flasche haben möchte und dessen Mutter, die die Flasche bringt, durch einen Banditen daran gehindert wird, bis schließlich die Polizei auftaucht und den Banditen einfängt. Auf den nächsten Bildern geht es darum, wer die Oberhand gewinnt, ein Bandit oder der Batman. Schließlich liegt das Baby im Grab zwischen den Gräbern von Mutter und Vater. Danach baut Bobby einen Turm auf, den er immer wieder zum Einstürzen bringt, wobei Momente der Komik auftauchen. Meine wesentliche Intervention ist: »Wenn man schon weiß, dass man etwas einreißt und dass etwas kaputtgehen wird, dann hat man nicht solche Angst, wie wenn man überrascht wird von einem solchen Ereignis.« Diese Interpretation wird sinngemäß über den weiteren Verlauf der Stunde wiederholt.
Die Mutter von Bobby kam am Tag, der auf das vierte Gespräch folgte. Sie berichtete sehr angetan über die Veränderungen von Bobby, der zum ersten Mal sich über längere Zeiträume von ihr trennt, mit seinem Fahrrad größere Runden dreht, seiner Mutter erklärt: »Mama, ich bin jetzt sieben Jahre alt«, sich nicht mehr alles gefallen lässt. In den Osterferien habe er sich sein Fotoalbum geholt, die Fotos betrachtet und, wenn der Vater auftauchte, gerufen: »Ah, da ist der Papa.« Über die Gespräche hier habe er keine Mitteilung gemacht, nur einmal habe er von seiner Lampe in seinem Zimmer gesprochen und gesagt, er habe Angst vor der

Lampe. Die Mutter sei daraufhin mit ihm ins Zimmer gegangen, habe die Lampe angemacht und zu ihm gesagt, das sei doch eine normale Lampe. Dann jedoch sei sie auf den Gedanken gekommen, sich auf sein Bett zu legen und von dort aus die Lampe zu betrachten. Bobby habe sie gefragt, woran die Lampe sie erinnere, und sie habe geantwortet: »An eine Lampe.« Bobby hingegen habe gemeint, sie erinnere ihn an ein Gesicht, an zwei Augen und eine Nase. Daraufhin habe sie die Überlegung gehabt, die Lampe auszutauschen. Inzwischen soll Bobby jedoch zu ihr gesagt haben, dass er keine Angst mehr vor der Lampe habe.
In der folgenden, der fünften, Stunde stellte Bobby auf insgesamt 12 Bildern Kampf, Tod, Monster, die Unvermeidlichkeit seines Absturzes von einem Seil dar, die Unvermeidlichkeit einer Biene auf Rollschuhen in einen unerbittlichen Fluss zu fahren und zu ertrinken und bat mich zwischendurch (Bild 7), ein Bild von seinem Teddy zu machen, mit dessen Ergebnis er zufrieden ist und unter das ich schreiben sollte: »Teddy von Bobby.« Geisterfahrer tauchen auf, Feuerwehrleute, die den Blitzen nichts anhaben können, und zum Schluss brennt ein Auto aus, das nur noch ein Schrotthaufen ist, das totale Chaos herrscht. Ich gewinne den Eindruck, dass es äußerst wichtig für Bobby ist, dass er seine Phantasien von Ungeheuern, Geistern, von Zerstörung freien Lauf lassen kann, ohne dass ich protestiere oder Angst bekomme.
Die wichtigste Intervention in der darauf folgenden, der sechsten, Stunde ist wohl, dass ich eine Unterscheidung treffe zwischen dem Batman, von dem er sagt, der würde immer wieder auferstehen, und dem Vater. Als ich erklärte, »mit dem Batman ist es anders als mit dem Vater: als der gefallen war, da konnte er nicht mehr aufstehen«, guckte Bobby kurz erstaunt und nickte. So als wolle er noch einmal den Gegensatz zwischen beiden hervorheben, brachte er später, im Verlauf der Stunde, seinerseits noch einmal die Bemerkung: »Der Batman steht immer wieder auf, weil es wie ein Film ist.«
Die siebte Stunde beginnt mit neuen Zeichnungen, auf denen eine Abfolge von Monstern auftaucht und schließlich Bobby, der von einem verstümmelten Monster erwischt wird und tot liegen bleibt. Es wird im Bild rechts ein Krankenwagen dargestellt und unter das Bild das Zeichen dafür gesetzt, dass die Fortsetzung das nächste Mal käme.

Es folgt ein völlig neuer Teil der Stunde: Bobby legt sich auf den Boden, er wirft sich auf die Couch und bleibt jeweils regungslos wie tot da liegen. Nachdem er wieder eine ganze Weile wie regungslos auf dem Boden gelegen und dann ganz merkwürdig geröchelt hat, fühlte ich mich erinnert an die Schilderungen der Mutter vom Sterben des Vaters. Nach einigem tiefen Zögern, ob ich jetzt schon eine Verbindung zum Erlebnis des Todes des Vaters herstellen sollte, entschloss ich mich dazu und sagte: »So ungefähr mag es gewesen sein, als dein Vater starb.«
Bobby bestätigte dies mimisch. Er warf sich dann auf die Liege und blieb dort regungslos liegen. Zunächst tat er so, als würde er ruhig schlafen, dann begann er zu röcheln. Plötzlich sprang er auf und stellte die Mutter dar, die ans Telefon eilte, um die Polizei zu rufen. Die Mutter ist ganz nervös. Er stellt auch dar, wie die Mutter den sterbenden Vater beatmet. Dann erklärt er, der Vater sei dann ganz ruhig dagelegen, und dann sei er tot gewesen.
Dies widersprach den Schilderungen der Mutter, die ja betont hatte, dass sie den Jungen aus dem Zimmer geschafft hatte.
Analytikerin: »Du meinst, du habest das alles miterlebt?«
Bobby schüttelt bestimmend den Kopf zu einem »Ja«.
Analytikerin: »Und dann war etwas mit dem Vater anders.«
Bobby: »Tot!«
Er sprang auf und stellte den Notarztwagen dar, stellte dar, wie jemand durch die Tür von draußen kam, um sich auf den sterbenden Vater zu stürzen. Ich war wie überwältigt davon, dass Bobby den Tod des Vaters einmal szenisch darstellte und dass er in der Identifikation mit dem Vater dessen Tod noch einmal zwischen uns wachrief. Als ich sagte, er teile mit, dass er dabei gewesen sei, als der Papa gestorben sei, bestätigte er dies und fuhr fort: »Ich möchte nicht mehr darüber sprechen, sonst muss ich weinen.«
Damit begann der dritte Teil der Stunde, in dem er die Distanz zwischen uns wiederherstellte, indem er das Wau-Wau-Spiel aufgriff, dazu einen Elefanten, ein Krokodil, eine Maus, allerlei Tiere auftauchen ließ, auch die kleine Maus nicht davor verschonte, dass schließlich das Miauen einer Katze zu hören war. Kurz, das Ende der Stunde zwischen uns machte ein beinahe scherzhaftes Miteinanderspielen möglich, an dem wir beide Gefallen fanden. Es war wie die Erleichterung nach der Begegnung mit der Schwere des Todes. Bobby, der vom Ende der Stunde nichts wissen wollte,

ging schließlich doch ganz gelöst die Treppe hinab, begrüßte freundlich seine Mutter und rief mir ein Tschüs zu, nachdem wir uns schon verabschiedet hatten.
Eine Woche später erfahre ich von der Mutter, dass Bobby äußerst übermütig und wie befreit zu Hause wirkt, äußerst komische Bemerkungen macht und dass er mit einem »Kollegen« zum Friedhof fährt, um dort das Grab des Vaters zur besuchen.
Ich habe die Begegnung eines Jungen im ödipalen Alter mit dem jähen Tod und Sterben des Vaters geschildert, des Vaters, der vor dem Kind in aller Schwäche und dann leblos liegt. Weiter habe ich versucht darzulegen, wie im dritten Interview in einer Sequenz der Interaktion, bei der sich beide Beteiligten überraschen, der Vater abwechselnd zunächst als lebendiger und dann als toter Vater aufgetaucht war zwischen uns.
Ich möchte mit einer allgemeinen Überlegung schließen:
Spielen ergibt sich auch im Oszillieren zwischen der Freiheit zu spielen und einer inneren Notwendigkeit zu spielen in dem von diesem Oszillieren umschriebenen Raum. Wenn ich hier von der Notwendigkeit oder der inneren Notwendigkeit spreche, so wähle ich bewusst einen Begriff, den wir aus dem Schrifttum zur Kreativität kennen: »Ein Kunstwerk ist gut, wenn es aus Notwendigkeit entstand.« (R. M. Rilke) Kandinsky spricht in seiner Schrift über das Geistige in der Kunst von dem Prinzip der inneren Notwendigkeit oder auch von der befehlenden Notwendigkeit (1912). Ich möchte damit entlang dem Begriff der inneren Notwendigkeit eine Verbindung, eine verborgene Linie oder eine Beziehung andeuten zwischen dem Spielen des Kindes und dem Erleben und Spielen des kreativ oder künstlerisch tätigen Erwachsenen.
Spielen, aus einer inneren Notwendigkeit des Kindes entstanden, das neu ihm begegnende Geschehen und das traumatisierende Erleben zu integrieren, bleibt, auch wenn es scheinbar mit der Kindheit und Jugend untergeht, in besonderer Weise im Bereich des kreativen Lebens erhalten, dort wo Kultur ist, dort, wo Neues, wo Kunst aus innerer Notwendigkeit geschaffen wird.
Die vorherigen Zitate paraphrasierend ließe sich sagen: Um es endlich auf einmal herauszusagen, der Mensch spielt nur, erfährt nur das kreative Leben, wo er in voller Bedeutung des Wortes Mensch ist, und er ist da ganz Mensch, wo er auch aus innerer Notwendigkeit spielt und kreativ erlebt …

2. Frühe Trennungserfahrungen

Und ich bin im Meer nach Muscheln getaucht

> »In order to study the play and then the cultural life of the individual one must study the fate of the potential space between any one baby and the human (and therefore fallible) mother-figure who is essentially adaptive because of love.« *D. W. Winnicott*

Wenn man in den letzten Arbeiten Winnicotts im Zusammenhang mit dem Thema Trennungen zum Konzept der Übergangsphänomene und des Übergangsraumes bzw. des potenziellen Raumes liest, so tauchen immer wieder neue Gesichtspunkte und Blickwinkel der Betrachtung auf. Es mag einem ergehen wie demjenigen, der durch die engen Straßen einer mittelalterlichen Stadt wandert und der an jeder Straßenkreuzung, an jedem freien Platz, den er überquert, einen neuen, veränderten Aspekt von der Kathedrale gewinnt, um die herum die Stadt errichtet worden ist, der erstaunt innehält, das zuletzt Gesehene mit dem voran gegangen zu verbinden sucht und der zu ahnen beginnt, dass er das Geheimnis der Faszination, die von dem Bauwerk ausgeht, nicht erfassen kann. Die Dimension der Zeit teilt sich dem Betrachter in dem sich stets verändernden Licht, die des Raumes in den unterschiedlich wahrgenommenen Überlagerungen der Linien und Formen mit.

Winnicott hat den Begriff des Übergangsobjektes und der Übergangsphänomene eingeführt, um den potenziellen Raum, den Übergangsraum, den Raum der intermediären Erfahrung zu konzeptualisieren. Es ist ein Raum, in dem Spielen und Kreativität, Spielen und kreatives Erleben angesiedelt sind. Es ist ein Bereich, der nur zustande kommen kann, wenn die Mutter die Abhängigkeit des Kindes respektiert und durch ihre einfühlende Zuverlässigkeit schützt. Es ist ein Raum unbegrenzter Trennung, den das Baby zunächst, die Trennung von der Mutter gestaltend, mit dem kreativen Spielen ausfüllt, den das Baby, das Kind, der Adoleszente und der Erwachsene mit dem Gebrauch von Symbolen, mit dem kulturellen Leben anreichert.

Susan Deri sagt zum intermediären oder Übergangsraum:

»It is transitional between dream and reality, between inside and outside, the person and his environment. It is par excellence the dimension of connectedness or, even better, of mutual immannence. This is the space for creative symbol-formation, because it is the function of symbols to connect and unite opposites … The processes taking place within this intermediate space eliminate the disruption of the life space between the person and his environment. The construction of the concept of transitional space and its value for mental health is Winnicott's unique contribution to psychoanalysis.« (Deri, 1978)

Wenn jedoch die notwendigen Stufen und Schritte der frühen Desillusionierung gewissermaßen danebengehen, wenn die Baby-Mutter-Beziehung oder die Baby-Eltern-Beziehung nicht geschützt ist, wenn Vertrauen nicht genügend anhaltend erfahren werden kann, kommt ein potenzieller Raum erst gar nicht zustande. Wenn Trennungen zu lang und unüberbrückbar werden, kann das Übergangsobjekt bedeutungslos werden, und die Frage nach dem potenziellen Raum mag sich nicht mehr stellen.

Beeinträchtigungen der Erfahrung von gesicherter Abhängigkeit oder von Objektverlust können also zum Erlöschen der Übergangsobjekte und zur Beeinträchtigung oder gar zum Verlust des potenziellen Raumes und also auch der Symbolisierungsfähigkeit führen. Es liegt Winnicott ganz außerordentlich daran, die Bedeutung der Zuwendung durch die mütterliche Umgebung, die Bedeutung der Anpassung an die Bedürfnisse des Babys durch die Mutterfigur zu Beginn des Lebens zu betonen und zu unterstreichen, wie wichtig für das menschliche Wachsen die Erfahrung der Abhängigkeit von der Umgebung und dementsprechend von der Zuverlässigkeit der Mutterfigur ist. Dort, wo Kreativität entstehen kann oder auch nicht oder wo sie verloren geht, muss, so betont Winnicott ausdrücklich, der Theoretiker die Umgebung in Betracht ziehen, die mütterliche Umgebung. Keine Aussage, die das Individuum als isoliert, als Einzelwesen voraussetzt, kann das Problem der Quelle von Kreativität erreichen.

Aus den Ausführungen Winnicotts ergibt sich konsequenterweise, dass die Entstehung des potenziellen Raumes nicht ein einmaliges, sondern ein gewissermaßen anhaltendes, äußerst prekäres Geschehen darstellt, ein existenzielles Geschehen zwischen dem Individuum und seiner Umgebung, und zwar über das Leben hinweg.

Dieser fragile potenzielle Raum, dieser hypothetische Raum, der ja kein Raum ist – Gilbert J. Rose (1987) nennt ihn einmal einen metaphorischen Raum –, mag, so möchte ich vermuten, die Dimension einer Erfahrung sein, die, wenn sie sich einmal ereignet hat, dann jedoch verloren gegangen ist, in dem betreffenden Individuum ein Drängen hinterlässt, sie wiederzufinden. Ihr durch traumatisierende Lebenserfahrungen bedingter Verlust mag einhergehen mit einer verborgenen Sehnsucht in dem Individuum, sie wiederzugewinnen oder, besser gesagt, den potenziellen Raum wiederzubeleben.

Ob mit der Sehnsucht nach der Kindheit, die viele Menschen kennen, auch die Sehnsucht gemeint ist nach der Erfahrung dieses potenziellen Raumes, in welchem, angelehnt an das Vertrauen zur mütterlichen Umwelt, erstmals Spielen aufwachen konnte und kreatives Erleben und auch das erste Auslangen nach der Welt, in dem die Offenheit auf die Welt hin gewagt werden konnte? Das hohe Ausmaß der Sehnsucht nach der Möglichkeit zur kreativen Geste, bei vielen unserer Patienten jeden Alters anzutreffen, ist oftmals ja begleitet von der Ahnung um die Gefährdung der subtilen Bedingungen für das Zustandekommen des kreativen Impulses, sowohl in den Anfängen äußerster Abhängigkeit, also früherer Abhängigkeit, als auch im späteren Leben.

Ist die Situation eingetreten, dass durch den Verlust des Vertrauens zur Mutter der potenzielle Raum beeinträchtigt ist, wenn Trennungen zu plötzlich, zu anhaltend waren, ist es dem Baby nicht mehr möglich gewesen, den in Gefahr geratenen Übergangsraum mit Produkten seiner Imagination zu füllen und damit die Trennung zu bewältigen und kreativ zu überhöhen, so wird die Frage nach der Wiederbelebung des Übergangsraumes, des intermediären Raumes auftauchen und berechtigt sein. Wenn Winnicott von der Variabilität des dritten Bereiches oder des potenziellen Raumes spricht, dass dieser geprägt ist von Erfahrungen des Einzelnen, wenn er hervorhebt, dass die Ausprägung des dritten Bereiches je nach dem Ausmaß realer Erfahrungen äußerst gering oder sehr groß sein kann bei den einzelnen Individuen, so möchte ich die Frage aufwerfen, ob und wie sich die Ausdehnung des intermediären Raumes im Laufe des Lebens des Einzelnen verändern kann. Die klinische Situation mag Hinweise darauf geben, dass und unter welchen Bedingungen zum Beispiel Schritte der

Regeneration oder der Wiederbelebung oder der erneuten Ausweitung des potenziellen Raumes erfolgen können.
Gestützt auf die Geschehnisse in der Psychotherapie eines anfangs fünfdreivierteljährigen Jungen, möchte ich beschreiben, wie sich die Fähigkeit zu spielen und wie sich der potenzielle Raum in der therapeutischen Situation wieder eröffnete. Ich möchte darlegen, wie die Erfahrung von seiner Lebendigkeit, wie die intermediäre Area für diesen Jungen sich wieder anreicherte, schwebend zwischen Zeit und Raum, zwischen Realität und Phantasie, zwischen Ich und Nicht-Ich – wie er es wagen konnte, die kreative Geste im Raum gerichteten Vertrauens zu machen und die Welt zu erfahren als eine, die auf seine Geste antwortete.

Zum klinischen Fall

Janek wurde mir im Alter von fünf Jahren und zehn Monaten vorgestellt, da er, Jüngster von zahlreichen Geschwistern, sich völlig auf sich zurückgezogen hatte, im Kindergarten unvorhersehbar aggressiv und wenig einfühlsam gegenüber anderen Kindern sein konnte, unter Langeweile litt und zunehmend seit dem zweiten Lebensjahr unter Atemstörungen, die inzwischen das Bild asthmatischer Zustände angenommen und medikamentöse Behandlung erfordert hatten. Während der Schwangerschaft hatte sich die Mutter wenig durch den Vater unterstützt gesehen, der arbeitsmäßig ungewöhnlich überlastet gewesen war. Nach der sehr schmerzhaften Geburt hatte die Mutter darunter gelitten, das Kind nicht trösten zu können, da sie selber nur schreien wollte. Der Gebrauch eines Übergangsobjektes bei dem Jungen war nicht beobachtet worden. Janek hatte sich mit ca. einem Jahr selber abgestillt. Ausgerechnet zu dem Zeitpunkt trat unvorhersehbar eine große Unruhe im Hause der Eltern durch die Anwesenheit zahlreicher Besucher ein, die für Tage blieben und sehr lebhaft waren. Der Junge hatte begonnen, anhaltend und geradezu unstillbar zu schreien. Daraufhin hatte der Vater der Mutter empfohlen, ihn wieder an die Brust zu legen. Dies geschah, und Janek nahm von nun an wieder regelmäßig die Brust. Als er zwei Jahre alt geworden war, erkrankte die Mutter und musste klinisch behandelt werden. Janek wurde sofort abgestillt. Unmittelbar im Anschluss an diese dramatischen Ereignisse fiel bei ihm ein spas-

tisches Atmen auf, das vom Arzt als Vorstufe von Asthma eingeschätzt wurde. Es kam zu einer wesentlichen Verschlimmerung der Symptomatik, als die Mutter zwei Jahre später, Janek war inzwischen vier Jahre alt, sich einer sehr schweren Operation wegen einer lebensbedrohlichen Erkrankung unterziehen musste. Um diese Zeit spätestens fiel den Eltern auf, dass Janek mit sich zu spielen pflegte, mit seinen Händen und Füßen, dann für geraume Zeit lediglich mit Rädern beschäftigt war, an denen er herumdrehte. Zudem hatte er die Angewohnheit, sich Schuhe und Strümpfe auszuziehen, sobald er dazu in der Lage war. Die Eltern, die mir über die Vorgeschichte von Janek berichtet hatten, beide in Sorge und äußerst betroffen, ließen mich mit solchen Schilderungen an eine mögliche autistische Entwicklung denken.
Janek, äußerst klein und zierlich, erscheint mit seiner Mutter pünktlich zum Erstinterview. Ich habe den Eindruck, zunächst überhaupt nicht mit ihm in Kontakt kommen zu können. Meine Kommentare oder Bemerkungen verhallen wie in einer Leere, die schluckt. Er seinerseits verhält sich absolut schweigend. Schließlich stellt er eine Szene mit einer Eisenbahn dar, die am äußersten Tischrand zwischen Bäumen umherfährt. Die Bäume fallen um. Die Eisenbahn gerät in Gefahr. Janek stellt die Bäume wieder auf. Ich schöpfe Hoffnung. Mein zaghafter Vorschlag, bei mir, dort, wo ich am Tisch sitze, eine Haltestelle für den Zug einzurichten, wird – allerdings verzögert – aufgenommen. Dennoch, nach ungefähr 25 Minuten erklärt der Junge, er wolle doch lieber wieder gehen. Er akzeptiert meine Deutung, dass ihm das Zimmer für Erwachsene, in dem ich ihn zunächst mit der Mutter kurz gesprochen hatte, besser gefallen habe, dass er lieber bei Erwachsenen sein möchte, als zu den Kleinen geschickt zu werden. Der Drehsessel dort, der habe ihm gefallen, meinte er. In Ermangelung eines solchen Drehsessels setzt er sich jetzt auf einen kleinen Hocker, versteckt hinter ein Regal, schaut misstrauisch zu mir herüber, rückwärts über seine Schulter gewandt. Allerdings scheinen meine vorsichtig hingeworfenen Bemerkungen, die ich später kaum noch erinnere, ihn einigermaßen zu beruhigen. Im Übrigen schweigen wir beide, er, indem er über die Schulter zurückschaut, ich, indem ich ihm zugewandt bemüht bin, nachsinnend dazubleiben. Nach einer Stunde bin ich äußerst unsicher, ob irgendeine Therapie zustande kommen kann. Janek und Mutter gehen

schweigend davon. Die Mutter ruft mich von sich aus Stunden später an und teilt mir erstaunlicherweise mit, dass Janek zwar mein Spielzeug gerügt habe, jedoch auf den Gedanken gekommen sei, seinerseits das nächste Mal etwas mitzubringen. Sie selber habe das Gefühl, dass von ihm eine andere Wärme ausgehe nach der Stunde als je in den Tagen zuvor. Sie fügt hinzu, er leide so darunter, dass seine ehemaligen Freunde alle schon auf der Schule seien, er jedoch noch im Kindergarten bleiben müsse, und zudem darunter, wie seine Eltern von kleinem Körperwuchs zu sein. Uninteressiert an Büchern, liebe Janek nur das bekannte Kinderbuch über Frederic, den Mäusejungen.

Zur zweiten Stunde bringt Janek Lego mit, um sich einen kleinen Roboter zu bauen. Ich bleibe insgesamt still und zurückhaltend.

In der dritten Stunde geschieht etwas Überraschendes: Janek hält mir einen um das Dreifache größeren Roboter aus Lego entgegen, den er inzwischen zu Hause selber zusammengebaut hat. Er stellt den größeren Roboter neben den kleinen, den er das letzte Mal hier gebaut hatte, und erklärt, jetzt sollten wir damit spielen. Er übernimmt den großen Roboter, ich soll mit dem kleinen vorlieb nehmen. Im großen Roboter sitzt oben ein Legofigürchen oder -männchen. Es ist auch noch Platz für zwei weitere Figürchen gegeben, die mitfahren können. Das seien die Freunde, erklärt er. Ich halte ihm entgegen, dass in meinem Roboter kein Platz mehr gegeben sei. Er jedoch zeigt mir, wo ich noch einen Freund unterbringen könnte, und meint schließlich, ich bräuchte eigentlich ja zwei, »damit es fair ist«. Nun sollen wir miteinander kämpfen. Sein Roboter hat sehr viel größere Fangarme als meiner und besitzt am linken Arm eine Einrichtung, die einem unbesiegbaren Magneten gleichkommt. Er fährt auf meinen Roboter zu und packt ihn. Nach und nach reißt er meinem Roboter die verschiedensten Teile ab, ziemlich bald ist auch der Kopf verschwunden, den er beiseite legt und den er auf einen Stuhl fallen lässt mit der Bemerkung, dort sei tiefes Wasser. Meine Leute könnten ja hinterherschwimmen, die hätten ja Sauerstoffflaschen. Das Thema des Atmens ist damit aufgetaucht, jedoch mache ich natürlich keine Bemerkung dazu. Ich lasse also einen meiner Leute losschwimmen, um die verlorenen Teile zurückzuholen, und Janek hilft mir dabei, den Roboter wieder zusammenzusetzen mit der Erklärung: »Mit Lego kenne ich mich aus.« Er richtet den Kampf weiterhin

so ein, dass überhaupt kein Entkommen für mich gegeben ist. Notfalls schnappt er nicht nur mit den Greif- und Fangarmen des Roboters, sondern auch mit seinen eigenen Händen nach meinem Roboter, um seine völlige Überlegenheit zu dokumentieren. Zum Schluss ist mein Roboter aufgeteilt und zunichte gemacht. Allerdings sind meine Freunde noch da. Die lasse ich nun kleine Reste des Roboters ergreifen, um gegen seinen Roboter anzugehen, jedoch erscheint alles sinnlos. Schließlich werden auch sie weggeworfen von Janek und, wie sich nun zeigen soll, in ein großes Feuer. Alle meine Dinge sind verschwunden, der Roboter ist kaputt, schließlich ist auch meine Mannschaft untergegangen. Ich fühle mich in einen Zustand der Ratlosigkeit verwiesen.
Ich verstehe mich zunächst als diejenige, die er nachempfinden lässt, wie hilflos er sich fühlt, wenn er sich tagelang in sein Zimmer zurückzieht. Aber hatte er nicht meinen Roboter völlig zerstört? Geht es hier auch indirekt um die Zerstörung des Objektes, um die Frage, ob dieses überlebt, ohne sich zu rächen, und um die Frage, ob dann etwas Neues beginnen mag? Mir geht es weiter durch den Sinn, dass das übergriffige Kämpfen eine Qualität hatte, die keinen Abstand zwischen uns erlaubte. Ich sagte mir, dass zwischen ihm und seiner Mutter, nachdem sie ihn im Alter von einem Jahr wieder an die Brust gelegt hatte, es ja auch an erforderlichem Abstand gemangelt haben mochte. Mir kommt der Gedanke, dass die Möglichkeit des Spielens von mir weiter aufgegriffen werden solle, aber ich weiß nicht, wie ich dies bewerkstelligen kann. In diesem Augenblick fällt mein Blick auf einen Becher mit Bunt- und Bleistiften. Auch Pinsel sind dort. Ich tue jetzt etwas, was ich eher im Rückblick, kaum aber im Augenblick selber verstehen kann. Mir ist, als habe eine beinahe verrückte Phantasie, ein nicht aufzulösender Einfall Besitz ergriffen von mir, dem ich nachgebe und den ich gewissermaßen in die Situation stelle. Ich nehme einen Pinsel und erkläre:

Analytikerin: »Das ist eine Kuh, die lässt sich nicht unterkriegen, die geht jetzt gegen den Roboter an.«

Janek: (schlagfertig) »An der Kuh ist Metall, das ergreift der Roboter!«

Und mit seiner Hand ergreift er flugs den Pinsel und wirft ihn ins »Feuer«. Dasselbe wiederholt sich mit allen weiteren Pinseln und

Bleistiften, die ich ins Feld führe mit Kommentaren wie: Das ist ein Wolf, das ist ein Huhn, das ist eine Katze. Dann versuche ich es mit seiner Familie: Das ist sein Vater, das ist seine Mutter, sein Bruder, seine Schwestern. Schließlich soll eine Figur gar auch mich selber darstellen. Aber alles bleibt nutzlos. Schließlich versuche ich es mit dem Teufel und gar mit der Hexe. Mitleidlos jedoch werden alle vom Roboter ergriffen und weggeschleudert. Ein kurzes Zögern tritt auf, als ich erkläre: »Das ist der Bürgermeister von X.« (Gemeint ist das Dorf, in dem er lebt.) Ich lasse den Bürgermeister nun sagen, dass er dafür sorgt, dass die Straßen in Ordnung und die Spielplätze in Ordnung sind, der Kindergarten, dass ihm sogar daran liege, dass das Dorf auch für Kinder schön sei, und Janek hört sich dies in Ruhe an. Dann jedoch ergreift er den Bleistift-Bürgermeister und wirft ihn ebenfalls ins Verderben. Im Geschehen selbst und auch später bin ich erstaunt darüber, dass mir auch nicht die geringste Idee für eine Interpretation kommt, ja, dass ich den Gedanken an eine Interpretation verwerfe. Beinahe überraschend für mich selber und nur im Nachhinein erklärbar wird mein nächster Einfall: Ich erkläre, die Figur, die jetzt auftrete, sei ein Geschichtenerzähler. Der würde das Ganze erzählen und aufschreiben wollen. Auch jetzt tritt ein kurzes Verweilen bei Janek ein. Ich füge hinzu, der Geschichtenerzähler könne ja das nächste Mal die Geschichte weitererzählen. Daraufhin bleibt der Geschichtenerzähler am Leben.

Janek stand während dieses Spiels, zunehmend involviert, ganz in meiner Nähe. Zum Schluss schien mir, dass er beinahe dazu tendierte, sich leicht an mich zu lehnen. Nach der Stunde notierte ich noch eilig, dass es nach dem beinahe spezifischen Hinweis auf die Kuh mein Einfall gewesen war, belebte Figuren dem kalten, schnöden Roboter entgegenzustellen. Durch die Idee, den Geschichtenerzähler auch für das nächste Mal anzukündigen, hatte ich versucht, den Raum der Trennung, der Abwesenheit zwischen den Stunden anzudeuten als einen Raum, in dem das Leben nicht abbrechen musste. Er hatte ja die zweite und die dritte Stunde durch den Bau des Roboters verbunden. Ich hatte seinem »Roboter-Selbst«, das er defensiv ins Feld geführt hatte, die Unermüdlichkeit des Lebendigen entgegensetzen wollen. Mit dem Geschichtenerzähler hatte ich vermutlich das über die Dauer von Trennung und Abwesenheit hinweg geltende Halten durch das mütterliche Objekt, die Kontinuität, die durch die Mutter vermittelt wird, andeuten wollen. Darüber hinaus mochte mir bewusst gewesen sein, dass er das Buch vom Mäusejungen Frederic, dem kleinen Poeten, schätzte, und ich hatte mich damit der Welt des Imaginären genähert. Zudem mochte eine Rolle spielen, dass ich mich zu jener Zeit theoretisch mit der Bedeutung des Intervalls zwischen den Stunden und der Bedeutung von Abwesenheit auseinander gesetzt hatte. Schließlich, nachdem ich erfahren hatte, dass Janek nach dieser Stunde äußerst gelöst und frei von jeder Symptomatik gewesen war, war mir der Gedanke gekommen, dass vermutlich das Wichtige an meiner Einstellung oder an meinem Vorgehen gewesen war, dass ich mich aus der eingeengten Welt der Roboter herausbewegt und die Welt des Spielens und des lebendigen Austausches angedeutet hatte.

Mit dieser spielerischen Interaktion zwischen Janek und mir, die zur Entdeckung des Geschichtenerzählens geführt hatte, begann die Therapie äußerst wichtig für Janek zu werden. Ich stellte mir, da ich doch keinerlei Deutung gemacht hatte, die Frage, was denn therapeutisch so wirksam gewesen sein mochte: Das Spielen zwischen uns, das ja verschiedene Ebenen des Erlebens geweckt haben mochte, u. a. die der möglichen rücksichtslosen Zerstörung, die von der des Erfindens einer lebendigen Figur gefolgt worden war? War dadurch eine neue, vertiefte Beziehung zwischen uns entstanden?

In den Stunden spielte sich verbal so gut wie kaum etwas zwischen uns ab. Alle meine Versuche der Interpretation scheiterten, wenn Janek erklärte, in meiner Gegenwart während der Stunden Legofiguren zusammenbauen zu wollen und sonst nichts. Es muss gesagt werden, dass er sich im Laufe der Therapie an immer kompliziertere Konstruktionen heranwagte, solche, die für 12- bis 14-Jährige vorgesehen sind. Wenn er mit Lego baute, so saß ich aufmerksam neben ihm, machte die eine oder andere Bemerkung. –Interpretationen blieben weiterhin unberücksichtigt, auf jede Bemerkung von mir reagierte er wie nachsichtig oder scheinbar arrogant. Schließlich erklärte ich Janek, ich sei so etwas wie seine Assistentin, ich würde ihm bei der Suche nach den notwendigen Legoteilen helfen, wenn er dessen bedürfe, sonst jedoch würde ich aufmerksam dabei sein, etwas, was ich als eine große Anforderung und Anstrengung erlebte.

Ungefähr zwei Monate später tauchten bei Janek einmal wieder vermehrt Atembeschwerden auf. In der folgenden Nacht träumte er von mir. Daraufhin verschwanden seine Beschwerden wie ein Spuk. Wieder Wochen später wanderte die Familie zu einer Berghütte. Janek, der zunächst sehr viel Angst gezeigt hatte in der Fremde, beruhigte sich, da er in der Nacht geträumt hatte, er sei bei mir in der Stunde gewesen.
Zirka fünf Monate nach Beginn der einstündigen Psychotherapie bestellte sich der ältere Bruder aus einem Katalog ein Knuddeltier. Janek erklärte, ebenso eines haben zu wollen, jedoch kleiner im Vergleich zu dem des Bruders. Als es per Post eintraf, beschloss er, es sei der Sohn des Knuddeltieres seines Bruders. Zu Hause ging er in eine Zimmerecke und erklärte im Beisein der Mutter: »Ich taufe dich auf den Namen ›Schnückel‹« Am folgenden Tag nahm er, wie immer begleitet von der Mutter, den Schnückel mit in den Kindergarten, steckte ihn sich vorne in die Tasche, um ihm, dem Schnückel, den Weg zu erklären. Zwischendurch ließ er ihn auf einem Gitter tanzen. Im Kindergarten eingetroffen, gab er den Schnückel wieder der Mutter zurück mit der Auflage, sie möge ihn zu Hause in ihrem Arbeitszimmer hinlegen. Es war, als versuchte er damit eine Vorstellung zu konkretisieren, gewissermaßen bei der Mutter in Gestalt des Schnückel sein zu können, wenn er doch von ihr getrennt war. Ungefähr zu jener Zeit versuchte Janek, der im Kreise seiner Familie den sehr ausgeprägten Dialekt der südbadischen Gegend sprach, Hochdeutsch zu lernen, um mir entgegenkommen zu können, um sich besser mit mir unterhalten zu können.
Nachdem Janek nun im Schnückel ein Objekt gefunden hatte, das weder ein Übergangsobjekt noch ein imaginärer Begleiter war, das ihn selber repräsentieren mochte, nachdem er sich darum bemüht hatte, in meiner Sprache zu reden, wenngleich er wenig oder kaum mit mir in den Stunden zu sprechen pflegte, jedoch in seinem vertieften Schweigen meine absolute und anhaltende Aufmerksamkeit erzwungen hatte, ergab es sich, dass am Ende einer Stunde ein kleines Legofigürchen beim Bau übrig geblieben war, scheinbar ohne Aufgabe und Funktion. Ich fragte, was mit diesem Figürchen denn zu tun sei, hatte ich doch die Absicht betonen wollen, dass das Figürchen, das die Verlorenheit von Janek darstellen mochte, doch nicht allein bleiben könne. Janek erklärte, das Figürchen sei

jemand, der aus dem Weltraum gekommen sei. Dann auf einmal fragte er mich ganz überraschend, wo Papier und Klebstoff seien. Mit großer Geschicklichkeit und Ausdauer baute er einen Schlafsack für das Figürchen. Ich erklärte, dass das Figürchen, wenn es so in einem Schlafsack gehüllt sei, sich sehr sicher fühle, wie von einem schützenden Mantel umgeben. Unten wartete die Mutter, wie oftmals während der Therapie, in meinem Arbeitsraum für Erwachsene auf ihn. Janek, der nach den Stunden der Mutter oder wenn sein Vater ihn brachte auch diesem das während der Stunde Gebaute vorzuführen pflegte, nahm nun das Figürchen aus dem Sack. Er ließ es auf den Schoß der Mutter hüpfen, die noch im Sessel saß. Dann steckte er es zurück in den Sack. Das Spiel wiederholte sich: Abermals flog das Figürchen durch die Luft zur Mutter und dann zurück in den Sack. Ich entschloss mich im Beisein der Mutter zu folgender Deutung: »Wenn das Figürchen, das aus dem Weltraum herangeflogen ist, sich so sicher fühlen kann, dann mag es sich auch trennen, und vielleicht kann es sich dann auch von der Mutter trennen.« Janek nahm das Figürchen wieder zurück in den Sack, verstaute es zusammen mit dem Sack unter der vorher erbauten, perfekten und kalten Rakete, flach auf dem Bauch liegend, und erschien überaus beglückt über die Szene. Ich wertete sie als einen möglichen Gewinn, als eine spielerische Darstellung der Vorstellung von Geschütztsein, von der Erfahrung, Trennung wagen zu können.
In den bald folgenden Osterferien machte ich die Beobachtung, dass mein Telefonbeantworter regelmäßig abgehört wurde, ohne dass sich irgendjemand meldete. Später erfuhr ich, dass Janek bei mir angerufen hatte, um meine Stimme zu hören und um damit die Ferienunterbrechung zu erleichtern. Wie erstaunt war ich, als mir die Mutter Wochen später erzählte, dass Janek während der folgenden Pfingstferien sein Knuddeltier zaghaft auf die Mutter zukommen ließ und erklärte, dass Knuddeltier müsse sich bei der Mutter ein Nest suchen. Er ließ dann das Knuddeltier um die Mutter herum durch die Luft tanzen und alle möglichen Bewegungen ausführen, um es ihr schließlich in den Schoß zu legen mit dem Kommentar, das Knuddeltier habe nun bei der Mutter einen Platz gefunden. Die Mutter, die ja die Szene mit dem Schlafsack für das Legofigürchen aus der Rakete miterlebt hatte, verstand die Inszenierung als eine auf sie übertragene Wiederholung und

meinte zu meinem bassen Erstaunen, dass das Ganze für Janek wie eine zweite Haut sei. Wenn sie ihn morgens zum Kindergarten bringe, dann würde sie neuerdings auch noch mal eine Bewegung um ihn herum machen, so, aus einer gewissen Distanz heraus, als umgebe sie ihn mit einer Schutzhülle, und dann ginge er ganz vergnügt davon. Das Thema des Schlafsacks tauchte in der Therapie wieder auf, als Janek aus Papier etwas ungeschickt und doch unter Einsatz großer Mühe für sich einen Schlafsack baute, in den er sich in meiner Gegenwart legte und darum bat, ich müsse ruhig neben ihm sitzen bleiben und ihn dann aufwecken, sollte er sich verschlafen. Zu einer anderen Version des Themas kam es, als er sich ein Flugzeug aus Papier bei mir bastelte, um sich hineinzulegen und um mit diesem Flugzeug in meiner Gegenwart fliegen zu können. Meine Kommentare bewegten sich entlang der oben angedeuteten Linie des Verstehens.

Ungefähr ein Jahr nach Beginn der Therapie hatte ich eine harmlose Verletzung am Fuß, die mich jedoch sichtbar behinderte und auffiel. Janek klagte kurze Zeit darauf zu Hause über massive Schmerzen im Fuß. Die Mutter, die sofort die Identifizierung mit mir begriff, teilte es mir mit und meinte, nun erst begreifen zu können, was damals ihre Operation für Janek bedeutet haben mochte.

Bald darauf baute sich Janek aus einem Karton in der Therapiestunde ein Haus. Er kroch hinein und stellte fest, dass er genau hineinpasste. Das Haus wurde sorgfältig eingerichtet, mit einem Dach bedeckt, mit Fenstern und Türen versehen, es war von einem Bett die Rede, das sorgfältig bezogen werden müsse, von Haustür, Klingel und Türklopfer.

Mit dem Hausbau begann eine neue Ära: Janek löste sich für geraume Zeit vom Bauen mit Lego. Er fing an, Instrumente erfinden zu wollen oder zu konstruieren. Später begann er über viele Stunden hinweg, ein wunderschönes Floß aus Flaschenkorken zu basteln, mit Kapitän, mit einem Schiffsjungen im Mast, schließlich mit einer ganzen Mannschaft, die an die gesamte Familie denken ließ, und er versah das Trüppchen mit Proviant für eine weite Reise. Die Idee von der Weite, von einer zu erkundenden Welt tauchte zwischen uns auf.

Als Janek acht Jahre alt wurde, stellte sich zu meiner Überraschung in der Stunde heraus, dass er überhaupt keine Vorstellung vom Datum seines Geburtstages hatte. Nach der Stunde begann er mit der Mutter ein Gespräch darüber und überlegte, weshalb er das gar nicht gewusst und bedacht hatte. Die Mutter hingegen schien nicht verwundert, dass er das Datum nicht kannte. Sie hatte es vermieden, mit ihm über seinen Geburtstag zu sprechen. Sie hatte, wie sie mir später mitteilte, an die schwierige Geburt gedacht. Als Janek einmal fasziniert von einem Zahnrad war, sich darüber wunderte, wie das Rad in das andere greift, hatte ich die Deutung gemacht, dass es mit der Seele ähnlich sei, auch dort greife eines in das andere über, und auch da habe eines Beziehung zum anderen. Es sei, so hatte ich hinzugefügt, schwer, immer herauszufinden, wie die Zusammenhänge sind. Dies war eine Deutung, die zu diesem Zeitpunkt von Janek aufgegriffen werden konnte und dazu führte, dass er von sich aus versuchte, selber Zusammenhänge zwischen den Ereignissen in seinem aktuellen Leben und den immer noch zuweilen auftretenden Anfällen von Asthma aufzuspüren.

Auf die Konstruktion des Floßes folgte die über viele Wochen anhaltende Konstruktion einer Urwaldlandschaft: Aus größeren Blöcken Balsaholz, die er aneinander fügte, entstand langsam eine Gegend irgendwo in Afrika, in der Forscher lebten. Wiederum aus Korken wurden Figuren hergestellt, die die Forscher darstellten. Es wurde ein Brunnen konstruiert, eine Feuerstelle, ein Felsen, eine Quelle mit Fischen, Proviant, eine Palme mit einem Affen, eine Anlegestelle für Schiffe, unter anderem ja auch für das Floß; schließlich auch eine Telefonanlage und eine Anlegestelle für Helikopter, sodass die Familie des Forschers, auch hier war wiederum eine Familie herangewachsen, dort leben und forschen könnte, ohne die Verbindung zur Heimat zu verlieren. Mehr noch als vorher bei dem Bau des Floßes kam es dazu, dass Janek die Situation so gestaltete, dass Einfälle zwischen ihm und mir auftauchten, die er dann für das Herstellen der Landschaft verwendete.

Im Gespräch mit den Eltern erfuhr ich, dass Janek zu Hause oftmals zu sagen pflegte: »Mein Zimmer bei der Frau Schacht«. Dies geschah offensichtlich immer dann, wenn er eines Ruhepols, eines Moments der Besinnung, der Kontaktaufnahme mit sich selber bedurfte.

Zirka drei Jahre nach Beginn der Therapie war Janek sehr herangewachsen. Inzwischen ein hervorragender Schüler, in der Grund-

schule hatte er Freunde gewonnen, mit denen er die Nachmittage verbrachte. Er hatte keine Atembeschwerden mehr und schien in seiner Familie zwar noch besondere Nachsicht in Anspruch zu nehmen, wenn es ihm nicht gut ging, andererseits aber auch zunehmend kompetent am Familienleben teilnehmen zu wollen. Der Gedanke an die Beendigung der Therapie tauchte auf, und Janek und ich überlegten eines Tages, dass ein Datum im kommenden Frühjahr ins Auge gefasst werden könnte. Nach dieser Vereinbarung zwischen uns ging Janek hinunter ins Arbeitszimmer, wo die Mutter wieder auf ihn gewartet hatte, und fragte, ob er an der Tür zur Terrasse einmal die Jalousie herunterlassen könne. Als ich bejahte, bat er die Mutter, nach draußen auf die Terrasse zu treten, und ließ hinter ihr die Jalousie herunter. »Tschüs, Mama«, rief er vergnügt durch die Jalousie. Wieder kommentierte ich, dass er die Trennung von der Mutter probte, und fügte hinzu, dass es jetzt auch um die Trennung zwischen uns gehen würde.
Die letzten Monate ermöglichten den Rückblick auf die Behandlung, ermöglichten aber auch, dass Janek über seine zukünftigen Pläne sprechen konnte. Das Ende der Therapie sollte zusammenfallen mit seiner Erstkommunion, auf die er sich sehr freute und die er wie einen neuen Schritt in seinem Leben ansah.
Zur letzten Stunde kam Janek sehr feierlich und gefasst. Verabredungsgemäß hatte er eine große Kiste mitgebracht, in die er all die hier fertig gestellten Legoarbeiten packen wollte, um sie mitzunehmen. Er war begeistert von der Mannigfaltigkeit all seiner Arbeiten hier. Die Mutter, die während dieser Stunde in meinem Garten, in dem der Frühling Einzug hielt, auf ihn gewartet hatte, bat mich nach der Stunde, ob sie einen Forsythienzweig mitnehmen dürfe aus meinem Garten. Den könne sie zu Hause einpflanzen. Sie habe noch keine Forsythien, und der Zweig würde dann Wurzeln schlagen, und dann habe sie immer eine Vorstellung von der Praxis bei mir und von meinem Garten. Nachdem ich eingewilligt hatte, zogen beide davon: Janek mit seiner Kiste, die Mutter mit ihrem Zweig.
Nach der Erstkommunion erhielt ich ein Foto von dem Kommunionkind Janek zusammen mit seinen Eltern. Als Begleittext las ich: »Danke für alles, sagt Ihnen Familie X. Viele schwierige Situationen hat unser Janek ohne Asthma gemeistert!« Wenige Wochen später, nach den Pfingstferien, erhielt ich eine un-

gewöhnliche Karte von einer Mittelmeerinsel: Abgebildet war eine kleine Katze, schwarz-weiß gefleckt, die sich an einem Seil festhielt, für meinen Eindruck zwischen Erstaunen und Angst schwankend. Der Text der Karte lautete: »Hallo, Frau Schacht. Wir sind für zwei Wochen auf X. Wie geht es dir? Mir geht es gut.« Jedes einzelne dieser Worte war umschlungen und umhüllt von Linien, so als sei jedes Wort wie eingeschlossen oder umschlossen von einem Schlafsack. Dann öffnete sich gewissermaßen der Text, und die folgenden Worte standen frei im Raum: »Und ich bin im Meer nach Muscheln getaucht, sagt dir – Janek.« Dies war das bisher letzte Zeichen, das ich von Janek erhalten habe.

Diskussion

Mit der skizzenhaften Darstellung einiger Phasen in der Psychotherapie von Janek, die die Diskussion in vielerlei Richtung ermöglichen könnte, möchte ich im Wesentlichen folgende Überlegung festhalten: Der Patient hatte vermutlich die frühen Trennungen als traumatisierend erfahren; nach der Geburt hatte ihn die Mutter, absorbiert durch ihren Schmerz des Gebärens, nicht trösten können; im Alter von einem Jahr war dem Abstillen eine Störung des mütterlich-familiären Umfelds gefolgt, was dazu geführt hatte, dass das Stillen zur Beruhigung wieder aufgenommen worden war. Im Alter von zwei Jahren wurde der Patient plötzlich abgestillt, als sich die Mutter in klinische Behandlung begeben musste. Es ist vorstellbar, dass diese Zusammenbrüche der emotionalen Erreichbarkeit der Mutter zum Zusammenbruch auch des bestehenden Vertrauens in die mütterliche Umwelt geführt haben mochten. Die Linie der vorher zusammengefassten theoretischen Ausführungen Winnicotts aufgreifend – natürlich sind andere Erklärungen möglich –, ließe sich sagen, dass der potenzielle Raum erloschen oder äußerst gefährdet war, wie labil auch immer, wie ausgedehnt auch immer er vorher gewesen sein mochte. Es wird ja nicht vom Gebrauch eines Übergangsobjektes berichtet, der Patient war jedoch auch nicht, im Vergleich zu seinen gesunden Geschwistern, in besonderer Weise aufgefallen. Die psychosomatische Symptomatik, die dem kurzen Zusammenbruch der Mutter gefolgt war, hatte dazu geführt, dass die Eltern begannen, sich Sorgen um den Jungen zu machen, und dies zunehmend nach der

krassen Verschlimmerung der Atembeschwerden im Anschluss an die Operation der Mutter, als Janek vier Jahre alt war.
Die Frage ist erlaubt, was geschehen wäre, wenn der Junge keine psychosomatischen Beschwerden entwickelt hätte, die lebensbedrohliche Formen angenommen hatten. Wäre er dann unbemerkt zu einem Kind herangewachsen, das das Gefühl der Leere und der Langeweile hinter der Fassade des intellektuellen Funktionierens verdeckt hätte, ähnlich wie dies die Patienten tun, wie André Green sie in seiner klassischen Arbeit »La mère morte« beschrieben hat? Das Bauen mit Lego, auf das er sich ja so ausgezeichnet verstand, bezeugte sein intellektuelles Funktionieren und mochte die potenzielle Gefahr der Anpassung an äußere Normen andeuten.
In der Begegnung zwischen Janek und mir konnte anscheinend das Vertrauen wieder auftauchen. Die Überraschung mag bei ihm vorgeherrscht haben, als er, bedingt wohl durch die Ereignisse in der ersten Stunde, die Ahnung gehabt haben mochte, dass ich ihm einen Raum freistellte, in den er Eigenes füllen konnte, dargestellt zunächst durch das eigene Spielzeug, das mitzubringen er sich ausdachte.
Die dritte Stunde brachte die Wende. Nachdem ich die radikale Zerstörung meines Roboters überstanden hatte, ohne mich zu rächen, nachdem sich solchermaßen »der positive Wert der Zerstörung« (the positive value of destructiveness) im Spiel zwischen Janek und mir ereignet haben mochte, was ich vor dem Hintergrund des Konzeptes Winnicotts vom Gebrauch des Objektes (Winnicott, 1971c, s. folgendes Kapitel) zu verstehen versuchte, war etwas überraschend Neues eingetreten. Meinen unsinnig erscheinenden Schritten spielerischer Suche folgte auf Umwegen die Entdeckung oder Erfindung des Geschichtenerzählers. Er wurde von dem wütenden Roboter verschont und stand für das Verbindende, für das Poetische und damit für das Vertrauen in etwas Bleibendes. Es kam eine Therapie zustande, in der Schritt um Schritt die Stufen wachsenden Vertrauens von dem Jungen durchmessen werden konnten. Er vermochte auch aus der Trennung zwischen den Stunden heraus nach mir zu greifen, so, wenn er von mir träumte oder wenn er den Telefonbeantworter abhörte während der Ferien. Er konnte den in der Therapie wiedergewonnenen intermediären Spielraum gewissermaßen oszillierend nach

Hause überschwingen lassen, dargestellt im Umgang mit der Figur des Schnückel, durch den er der Mutter zeigen konnte, wie er von ihr bemuttert werden wollte, wie er bei ihr einen Platz neu finden wollte. In anderer Weise wurde dies von ihm dargestellt durch den Schlafsack, der das Behütetsein während der Schwangerschaft und in den Armen der Mutter in ihrem Schoß symbolisierte. Der Schlafsack, der auch die Fähigkeit umfasst, sich mit geschlossenen Augen einer Umgebung anvertrauen zu können, die beschützt, wachsam und zuverlässig ist. Er konnte mich dazu bringen, die Notwendigkeit meiner Präsenz zu begreifen und zu fühlen, wie anstrengend es ist, in Anwesenheit des Kindes sein Tun unaufdringlich zu umkreisen.

Die Folge des Wiederauftauchens von Vertrauen und von dem nur indirekt zu erschließenden potenziellen Raum – das kreative, oftmals erst zaghafte Spielen von Janek während der Stunden mochte einen Hinweis darauf geben – ließ ihn zunehmend sich seiner eigenen Lebendigkeit erfreuen. Der Bau des Floßes legte nahe, dass die Ahnung von einer zu erobernden Weite aufkommen konnte, ebenso die Urwaldlandschaft, in der neben guten Überraschungen auch Gefahren lauerten, wie Krokodile, giftige Schlangen, in der jedoch geforscht werden durfte und in der erfahren werden konnte, dass Trennung von der Heimat, vom Mutterland, nicht ein Abgeschnittensein bedeutet. All diese Phantasien waren eingebettet in das Bild einer lebendigen Familie. – Die Beteiligung der Eltern, insbesondere der Mutter, an der Therapie, die ja bis zur letzten Stunde deutlich war, bedarf einer eigenen Diskussion, die ich jetzt nicht leisten kann.

Kreativität wurde spürbar, von der Winnicott ausdrücklich gemeint hatte, dass sie sich nicht in der bewunderten und erfolgreichen Herstellung eines Kunstwerkes darstelle, sondern dass sie die Haltung und Einstellung zur äußeren Umwelt färbt. Es ist, wie Winnicott meinte, damit die kreative, lebendige Wahrnehmung gemeint, die für das Individuum das Leben lebenswert erscheinen lässt.

Es war für mich bewegend, dass Janek über die Trennung des Abschieds aus der Therapie hinweg mir noch ein Zeichen gab, dass er zwar noch nicht frei von Angst war, ähnlich wie das Kätzchen, das verdutzt in die Welt schaut, auch noch vom Seil gehalten werden musste, dass er es aber gewagt hatte, in die Tiefe des Meeres zu

tauchen, nicht um, wie ich in der dritten Stunde, nach Teilen des Roboters zu suchen, sondern dass er, dem Schutz des Schlafsackes im weiteren Sinne entwunden, ähnlich wie die Wörter auf seiner Karte, sich hineinbegeben konnte in die unbekannte Tiefe des Meeres, um nach Muscheln Ausschau zu halten und auszulangen: Muscheln, geheimnisvolle Objekte, wiederum Schalen und Schutzhüllen. Janek hatte mir damit mitgeteilt, dass er sich auch ohne Therapie oder, besser gesagt, nach ihrer Beendigung, aber im Bewusstsein ihrer inneren Erreichbarkeit, dem Spielen und dem Forschen und dem kreativen Erleben der Welt zuwenden konnte.
»Und ich bin im Meer nach Muscheln getaucht.«

3. Subjekt gebraucht Subjekt

> Wer, wenn ich schriee, hörte mich denn aus der Engel
> Ordnungen? und gesetzt selbst, es nähme
> mich einer plötzlich ans Herz: ich verginge von seinem
> stärkeren Dasein.
>
> *R. M. Rilke, Die erste Duineser Elegie*

Einige Beobachtungen, die ich in der Analyse eines vierjährigen Jungen machen konnte, haben mich dazu veranlasst, das Konzept, das Winnicott (1971c) in seinem Essay »The Use of an Object and Relating through Identification« dargelegt hat, zu erweitern. Winnicott betrachtet als den Kern seiner These, dass das Subjekt, »um ein Objekt gebrauchen zu können, erst einmal die Fähigkeit entwickelt haben muss, Objekt zu gebrauchen«. Ich gehe nun einen Schritt weiter: Wenn das Subjekt fähig ist, Gebrauch vom Objekt zu machen, so kann es auch die Fähigkeit erlangen, das Subjekt zu gebrauchen – das muss nicht, aber das kann geschehen. Mir scheint, dass diese Annahme schon implizit in Winnicotts Schriften enthalten ist. Möglicherweise besteht mein Beitrag ausschließlich darin, entsprechende, über Winnicotts Werk verstreute Hinweise aufgegriffen und einen Schritt weitergeführt zu haben. Da der schon genannte Artikel Winnicotts Grundlage meiner weiteren Ausführungen ist, werde ich die Überlegungen, die Winnicott schließlich zu dem Konzept des »Use of an Object« geführt haben, zusammenfassen.

a) Winnicotts Thesen über die Entstehung der Objekt-Wahrnehmung

In Winnicotts Terminologie ausgedrückt ist die »hinreichend gute« Mutter in der Lage, sich von Anfang an den Bedürfnissen des Kindes so weitgehend anzupassen, dass das Kind im Rahmen dieser Kind-Mutter-Beziehung zunächst zu einer Erfahrung von Omnipotenz gelangen kann. Winnicott unterscheidet ausdrücklich zwischen dieser frühen Erfahrung von Omnipotenz und dem Begriff der Omnipotenz, der zur Kennzeichnung eines Gefühls dient: Die Mutter, die sich sehr feinfühlig auf das Kind einstellt, bietet dem Kind die Objekte an, die den jeweiligen Bedürfnissen des Kindes entsprechen – und also fängt das Kind an, dessen zu bedürfen, was die Mutter schon in Bereitschaft hält. Die Mutter, den Bedürfnissen des Kindes gewissermaßen schon entgegenkommend, vermittelt ihm eine kurze Periode, in der Omnipotenz erfahren wird. Sie vermag dem Kind zu dieser Erfahrung von Omnipotenz zu verhelfen, weil sie sich für einige Zeit ganz ausschließlich der Sorge für dieses eine Kind gewidmet hat.

Für das Kind gibt es während dieser frühen Phase noch keine außerhalb seiner selbst gelegenen Faktoren; auch die Mutter ist nur ein Teil seiner selbst. Das Kind hat das »Nicht-Ich« noch nicht zur Kenntnis genommen. Winnicott führt weiter aus, dass in dieser intimen Beziehung zur Mutter und zur Umwelt das Kind das Objekt erschafft und nicht findet. Das gute Objekt ist nur dann gut, wenn es vom Kind aus seinem Bedürfnis heraus erschaffen wird. In seiner Arbeit über »Übergangsobjekte und Übergangsphänomene« hat Winnicott auf diese Aspekte der frühen Objektbeziehung hingewiesen und besonders das Paradoxon in den Vordergrund gestellt, dass das Objekt, um geschaffen zu werden, erst gefunden werden muss.

Indem es dem Kind in dieser ersten Zeit möglich wird, seine Objekte zu erschaffen, ergeben sich entsprechende Konsequenzen für die Objektbeziehungen. Übereinstimmend mit der Erfahrung der Omnipotenz werden die Objekte als »subjektive« Objekte wahrgenommen. Diese »subjektiven« Objekte sind geschaffene und nicht gefundene Objekte, sie sind Projektionen des Kindes. Der Begriff des »subjektiven« Objekts tauchte bei Winnicott erstmals 1962 auf und wurde im folgenden Jahr dem »objektiv wahrnehmbaren« Objekt gegenübergestellt.

Wenn keine allzu großen Entbehrungen das Reifen des Kindes beeinträchtigen, wenn das Milieu vielmehr eine fördernde Wirkung auf das Gedeihen des Kindes ausübt, so kann die Erfahrung von Omnipotenz, zu der das Erschaffen und Neuschaffen von Objekten und die Beziehung zu »subjektiven« Objekten gehören, allmählich zur Basis für die Annäherung an das Realitätsprinzip werden. Nachdem die Mutter aufgrund ihrer erfolgreichen Adaption an die Gesten und Bedürfnisse des Kindes diesem einen Glauben vermittelt hat, dass die Außenwelt magisch ist und ohne Widerspruch zur Omnipotenz des Kindes besteht, kann das Kind allmählich auf die Omnipotenz verzichten lernen, zuerst, indem es die Illusion der Omnipotenz noch vorübergehend genießt, schließlich, indem es auch das illusorische Element im Spielen und Phantasieren erkennen kann.

Gleichzeitig tritt auch ein gradueller Wechsel in der Natur des Objektes ein. Das Objekt, das anfänglich nur ein subjektives Phänomen war, wird zum »objektiv wahrnehmbaren« Objekt. Dieser Prozess, so betont Winnicott, nimmt Zeit in Anspruch, Monate, Jahre – bis das Kind in der Lage ist, mit Entbehrungen und Störungen so weit fertig zu werden, dass durch sie die Entwicklung der Objektbeziehungen nicht mehr entscheidend gestört werden. Das Objekt, das sich nicht mehr gänzlich auf das Kind einstellt, kann bei einer bis dahin gesunden Entwicklung dem Kind dazu verhelfen, die Existenz einer nicht von ihm geschaffenen, einer ihm nicht zugehörigen, einer »Nicht-Ich«-Welt anzuerkennen. Das Kind kann lernen, das Objekt zu hassen, das heißt, es kann die Diskrepanz zwischen der Vorstellung von dem potenziell befriedigenden Objekt und dem tatsächlich versagenden Objekt wahrnehmen. Das Kind trifft auf eine Welt, die es zurückweist, auf eine »Nicht-Ich«-Welt.

Mit der Aufgabe der Omnipotenz und dem Wandel des Objektes vom »subjektiven« zum »objektiv wahrnehmbaren« wird Kommunikation wichtig. Solange das Objekt ein »subjektives« war, hatte es keiner ausdrücklichen Kommunikation bedurft. Nun aber, da das Objekt ein »objektiv wahrnehmbares« geworden ist, treten zwei neue Phänomene auf: die Kommunikation, die das Kind nützen und deren es sich erfreuen kann, und der Teil des Selbst, der nicht kommuniziert, das heißt der wahre, isolierte Kern des Selbst. Winnicott nimmt an, dass es einen Kern des Selbst gibt, der niemals mit der Welt der wahrgenommenen Objekte kommuniziert; er sagt weiter, dass das Individuum selber weiß, dass dieser Teil seiner selbst niemals mitgeteilt oder durch die Außenwelt beeinträchtigt werden kann. Obzwar es zutrifft, dass gesunde Menschen sich mitteilen und dies auch genießen, ist doch ebenso wahr, dass jedes Individuum zugleich ein separates, nicht-kommunizierendes, für immer unbekanntes und tatsächlich nicht gefundenes ist.

In seinem Aufsatz »The Use of an Object and Relating through Identifications« unterscheidet Winnicott zwischen »Beziehung zu einem Objekt haben« und »Gebrauch von einem Objekt machen« (object-relating and object-usage). Wie ich schon beschrieben habe, stellt für Winnicott der Übergang von der Beziehung zu »subjektiven« Objekten zu der Beziehung zu »objektiv wahrnehmbaren« Objekten eine Fortentwicklung der Kommunikation dar, die die Fähigkeit voraussetzt, allmählich den Bereich der Erfahrung von Omnipotenz zu überschreiten und das »objektiv wahrnehmbare« Objekt und damit eine »Nicht-Ich«-Welt zu finden.

»Das, was zwischen Beziehung haben und gebrauchen liegt, ist, dass das Subjekt das Objekt aus dem Bereich seiner, des Subjekts, omnipotenten Kontrolle herausstellt, d. h., das Subjekt nimmt das Objekt als ein äußeres Phänomen und nicht als eine projektive Entität wahr. Das bedeutet: die wirkliche Anerkennung des Objekts als eines Wesens um seiner selbst willen wird möglich.«

Schon 1963 hatte Winnicott eine Verbindung zwischen Aggression im Sinne von Muskelerotik oder Bewegung und dem Prozess hergestellt, im Laufe dessen das Kind ein Objekt als von sich getrennt einordnen kann. In seinem oben genannten Essay greift er diesen Gedanken wieder auf und macht ihn zu einem zentralen theoretischen Ausgangspunkt. Dabei kommt es ihm darauf an, dass es überhaupt erst der destruktive Impuls ist, der das Außen bestimmt.

Zur Illustration wählt Winnicott eine klinische Situation: zwei Säuglinge, die gestillt werden. Der eine nährt sich am Selbst, das heißt, Brust und Säugling sind noch nicht unterschieden. Der zweite trinkt an einer »Anders-als-Ich«-Quelle. In welchem Alter auch immer die Brust als etwas wahrgenommen wird, das außerhalb und unabhängig vom Kind gegeben ist: die Zerstörung der Brust ist Tatsache geworden. »Zerstörung« kommt auf und ereignet sich, insofern das Objekt objektiv wahrgenommen wird, Autonomie besitzt und einer gemeinsamen Realität angehört. Ehe der Schritt von »Beziehung zum Objekt haben« hinüber zu »Gebrauch vom Objekt machen« getan werden kann – wie Winnicott annimmt der schwerste Schritt, der im Laufe der menschlichen Entwicklung geleistet wird –, muss zuvor das »subjektive« Objekt zu einem »nicht-subjektiven« Phänomen werden bzw. das Subjekt muss das Objekt zerstört haben.

»Nicht nur zerstört das Subjekt das Objekt, weil das Objekt außerhalb der omnipotenten Kontrolle steht, sondern es ist ebenso bedeutend, dass durch seine Zerstörung das Objekt außerhalb dieses Omnipotenzbereiches gestellt wird.«
Wenn also das Objekt zerstörbar ist, so erweist es sich als etwas mehr als nur Projektion, es ist der omnipotenten Kontrolle des Subjekts enthoben.
»Obwohl Zerstörung das Wort ist, das ich gewählt habe, läßt sich zeigen, daß die tatsächliche Zerstörung der Unfähigkeit des Objekts zu überleben zuzuordnen ist. Ohne dieses Versagen bleibt die Zerstörung eine potenzielle.«
Das Objekt, das überlebt, kann zum wesentlichen Gewinn des Subjekts werden.
»Es liegt kein Ärger in der Zerstörung des Objektes, von der ich spreche«, schreibt Winnicott, »obwohl man sagen könnte, daß Freude über das Überleben des Objektes besteht. Von diesem Augenblick an wird in der Phantasie das Objekt fortwährend zerstört. Diese Eigenschaft des ›fortwährend zerstört Werdens‹ macht die Realität des überlebenden Objektes als solche fühlbar, verstärkt die Empfindungsweise und trägt zur Objektkonstanz bei. Das Objekt kann gebraucht werden.« (1971c)
Winnicott unterscheidet folgende fünf Phasen:

1. Das Subjekt hat eine Beziehung zum Objekt;
2. das Objekt ist dabei, gefunden anstatt vom Subjekt in die Welt gestellt zu werden;
3. das Subjekt zerstört das Objekt;
4. das Objekt überlebt die Zerstörung und
5. das Subjekt kann das Objekt gebrauchen. (1971c)

b) Kasuistik

Die Geschehnisse, die mich zu diesem Aufsatz angeregt haben, fielen in die fünf Stunden einer Behandlungswoche.
Ich hatte Jasper ein Jahr zuvor, als er dreieinhalb Jahre alt war, in Analyse genommen. Er war zur Behandlung überwiesen worden, weil er sich seiner Umgebung, besonders jedoch seiner Mut-

ter gegenüber äußerst aggressiv und physisch destruktiv gezeigt, zugleich gefährliche selbstzerstörerische Tendenzen an den Tag gelegt hatte, weder allein noch mit anderen Kindern zu spielen wusste und schließlich nahe daran war, vom Besuch des Kindergartens ausgeschlossen zu werden. Während des ersten Jahres seiner Analyse hatte er eine reiche emotionale Entwicklung durchlebt und hatte mich Einblicke in seine Innenwelt nehmen lassen, die mich immer wieder aufs Neue in Erstaunen versetzten. (S. dazu auch das Kapitel »Der Stein, der wachsen soll«)
In der nun folgenden klinischen Darstellung bringe ich nicht den vollen Wortlaut der Aufzeichnungen, die ich jeweils nach den Stunden gemacht habe, sondern nur die für die spätere Diskussion relevanten Auszüge.
Jasper war seit einiger Zeit während der Analysestunden in Konflikt mit seinen aggressiven Impulsen geraten, den er dadurch zu lösen versuchte, dass er seine Untaten dem »anderen Jasper« zuschrieb. Durch entsprechende Interpretationen hatte ich mich darum bemüht, ihm zu zeigen, dass »der andere Jasper« auch ein Teil von ihm selber war.

Erste Stunde:
Jasper brachte einen langen Schal mit in die erste Stunde dieser Woche und bat mich, mit dem Klang einer ausdrücklichen Forderung in seiner Stimme, für ihn einen Stuhl im Zimmer herumzurücken. Ich rührte mich jedoch nicht von der Stelle, sondern erwiderte, dass er offenbar der Auffassung sei, dass ich nach dem langen Wochenende etwas für ihn tun sollte. Im Gegensatz zu früheren Stunden hatte ich den Eindruck, dass er jetzt die Einsicht, nicht die omnipotente Kontrolle über mich ausüben zu können, ertragen und nutzen würde. Nachdem er mit dem Schal zwei Stühle zusammengebunden hatte, erklärte er, dies sei nun das Gefängnis. »Doktorin, tu etwas, was ich nicht mag, und ich steck dich dann ins Gefängnis!« Ich tat indessen nichts. Aber das allein war schon schlimm genug, denn Jasper bestand darauf, dass ich ins Gefängnis gehörte, das heißt, ich hatte auf einem der beiden Stühle zu sitzen. Jasper machte sich daran, ruhig und konzentriert zu malen. Nach einer Weile kam er zu mir herüber, um nach mir zu schauen: »Du solltest eigentlich längst tot sein, im Gefängnis stirbt man doch nach einiger Zeit.« Nachdem er mich wieder aus dem

Gefängnis befreit hatte, zeigte er mir sein Bild: eine ansprechende abstrakte Komposition und einen Schmetterling. Er schrieb seinen Namen darunter und bat mich, meinen Namen auf ein Stück Papier zu schreiben, sodass er ihn kopieren und neben seinen setzen könne, denn, so fügte er hinzu, das Bild sei von ihm und von mir.

Zweite Stunde:
Er schubste seine Autos mit großem Geheul über den Tisch und bat mich, sie für ihn aufzufangen. Dieses Spiel wiederholte sich mehrmals. Dann baute er aus Holzklötzen eine Mauer, legte die Mami-Puppe hinter die Mauer und rammte immer wieder mit seinem Wagen die Mauer, sodass sie jedesmal zusammenstürzte, die Mami unter den Trümmern begrabend.
Dieses Spiel erfuhr mehrere Abwandlungen. Einmal stand die Mami auf der Mauer und fiel beim Anprall des Wagens in die Tiefe. Was auch immer geschah, Jasper ließ sie wieder auferstehen. Ich kommentierte, dass die Mami alle seine Angriffe überleben würde. Da ergriff Jasper einen Lastwagen, und damit wurde die Situation ernster: Diesmal blieb die Mami tot liegen und musste mit einem Krankenwagen abtransportiert werden. Obwohl noch ein Polizist zu Hilfe eilen konnte, ging der Krankenwagen doch schließlich in Flammen auf. Jasper machte sich daran, Wasser vom Waschbecken zu holen, um damit zu löschen. Zunächst spritzte er es auf den Ambulanzwagen, dann aber auf Tisch, Boden und Stuhl, sodass sich ein Teil des Zimmers bald im Zustand leichter Überschwemmung befand. Jasper schaute nicht ohne Bestürzung auf das, was er angerichtet hatte und sagte nach kurzem Schweigen: »Das ist alles nur deine Schuld!« Ich erinnerte ihn daran, dass er mich schon gestern ins Gefängnis gebracht hatte, woraufhin er fortfuhr: »Das war ich ja gar nicht, das war der ungezogene, das war der böse Jasper.«
Wieder versuchte ich, ihm zu sagen, dass es nicht zwei Jasper seien, sondern dass er nicht sehen oder sich vorstellen wolle, dass er gleichzeitig so entgegengesetzte oder verschiedene Gefühle habe. Darauf rief Jasper aus: »Das ist der ungezogene Jasper – er kommt durchs Fenster!« Als ich ihm sagte, dass er seinen Wunsch zu zerstören nicht ertragen könne, wurde er ruhig und teilte mir, während er ein Haus zeichnete, mit, dass der böse Jasper mittlerweile im Schrank stecke. Etwas später erzählte er mir, dass er

mit dem ungezogenen Jasper gesprochen habe. Er malte einen Sturm um das Haus herum. Ich griff sein Thema auf und wies auf das Zimmer hin, in dem es auch so ausschaute, als ob ein Sturm darin getobt hätte. Darauf Jasper, in nachdenklichem Ton: »Ich mag den bösen Jasper nicht« – und er überlegte, ob er sich selber ins Gefängnis schicken solle. Dann aber holte er einen langen Stock, den er vor einiger Zeit mitgebracht und im Schrank versteckt hatte. »Lass uns so tun, als seiest du am Angeln und ich sei der Fisch.« Jasper gab mir den Stock und spielte, bald darauf auf dem Boden liegend und nach meiner vermeintlichen Angel schnappend, den Fisch, der später an meinem Körper heraufglitt und mich verschlang. Nachdem er in seinem dramatisierenden Spiel zu erkennen gegeben hatte, dass er mich vom Scheitel bis zur Sohle aufgefressen hatte, »spuckte« er mich wieder aus, um dann das Spiel noch einmal zu wiederholen.
Das Ende der Stunde war gekommen. Ich sagte zu Jasper, dass wir noch besser verstehen lernen müssten, was er meine, wenn er vom bösen Jasper spreche. Jasper rief: »Ich werde ihn töten – ich kann das tun!« Ich entgegnete sehr direkt, dass wir das an ihm, was er den bösen Jasper nenne, akzeptieren müssten. Jasper, der schon in der Tür gestanden hatte, wandte sich daraufhin noch einmal um und bat mich lächelnd, ihm, wenn er die Klinik verlassen würde, vom Fenster aus zuzuwinken. Als er später in Begleitung seiner Mutter durch den Vorgarten auf die Straße zu ging, hielt er inne, winkte mir lebhaft zu und hüpfte lachend von einem Bein auf das andere, so als wolle er einen Freudentanz aufführen.

Dritte Stunde:
Jasper ließ wieder seine Autos über den Tisch rasen. Ich musste diesmal alle Wagen nach ihrem Rennen auf meinen Schoß nehmen. Ich tat es, und Jasper strahlte vor Freude. Bald darauf erzählte er mir, dass er sich des Öfteren Bücher in der Bibliothek ausleihe und dass die Leute dort ihn gern hätten. Nicht lange, und er fügte hinzu: »Der böse Jasper mag mich, er mag mich – da ist er am Fenster!«
Ich bot ihm die Deutung an, dass er seine Gefühle wahrnehmen und ertragen könne, wenn ich seine Angriffe überleben würde. Die prompte Antwort war: »Ich werde dem bösen Jasper sagen, dass du nett bist« – und schon stand er am Fenster und rief dem

imaginären Jasper zu: »Dr. Schacht ist nett«, und dann schenkte er mir ein Lächeln.

Vierte Stunde:
Jasper zeichnete mit Buntstiften einen Mann, der einen Blumenstrauß in der Hand hielt, lachte und neben dem eine große Sonne am Himmel stand. Er bat mich, die Konturen mit Wasserfarben auszumalen.

Fünfte Stunde:
Er brachte einen kleinen Bären mit: »Du kannst ihn rufen, wie du willst, Wolf, Fuchs, nur nicht Löwe, weil er doch keine Mähne hat. Er brummt gerade, hörst du das?« Und nun kam es zu einer Variante des Spiels, das die ersten Stunden der Woche ausgefüllt hatte: Der Bär war im Zoo. Ein Wagen kam auf ihn zugeschossen. Zoo, Bär und Wagen gingen in Flammen auf. Doch der Bär überlebte. Jasper gab ihm zu essen und zu trinken. Nach einiger Zeit gab er ihn mir in die Hand: »Du musst ihn streicheln, bitte, streichle den Bären.« Gegen Ende der Stunde sprach er über seine Hoffnung, weiter und weiter zu wachsen, ergriff kurzerhand einen Bleistift und schrieb seinen Namen auf einen Zettel am Haustelefon, neben die Namen meiner Mitarbeiter.

c) Diskussion

Ich werde zuerst einen Teil des Materials im Sinne der These Winnicotts vom »Gebrauch eines Objektes« deuten und im zweiten Abschnitt der Arbeit meine zusätzliche Interpretation diskutieren.
Jasper hatte die Woche mit einer Forderung an mich begonnen. Indem ich ihr nicht entsprochen hatte, war ich aus dem Raum seiner Omnipotenz herausgetreten. Es lässt sich auch sagen, dass ich ihm ausdrücklich zugemutet hatte, die Grenzen seiner Omnipotenz zu sehen. Im Gang der Analyse kam dies dem Beginn einer neuen Phase gleich. Jasper hatte mich dann aufgefordert, etwas zu tun, was ihm unsympathisch sein würde. Es war, als kämpfte er noch auf verlorenem Posten um seine Allmacht. Ich sollte etwas tun, was ihn dazu veranlassen würde, mich ins Gefängnis zu bringen. Dabei ließ er zugleich die Möglichkeit offen, dass es

etwas sein könnte, was er ablehnen würde und wodurch ich mich eindeutig gegen ihn stellen würde.
War Jasper fähig, in mir mehr als eine »projektive Entität« zu sehen, als er mich aufforderte etwas zu tun, was er nicht mochte und was ihn veranlassen würde, mich zu bestrafen? Hätte es sich hier lediglich um eine Projektion des »bad Jasper« auf mich gehandelt, wie ich dies zunächst angenommen hatte, so hätte er nicht von mir fordern müssen, etwas zu tun, was mich in Widerspruch zu ihm bringen würde. Ich nehme vielmehr an, dass sich hier die Entwicklung einer Phase ankündigte, in der das Objekt »im Begriff ist, gefunden anstatt von dem Subjekt in die Welt gestellt zu werden«.
Ich sollte, so verlangte er, von mir aus etwas unternehmen, was ihm unlieb und seinen Vorstellungen entgegengerichtet war, ich sollte mich ihm als »die andere« gegenüberstellen. Am Ende dieser Stunde schrieb Jasper zum ersten und letzten Mal meinen Namen mit unter sein Bild. Mir scheint, dass unsere beiden Namen nebeneinander gestellt wurden, um zum Ausdruck zu bringen, wir seien zwei verschiedene Individuen. Hinzu kam, dass sich während dieser Stunde ein Bestreben angekündigt hatte, in Handlung umzusetzen, was Winnicott als »das Subjekt zerstört das Objekt« beschrieben hatte. Als ich nämlich im Gefängnis saß, kam Jasper herüber, um nachzuschauen, welchen Effekt seine Aktionen gegen mich gehabt hatten: »Du solltest eigentlich längst tot sein, im Gefängnis stirbt man doch nach einiger Zeit.«
Die Angriffe auf das Objekt, das heißt auf mich, nahmen in der folgenden Stunde zu, als er sein Auto immer wieder auf die Mauer zurasen ließ und die Mami-Puppe entweder unter den einstürzenden Bauklötzen begraben wurde oder später von der Mauer fiel und tot liegen blieb. Die Rettungsaktion wiederum weitete sich zu einer Attacke gegen mein Zimmer und damit gegen mich aus, als Jasper, um den brennenden Krankenwagen zu löschen, eine Überschwemmung anrichtete.
Erst während des Spieles entschied er, dass ich überleben konnte. Der Sturm auf mein Behandlungszimmer erfolgte jedoch in großer Schnelligkeit und Heftigkeit und war zunächst nicht leicht zu beantworten und in Grenzen zu halten.
»Der Analytiker möchte gerne interpretieren, aber das kann den Prozeß gefährden und mag dem Patienten wie eine Art Selbstver-

teidigung erscheinen, durch die der Analytiker die Attacke des Patienten pariert. Es ist besser abzuwarten, bis die Phase vorüber ist, und dann mit dem Patienten zu besprechen, was sich ereignet hat.« (Winnicott, 1971c)

Das weitere Vorgehen gegen mich verriet Umsicht, Selbstkontrolle und Zuwendung. Jasper hatte lachend den großen Fisch dargestellt, der mich verschlungen und dann wieder heil und ganz ausgespuckt hatte. Möglicherweise war sein zerstörerischer Impuls durch die Erinnerung gemildert worden, dass ich schon einmal überlebt hatte: »Es war wichtig, daß in diesem Zusammenhang Überleben so viel heißt wie ›nicht vergelten‹.« (Winnicott, 1971c)

»Es liegt kein Ärger in der Zerstörung des Objektes, von der ich spreche«, schreibt Winnicott, »obwohl man sagen könnte, dass Freude über das Überleben des Objektes besteht. Von diesem Augenblick an oder mit dieser Phase beginnend wird in der Phantasie das Objekt fortwährend zerstört. Diese Eigenschaft des ›fortwährend zerstört Werdens‹ macht die Realität des überlebenden Objektes als solche fühlbar, verstärkt die Empfindungsweise und trägt zur Objektkonstanz bei. Das Objekt kann gebraucht werden.« (1971c)

Dass sich die Fähigkeit zum »Gebrauch des Objektes« ankündigte, geht auch aus Jaspers veränderter Haltung meinem Namen gegenüber hervor. Bisher hatte es nur einen Namen gegeben, den er schreiben wollte und konnte, und das war sein eigener. Nun aber gestand er mir einen Namen zu. Während er mich zuvor ausschließlich »Doktorin« gerufen hatte, redete er mich nun für einige Zeit mit meinem vollen Namen an. Ich deute hier die Tatsache, dass er mich bei meinen Namen nennt, als Zeichen von Objektkonstanz und als Ausdruck für das anhaltende Verweilen des Objektes auch außerhalb der Omnipotenz des Subjektes.

Ein Objekt gebrauchen heißt, im Bereich der Übergangsphänomene auf die Illusion verzichten, selber das Objekt geschaffen zu haben. Es heißt, seine gegebene Realität ertragen und für die Bereicherung des Subjektes nutzen. Dieser Übergang von Illusion zu Realität kann dem Sprung in eine neue Dimension des Erlebens gleichkommen; er kann für das Subjekt bedeuten, dass es nicht mehr von seiner Omnipotenz getragen wird.

Hiermit möchte ich die Anwendung des Konzeptes vom »Gebrauch eines Objektes«, wie es von Winnicott formuliert worden war, abschließen. Ich möchte allerdings noch hinzufügen, dass mich Jasper in der darauf folgenden Woche bat, ein Wort für ihn aufzuschreiben, damit er es kopieren könne. Als ich ihn fragte, welches Wort er meine, sagte er: »Du!«
Wie ich schon vorausgeschickt habe, hat mich die weitere Auseinandersetzung mit dem Material, das, wie mir schien, einer zusätzlichen Deutung bedurfte, einen Schritt über das Konzept Winnicotts hinausgehen lassen.

Nach seinem Ausbruch gegen mich begann Jasper in einer Weise über den »bösen Jasper« zu sprechen, die nahe legte, dass er ihn aus sich heraus und sich und mir gegenüber stellte, indem er ihn jenseits des Fensters auftauchen ließ: »Da ist er, er kommt durchs Fenster.« Später ging er über die bloße Wahrnehmung des »bösen Jasper« hinaus, als er sagte: »Ich mag den bösen Jasper nicht!«, um schließlich zu der Entscheidung zu kommen: »Ich werde ihn töten, ich kann das tun.« Das aber heißt, dass das Subjekt potenziell das Subjekt zerstört. Hier geschieht es in Gegenwart des Objektes, das zuvor einem ähnlichen Angriff des Subjektes widerstanden hat.
Der Beginn meiner These, die sich aus diesem Stück Analyse ergeben hat, lautet: Die potenzielle Destruktion, die Jasper zuvor gegen das Objekt gerichtet hatte, wird nun gegen ihn selber, gegen das Subjekt gewendet. »Ich werde ihn töten, ich kann das tun.«
Voraussetzung allerdings ist, dass sich das Subjekt zuvor »objektiv« wahrgenommen hat. Die Worte »da ist er, er kommt durchs Fenster« können als eine äußerst verdichtete Darstellung dieses Erlebnisses betrachtet werden, in dem Sinne nämlich, dass »er kommt durchs Fenster« beinhaltet, was ich die Begegnung des Subjektes mit dem Subjekt nennen möchte. Wenn man Winnicotts Hinweis auf die Bedeutung der Wahrnehmung des Objektes als eines objektiv wahrnehmbaren auf diesen Aspekt der Kommunikation des Subjektes mit dem Subjekt überträgt, so lässt sich sagen: Das Subjekt ist dabei gefunden, anstatt vom Subjekt in die Welt gestellt zu werden.
Dabei erleichtert die vorausgegangene Ablehnung »Ich mag den bösen Jasper nicht« dem Subjekt, das Subjekt als ein objektiv vor-

handenes oder als etwas wahrzunehmen, das das Subjekt nicht selber geschaffen hat. (Winnicott, 1963) (Ich werde später noch verdeutlichen, was dieses In-die-Welt-gestellt-Werden in Bezug auf das Subjekt meint, und werde dabei auf das Bild des Spiegels zurückgreifen.)

»Ich werde ihn töten, ich kann das tun.« Der »böse Jasper« überlebte die drohende Destruktion und tauchte in der folgenden Stunde wieder auf, als Jasper plötzlich ausrief: »Der böse Jasper mag mich, da ist er am Fenster.«

Diese Mitteilung hatte Jasper durch die Bemerkung eingeleitet, dass ihn die Leute in der Bücherei mögen. Damit ergibt sich eine interessante Verknüpfung: Die Leute mögen Jasper, das Subjekt sagt, dass es sich in seinen Objektbeziehungen sicher fühlt, und beschreibt sich als geliebt.

Auf diese Erfahrung gestützt, kann es zu einer Begegnung mit sich selber gelangen, in der die Zerstörung oder der Gedanke an Zerstörung überwunden wird – und so kann Jasper triumphierend ausrufen: »Der böse Jasper mag mich – da ist er am Fenster.«

Mit dem Hinweis auf den bösen Jasper hat sich Jasper als objektiv wahrnehmbar erfahren. Er hat das Subjekt als außerhalb des Raumes der Omnipotenz existierend akzeptiert – als das Subjekt, das nicht vom Subjekt geschaffen ist, sondern das als Subjekt entdeckt wird.

Ich möchte hier erwähnen, dass zu jener Zeit Jaspers besondere Aufmerksamkeit der Frage galt, was es bedeutet, geboren worden zu sein, einen Anfang zu haben, über den er keine Macht hatte.

Das Subjekt, das das Subjekt als objektiv wahrnehmbar vorgefunden hatte, hat auch erkannt, dass das Subjekt durch das Subjekt zerstört werden kann. Doch das Subjekt hat überstanden – »der böse Jasper mag mich« –, das Subjekt hat sich nicht gerächt. Da bricht Freude aus, die Jasper in der darauf folgenden Stunde dadurch zum Ausdruck bringt, dass er einen Mann mit Blumenstrauß in der Hand und mit einer großen Sonne am Himmel zeichnet.

Auch hier ließ mich Jasper an seinem Werk teilnehmen: Er zeichnete den Mann, die Blumen und die Sonne, bezog jedoch die Farben aus der Objektbeziehung zu mir; hatte er mich doch darum gebeten, die von ihm gezeichneten Strukturen mit Farben auszufüllen.

In der letzten Stunde dieser Woche wurden die entscheidenden inneren Erfahrungen noch einmal im Spiel mit dem Bären wiederholt. Der Bär steht offensichtlich für das objektiv wahrgenommene Subjekt, das der potenziellen Destruktion durch das Subjekt widerstand. Zunächst brüllt der Bär. »Er brummt gerade, hörst du das?« Dann greift ihn Jasper im Zoo mit einem Wagen an, und alles brennt lichterloh. Doch der Bär überlebt. Jasper gibt ihm anschließend zu essen und zu trinken. Etwas später muss ich den Bären halten und streicheln.

Hiermit schließt sich ein Kreis, den ich an dieser Stelle nur erwähnen möchte und auf den ich in einer späteren Arbeit noch eingehen werde: Nur wenn das Subjekt das Objekt gebrauchen kann, wird eine Ebene zugänglich, auf der das Subjekt das Subjekt gebraucht. Erst dadurch wird das Subjekt in die Lage versetzt, dem Objekt in einer neuen Weise gegenüberzutreten, es kann sich zum Objekt des Objektes machen (Mutter-Analytiker-Künstler).

Nicht nur das Objekt hat überlebt, sondern auch das Subjekt. Von der Erfahrung getragen, dass ich, das Objekt, den Angriff überstanden hatte, wird auch das Subjekt in die Lage versetzt, zu überleben. Es erweist sich damit, dass die Formel »das Subjekt gebraucht das Subjekt« dazu verhilft, eine reifere Phase der Kommunikation und Integration zu kennzeichnen, die die Phase »das Subjekt gebraucht das Objekt« voraussetzt. Nicht nur ist mein Name neben seinem aufgetaucht, das heißt, nicht nur hat das Objekt überdauert und die Garantie oder Bezeichnung einer konstanten Existenz zugebilligt bekommen, sondern es wird auch Jaspers Namen in den Raum geschrieben, neben die Namen anderer. Jasper stellt seinen Namen als Ausdruck dessen, dass er objektives Subjekt ist, aus sich heraus.

Die Geschehnisse dieser wenigen Stunden, die die dramatische Folge wachsender Erlebnisfähigkeit andeuten und in der der Gebrauch des Objektes dem Subjekt den nächsten Schritt ermöglicht, nun auch das Subjekt zu gebrauchen, sind gewiss nicht Ausdruck einer irreversiblen Entwicklung. Wie man besonders in einer Kinderanalyse erwarten darf, werden dieser Entfaltung progressiver Kommunikation auch Phasen regressiver Kommunikation folgen, in denen Jasper mich, das Objekt, wieder als Ausdehnung seiner selbst erfahren und in denen er sich eine unbegrenzte Omnipotenz zusprechen wird.

Man wird mit Recht die Frage aufwerfen, ob eine solche Folge von Reifungsschritten in der Objektbeziehung immer in dieser Weise verlaufen wird. Mir scheint jedoch eine bejahende Antwort theoretisch evident. Der Gebrauch eines Objektes muss möglich sein, bevor das Subjekt in eine Beziehung zum Subjekt treten kann, die dem entspricht, was ich Gebrauch des Subjektes durch das Subjekt nenne. Das heißt jedoch nicht, dass diese letztere Phase die notwendige Konsequenz der Phase »Subjekt gebraucht Objekt« sein muss.

Die Tatsache, dass Jasper zum Schluss dem bösen Jasper zuruft, dass ich, Dr. Schacht, nett sei, mag im Sinne konventioneller Deutung als sein Dank dafür verstanden werden, dass ich auch den bösen Jasper und damit den ganzen Jasper akzeptiert hatte. So hatte ich es auch zunächst interpretiert. Bei der retrospektiven Betrachtung des Materials fand ich jedoch eine andere, zusätzliche Erklärung. Insofern ich als Objekt die Angriffe Jaspers oder des Subjektes überstanden hatte und nun gebraucht werden konnte, hatte ich nicht nur seinen Angriff ausgehalten, sondern ich hatte ihm auch gezeigt, wie ein destruktiver Angriff überstanden worden war. Von dieser Erfahrung des Überstehens ausgehend, kann sich das Subjekt zutrauen, das Subjekt als potenziell zerstörbar zu sehen. In diesem Fall geschah es in Gegenwart des Objektes. Das erste Mal kann es *nur* in und durch die fördernde Gegenwart des Objektes geschehen.

Die beiden entscheidenden Elemente des Materials, die ich als Grundlage für meine Hypothese betrachte, sind somit einerseits Jaspers Ansinnen, den bösen Jasper zu töten, was ich der Formel »Subjekt zerstört Subjekt« gleichgesetzt habe, und andererseits die darauf folgende Bemerkung »der böse Jasper mag mich«, die ich mit der Formel »Subjekt überlebt Subjekt« beschreibe und als Voraussetzung dafür betrachte, dass das Subjekt das Subjekt gebrauchen kann.

Ausgehend von Winnicotts Formel »Subjekt gebraucht Objekt«, hat Jaspers Analyse zu einer weiteren Formel geführt, nämlich »Subjekt gebraucht Subjekt«. Es gilt nun, diese Formel zu begründen und unabhängig vom klinischen Material auf ihre Aussage hin zu untersuchen.

Ich beziehe mich auf eine Folge von intrapsychischen Geschehnissen, die sich unabhängig von der psychoanalytischen Situation

ereignen können. Wenn sie jedoch in der psychoanalytischen Situation eintreten oder reflektiert werden, werden sie nur von einem der beiden Partner erfahren und erfasst, allerdings im Beisein des anderen. Wenn es der Analysand ist, der dieses personale Erleben hat, so bestehen Chancen, dass es auch zur Mitteilung kommt. Ich habe indessen den Eindruck, dass das Phänomen, das ich beschreiben möchte, nicht in der Sprache der psychoanalytischen Theorie ausgedrückt werden kann. Es ist die Erfahrung des »Ich bin Ich« (Jacobson, 1964), um deren Formulierung sich seit jeher die Dichter und Philosophen bemüht haben. Am Ende wird sie einer Definition bedürfen, die unbestimmt genug ist, um die Ganzheit intrapersonaler Selbsterfahrung andeuten zu können.
Entwicklungsgeschichtlich nehmen wir an, dass das Kind im Alter von ungefähr zwei Jahren das Objekt als getrennt von sich selber erfassen und seine eigene Identität abgrenzen kann. Modell (1969) hat auf die große kulturelle Bedeutung der Unterscheidung zwischen Subjekt und Objekt hingewiesen. Ein weiterer Schritt in der psychischen Reifung, der für die kulturelle Kreativität von entscheidender Wichtigkeit ist, führt zu der Fähigkeit des Subjektes, dem Subjekt zu begegnen, das heißt, nicht nur einzelne Verhaltensweisen an sich zu beobachten, sich nicht nur in seinem »So-sein«, sondern auch in seinem Sein zu erfahren.
Winnicott hat zwischen Beziehung-zu-einem-Objekt-Haben und dem Gebrauch eines Objektes unterschieden. Er hat die Beziehung, die dadurch definiert ist, dass das Subjekt in Beziehung zum Objekt steht, der Erfahrung von Omnipotenz in solcher Weise zugeordnet, dass das Subjekt ein so genanntes subjektives Objekt wahrnimmt, ein Objekt also, das noch innerhalb des Raumes der Omnipotenz des Subjektes zu stehen scheint. Das Objekt wird dann nur als eine Ausdehnung des Subjektes gesehen. Das Subjekt, das in einer solchen Beziehung zum Objekt steht, beschränkt sich auf eine Objektwahrnehmung, die dem Subjekt eine anhaltende Sicherheit aufgrund der Erfahrung von Omnipotenz zusichert. Das Objekt wird als etwas gesehen, von dem das Subjekt die Bestätigung seiner selbst als Subjekt erfährt.
Ich nehme nun an, dass es eine solche Form der Beziehung, wie sie Winnicott zwischen Subjekt und subjektivem Objekt beschrieben hat, auch zwischen dem Subjekt und dem subjektiven Subjekt gibt. Damit meine ich, dass sich zu Beginn das Subjekt selber sieht,

wie es sich sehen will, um seinen Anspruch auf Omnipotenz zu unterstützen. Das Subjekt nimmt gleichsam an, dass es das Subjekt überschaut. In dieser Phase von Ganzheit bestimmt das Subjekt nicht nur das Objekt, sondern ebenso das Subjekt. Das Subjekt betrachtet sich, als habe es sich selber entworfen und geschaffen. Das Subjekt setzt in der Begegnung mit dem Subjekt eine subjektive Realität. Dementsprechend wird man zwischen einer subjektiven Realität in der Kommunikation des Subjektes mit dem Objekt oder – wie ich dargelegt habe – zwischen dem Subjekt und dem Subjekt selber und im Gegensatz dazu einer objektiven mitteilbaren Realität zu unterscheiden haben. Das Subjekt, das daran festhält, sich ausschließlich im Raum subjektiver Prägung zu bewegen, wird sich schließlich als unreal oder als nicht wirklich in seiner Beziehung zu anderen erleben – als real nur dann, wenn es zurückgezogen auf seine subjektive Innenwelt lebt.

Wenn das Subjekt jedoch versucht, sich außerhalb des Raumes der Omnipotenz zu sehen, überschreitet es die Grenze der subjektiven Realität. Um hier eine Metapher zu benutzen, könnte ich sagen, dass das Subjekt die Grenze der Überschaulichkeit überschreitet, die Grenze des sicheren Selbstbildes oder die Grenze des Spiegels, und sich auf ein Wagnis einlässt. Ich denke hier z. B. an Carrolls »Through the Looking Glass«, an Alice, die den Spiegel durchschreitet und den Bereich des Bekannten verlässt. Ich denke weiter an Cocteaus Film Orphé, in dem das Durchschreiten des Spiegels den gefährlichen Weg zu neuen Dimensionen der Erfahrung eröffnet.

In folgender Tagebuchnotiz Kafkas wird der Wunsch ausgedrückt, an dem sicheren Bild, das sich das Subjekt von sich gemacht hat, festzuhalten, aber auch die Ahnung angedeutet, dass es ein mögliches Überschreiten dieser Grenze der Überschaubarkeit und Kontrollierbarkeit gibt.

»Im Spiegel sah ich mich vorhin genau an und kam mir im Gesicht – allerdings nur bei Abendbeleuchtung und der Lichtquelle hinter mir, so daß eigentlich nur der Flaum an den Rändern der Ohren beleuchtet war – auch bei genauer Untersuchung besser vor, als ich nach eigener Kenntnis bin. Ein klares, übersichtlich gebildetes, fast schönes begrenztes Gesicht. Das Schwarz der Haare, der Brauen und der Augenhöhlen dringt wie Leben aus der übrigen abwartenden Masse. Der Blick ist gar nicht verwüstet, davon ist keine Spur, er ist aber auch nicht kindlich, eher unglaublicherweise energisch, aber vielleicht war er nur beobachtend, da ich mich eben beobachtete und mir Angst machen wollte.«

Es gibt außerhalb der Grenzen des Raumes, in dem das Subjekt das subjektive Subjekt sieht, eine Erlebnisdimension, in der das Subjekt dem Subjekt als neu erfahrbarer, objektiv wahrnehmbarer Entität begegnet. Ähnlich wie das Subjekt das Objekt als nicht nur subjektive Erscheinung, sondern als ein unabhängiges Wesen akzeptieren kann, vermag es auch die Nicht- oder besser die Transsubjektivität des Subjektes zu entdecken.

Während die frühkindliche Erfahrung der sicheren und bergenden Umgebung dazu beiträgt, dass ein Raum der Omnipotenz entstehen kann, in dem die Erscheinungen und Geschehnisse nur eines widerspiegeln, nämlich das subjektive Subjekt, beinhaltet das Überschreiten dieser Grenze der Sicherheit und der Omnipotenz ein Wagnis, das zuerst in der Beziehung zu einem sicheren Objekt geübt sein will. Winnicott hat beschrieben, aufgrund welcher Bedingungen das Kind »allmählich auf die Omnipotenz verzichten kann«, das heißt, wie es langsam lernen kann, die Sicherheit der Omnipotenz aufzugeben. (Winnicott, 1960)

Eine solche Entsagung mag sich auch in der Beziehung des Subjektes zum Subjekt ereignen. Das Subjekt gesteht sich dann nicht nur ein, dass es nicht einzigartig und omnipotent ist, sondern außerdem, dass es sich selber gegenüber nicht omnipotent ist, was im Hinblick auf das Erleben zweierlei ist. Das Subjekt erfährt das Subjekt als nicht absolut kontrollierbar oder als nicht ganz verfügbar, und es gesteht sich ein, dass es nicht das Subjekt, dass es sich nicht selber als Subjekt geschaffen hat.

Wenn ich Winnicotts Konzept auf diese intrapersonale Situation übertrage, gelange ich zu folgender Feststellung: Das Subjekt ist dabei, gefunden anstatt vom Subjekt in die Welt gestellt zu werden. Mit anderen Worten, das Subjekt nimmt sich nicht als eine Illusion, sondern als ein Sein wahr, es vermag sich als mehr als nur eine subjektive Entität wahrzunehmen, die sich aus sich heraus und auf sich hin entwirft. Der Verzicht auf die Erfahrung der Omnipotenz, die zur Folge hat, dass das Subjekt dem Subjekt eine Existenz außerhalb des Raumes der Omnipotenz zubilligen kann, lässt das Subjekt eine Entwicklungsphase überwinden, in der es ausschließlich eine Beziehung zum Subjekt als einem subjektiven

Subjekt hatte. Dies mag allerdings das Subjekt dazu veranlassen, das Subjekt abzulehnen, zu verneinen oder zu zerstören, eben weil es nicht subjektives Subjekt ist. Indem das Subjekt sich als objektives Wesen begreift und zulässt, erkennt es zugleich auch seine potenzielle Zerstörbarkeit. Manche Suizide gehen auf die Unfähigkeit zurück, diese innere Situation zu bewältigen.

Auch hier lässt sich im Anschluss an Winnicott argumentieren, dass das Subjekt das Subjekt zerstören kann, weil es das Subjekt außerhalb des Raumes der Omnipotenz gestellt hat oder – umgekehrt gesagt –, dass das Subjekt, indem es das Subjekt als zerstörbar erfährt, dieses außerhalb des Raumes der Omnipotenz stellt. Somit ergibt sich eine neue Phase in der Begegnung des Subjektes mit dem Subjekt, die ich mit Winnicotts Worten »Subjekt zerstört Subjekt« nenne.

Nun kann das Subjekt das Subjekt überleben. Mit anderen Worten: Das Subjekt kann sich die potenzielle Zerstörung durch das Subjekt vorstellen. Das Subjekt kann es sich verzeihen, dass es sich der Selbstillusion des subjektiven Subjekts beraubt hat, es kann es sich verzeihen, dass es, wie Kafka schrieb, sich selber Angst machen wollte oder solches Ansinnen gehegt hat wie der kleine Patient Jasper, der ausgerufen hatte: »Ich werde ihn töten, ich kann das tun.« Das Subjekt verzeiht sich seine eigene progressive Rücksichtslosigkeit und damit Destruktivität in der Selbsterfahrung.

Dadurch wird das Subjekt in die Lage versetzt, sich selber gegenüberzutreten. Das Subjekt hat sich selber überstanden, indem es zugegeben hat, dass es nicht sein eigener und fortwährender Schöpfer ist; und dennoch, es hat sich nicht vernichtet, sondern es hat sich als objektives Subjekt ertragen. Es ist für sich selber objektiv wahrnehmbares Subjekt geworden. Ich nehme an, dass dieser Schritt die Voraussetzung für die Autonomie des Subjektes ist. Er erlaubt dem Subjekt, in eine neue Beziehung zu sich selber zu treten und eine neue Phase zu erreichen, nämlich »Subjekt gebraucht Subjekt«.

Wie lässt sich beschreiben, dass das Subjekt das Subjekt gebraucht? Was lässt darauf schließen, dass jemand in der Lage ist, sich selber gegenüberzutreten und mit sich so zu sein, dass die Formel »Subjekt gebraucht Subjekt« zutrifft?

Zieht man das bisher Gesagte in Betracht, so kommt man zu dem Schluss, dass mehrere Voraussetzungen erfüllt sein müssen, bevor das Individuum eine solche Beziehung zu sich selber aufnehmen kann. Es muss zu einer klaren Trennung zwischen Subjekt und Objekt fähig sein, und es muss das Objekt als eine Person um ihrer selbst willen und als unabhängig in ihrer Existenz erkennen. Dazu kann es nur auf dem Wege der schwierigen Entwicklung der Subjekt-Objekt-Beziehung gelangen, die Winnicott dargelegt hat und als deren Endphase er beschrieben hat, dass das Subjekt das Objekt gebraucht. Erst getragen von der Erfahrung des »Subjekt gebraucht Objekt« kann das Subjekt wagen, sich in einer entsprechenden Weise mit sich selber zu konfrontieren und sich nicht mehr als Mittelpunkt der Welt zu sehen, sondern in der Begegnung mit sich selber den Raum der Omnipotenz zu überschreiten. Das Subjekt, das diese kritische Attacke des Subjektes gegen das Subjekt überstanden hat, das es gewagt und ertragen hat, sich in seiner relativen Begrenztheit zu sehen, wird das, was es wirklich ist, das objektiv wahrnehmbare Subjekt, gebrauchen können. Es wird nicht mehr unendliche Mühe darauf verwenden müssen, sich selber etwas vorzuspielen oder über sein Selbstbild die Erfindung neuer Illusion zu werfen. Es wird einfach mit sich sein können. Nach dem Verlust der Omnipotenz wird es zu einer Haltung der Toleranz, der Freundlichkeit oder des Humors sich selber gegenüber kommen. Vielleicht kann das Subjekt dann mit sich allein sein und sich zuhören.

Winnicott spricht von dem

»... nicht-kommunizierenden zentralen Selbst, für immer gefeit gegen das Realitätsprinzip und für immer schweigend. Hier ist Kommunikation nicht-verbal, wie Sphärenmusik, absolut persönlich. Es gehört zum Lebendigsein. Und bei einer gesunden Entwicklung nimmt ganz natürlich Kommunikation hier ihren Ursprung.« (1963)

Ich habe den Eindruck, dass mein Konzept von »Subjekt gebraucht Subjekt« dem nahe kommt, was Winnicott (1958) über »die Fähigkeit, allein zu sein« gesagt hat.

»Die Fähigkeit, allein zu sein, ist entweder ein hochentwickeltes Phänomen, das in der individuellen Entwicklung nach der Errichtung von 3-Personen-Beziehungen auftreten mag, oder ein Phänomen des frühkindlichen Lebens, das einer genauen Untersuchung bedarf, weil es die Grundlage für ein hochentwickeltes Alleinsein bildet.«

Dieses »hochentwickelte Phänomen« ist in dem Vertrauen des Kindes zu seiner Mutter oder zu seiner Umgebung begründet, das dann bestätigt wird, wenn das Objekt den Angriffen des Subjektes widerstanden und damit Kontinuität erlangt hat.

Was mich an den wenigen Stunden der Kinderanalyse, von denen ich auszugsweise berichtet habe, besonders interessiert hat, war die Entdeckung eines Treffpunktes zweier Phasen der Entwicklung von Kommunikation, die ich mit zwei unterscheidbaren Kommunikationsfeldern, einem interpersonalen und einem intrapersonalen, in Verbindung gebracht habe. Eine der Phasen, die dadurch definiert ist, dass das Subjekt das Objekt gebraucht, wurde von Winnicott beschrieben.

Auf das beinahe dramatische Erkennen des Objektes als eines objektiv wahrnehmbaren Objektes folgte in Jaspers Fall die überraschende Erfahrung, dass das Subjekt sich geradezu neuartig sehen lernen kann, nicht nur als subjektives Subjekt, sondern als objektiv wahrnehmbares Subjekt und als potenziell durch das Subjekt zerstörbar. Daraus ergibt sich eine dialogische Beziehung des Subjektes zum Subjekt. Wenngleich manches von dem, was ich für die Phase »Subjekt gebraucht Subjekt« gesagt habe, noch nicht für die frühkindliche Entwicklung zutreffen kann, so scheint mir doch das Entscheidende in den beschriebenen Stunden gewesen zu sein, dass sich dieses Phänomen einmal in einer für das Alter des Kindes charakteristischen Weise gezeigt hat. Vielleicht entsprach es dem, was ich mit »Subjekt gebraucht Subjekt« meine, wenn Jasper gerne in meiner Gegenwart allein sein wollte, sich selber etwas vorsang, nicht ohne mich verschiedentlich darauf hinzuweisen, dass das Singen für ihn bestimmt sei – und dass er zugleich tief in sich zu ruhen schien, oder wenn er malte, während ich zwar in seiner Nähe sein, aber entweder wegschauen oder selber etwas tun musste. Winnicott hat über das Alleinsein etwas gesagt, was dem nahe kommt: »Nur wenn es allein ist (aber das heißt: in der Gegenwart von jemandem), kann das Kind sein eigenes, persönliches Leben entdecken.« (1958)

Rückblick

Meine erste Begegnung mit Winnicott

Es war an einem späten Juninachmittag 1970. Der Himmel war etwas verhangen, und eine schwermütige Stimmung lag über der Stadt, als ich zu einem sorgfältig vorbereiteten Termin zu Winnicott fuhr. Er wohnte im südlichen London in der Nähe der Victoria Station. Nachdem ich meinen Wagen in der weiteren Umgebung seines Hauses geparkt hatte, versuchte ich mich mit der Wohngegend etwas vertraut zu machen. Wohlhabende, gepflegte Häuser in langen Reihen, Bäume, die die Vorstellung eines in der Nähe gelegenen Parkes aufkommen lassen, und hier und da geschäftige Fußgänger, die in Richtung Bahnhof eilten. Um mir noch die Zeit zu vertreiben, betrachtete ich die Auslagen in einem Antiquariat, die mir gut in diese Gegend zu passen schienen. Kurz hielt ich Rückblick, weshalb ich eigentlich hier sei. Während meiner psychoanalytischen Ausbildung in Deutschland war wenig von Winnicott die Rede gewesen. In einem Seminar hatte ich eine Arbeit von ihm referiert. Nach meiner Ankunft in London im Frühjahr hatte ich die vorliegenden Werke Winnicotts gelesen. Was mich interessierte, war, und darüber war noch wenig veröffentlicht, die Kunst des Schnörkelspiels von ihm zu erlernen. Meine Ausbildung hatte ich seit geraumer Zeit abgeschlossen und wollte in England eine kinderanalytische Ausbildung am Institut der Britischen Gesellschaft absolvieren. Dazu gehörte die Durchführung von drei Kinderanalysen. Insgeheim erhoffte ich mir, eine Supervison bei Winnicott machen zu können.
Die Zeit des verlegenen Wartens war vorüber, und ich ging nun zielstrebig auf das Haus zu, einigermaßen sicher nun, nicht zu früh zu kommen. Hinter der Haustür lag ein langer, dunkler Flur, von dem aus ein Treppenhaus in die oberen Teile des Hauses führte. Eine Sekretärin, die mich eingelassen hatte, wies mich auf einen kleinen Warteraum am Ende des Flures hin, in dem man sitzend von vielen Büchern umgeben war. Hier also harrte ich der Dinge, als ich nach einer Weile eine Stimme nebenan, die offensichtlich diktiert hatte, sagen hörte: »Ich muss nun noch mit that young girl

sprechen.« Ich war damals immerhin 35 Jahre alt. Winnicott war über 70 Jahre alt.
Vermutlich hätte ich ihn für jünger gehalten, als er wenige Augenblicke später vor mir auftauchte. Ich war überrascht über seine beinahe zerbrechliche Erscheinung. Sein Blick war direkt und freundlich auf mich gerichtet. Er führte mich durch ein sehr geräumiges Zimmer, das durch einen großen Durchgang mit dem vorderen, der Straße angrenzenden Zimmer verbunden war. Hier lud er mich ein, ihm gegenüber unmittelbar vor einem künstlichen Kamin in einem Sessel Platz zu nehmen. Der Vorhang, der beide Räume voneinander trennen konnte, war, als wir in dieses Zimmer gegangen waren, zurückgezogen, das heißt geöffnet geblieben. Winnicott bat mich, ihm ausführlich darzustellen, weshalb ich nach England gekommen sei und weshalb ich nun ausgerechnet zu ihm wolle. Da er mir keine präzisen Fragen stellte, sah ich mich einer großen zeitlichen Weite gegenüber. Das mag mit dazu beigetragen haben, dass ich mich etwas ausgesetzt bzw. ungemütlich fühlte. Schaute ich nach links, so waren dort die Fenster, die auf die Straße führten, schaute ich nach rechts, so blickte ich durch den offenen Durchgang in den hinteren Raum, der mit allerlei Möbeln angefüllt war. Winnicott musste gespürt haben, dass ich mich nicht behaglich fühlte. Er stand auf, ging hinüber zu dem schweren Vorhang, zog ihn sorgfältig zu, kehrte zurück und zündete die kleine Gasheizung an, die die Illusion aufkommen ließ, es sei etwas Feuer im Kamin. Damit hatte er einen geschlossenen und geborgenen Raum für mich hergestellt, etwas, wofür ich sehr dankbar war. Ich fühlte mich aufgehoben und fuhr mit neuem Schwung in meinen Ausführungen fort. Winnicott vergrub sich in seinem Sessel, und zwar so, dass er mir das Profil zeigte und dabei zumeist die Augen geschlossen hielt. Jedenfalls erinnere ich es so. Ich erinnere mich auch, dass ich vermutlich sehr, sehr lange und lebhaft sprach, aus dem Gedanken heraus, ihm vermitteln zu müssen, dass ich aus gutem Grunde nach England gekommen sei, um hier während der Ausbildung auch von ihm lernen zu können. Winnicott hörte mir zu und saß weiterhin beinahe unbeweglich in seinem Sessel. Ich kann mich nicht erinnern, was ich damals alles erzählt habe. Ich vermute, dass ich 20 bis 30 Minuten gesprochen habe, dass ich berufliche und lebensgeschichtliche Fragen verband und gewiss nicht ohne die Absicht im Auge zu behalten, ihm

beweisen zu wollen, dass ich analytisch zu denken gelernt hatte. Nachdem ich das Wichtigste, wie mir schien, gesagt hatte, tauchte er aus seinem Sessel hervor. Er erklärte mir, dass er gerne mit mir eine Supervision machen würde. Vermutlich jedoch sei das nicht möglich, da er davon ausgehe, dass er jederzeit sterben könne.
Darauf war ich absolut nicht vorbereitet gewesen. Ich begriff in diesem Augenblick, dass Winnicott das Bewusstsein um seinen nahen Tod mit sich trug. Er machte mir nun die Zusage, so lange es auch nur ginge, in seinem Hause Vorträge halten zu wollen über die Schnörkeltechnik, zu denen ich eingeladen sei. Mehr wage er jetzt nicht zu versprechen. Er erklärte mir noch, an welche Sekretärin ich mich wenden könne, um Näheres über seine Pläne im kommenden Wintersemester zu erfahren. Nach ungefähr einer Stunde verabschiedete ich mich. Winnicott begleitete mich zur Haustür, ja bis zu dem kleinen Treppenaufsatz vor der Haustür. Es entstand ein kurzer Augenblick des Innehaltens. Mein Blick richtete sich schon auf die Straße, auf das Leben draußen, auf das weitere Leben, dennoch ihm zugewandt. Da fragte er mich, ob ich auch schon gute Freunde in London gefunden hätte. Es war, als frage er sich, ob er mich jetzt wieder in diese Stadt entlassen könne. Ich war zutiefst überrascht über diese Frage der Anteilnahme und der sehr zurückhaltenden, in dem Schutz der Höflichkeit untergebrachten, sorgenden Nachfrage, die ich wie eine persönliche Zusicherung erlebte.
In den folgenden Monaten besuchte ich einige Seminarabende in seinem Hause. Im Kreise interessanter Kollegen, man saß, wo man auch nur Platz fand, notfalls auf dem Boden, berichtete Winnicott anhand von Dias über seine Kinderfälle, in denen er die Schnörkeltechnik angewandt hatte. Es handelte sich in seinen Darstellungen um die Ausführungen, die 1971 unter dem Titel »Therapeutic Consultations in Child Psychiatry« veröffentlicht wurden. Die Diskussion um seine detaillierten Ausführungen leitete er oftmals durch humorvolle Bemerkungen ein und brachte zuweilen überraschende, sich überstürzende Überlegungen. Dies trug gewiss zur spielerischen Gelöstheit der Atmosphäre dieser Abende bei.
Ich ging weiter zu mehreren Vorträgen, die er bei verschiedenen Gelegenheiten in den ersten Wintermonaten 1970 hielt und in denen seine Aussagen immer wieder um das Thema des Spielens in

der Psychotherapie kreisten. »Psychotherapy takes place in the overlap of two areas of playing, that of the patient and that of the therapist« (Winnicott, 1971b). Während er davon sprach, ließ er beide Hände horizontal verlaufende kreisförmige Bewegungen ausführen, das Überlappen dieser Kreise plastisch darstellend. Dies, so betonte er immer wieder, sei die wichtigste Botschaft, die er zur Zeit zu vermitteln versuche.

Im Januar 1971 starb Winnicott.

Später, als ich mich immer intensiver mit seinem Werk befasste, habe ich oftmals an die erste Begegnung mit ihm zurückgedacht und war jedesmal wieder überrascht darüber, wie sehr das Bild von dem Autor Winnicott mit dem des Menschen Winnicott übereinstimmte, dem begegnet zu sein ich als ein tiefes Glück betrachte.

Literatur

Arlow, J. A. (1979): Metaphor and the Psychoanalytic Situation. In: The Psychoanal. Quarterly, Vol. XLVIII, 3, S. 363 – 385

Chavis, D. A. (1999): On the Centrality of Death-Rebirth Fantasy in Thoughts of Growth, Change and Causation. In: Psychoanalysis and Contemporary Thought, Vol. 22/2, S. 279 – 306

Deri, S. K. (1984): Symbolization and Creativity. New York: International Universities Press

Feigelson, C. (1977): On the Essential Characteristics of Child Analysis. In: The Psychoanalytic Study of the Child 32, S. 353 – 361

Freud, S. (1899): Über Deckerinnerungen. In: Freud, Gesammelte Werke (G. W.), Bd. I, 18 Bde. Bd. 1 – 17: London 1940 – 1952, Bd. 18: Frankfurt a. Main: S. Fischer. Gesamtausgabe bei S. Fischer

– (1900): Die Traumdeutung. G. W. Bd. II/III

– (1909): Analyse der Phobie eines fünfjährigen Knaben. G. W. Bd. VII

– (1912): Ratschläge für den Arzt bei der Psychoanalytischen Behandlung G. W. Bd. VIII

– (1913a): Das Interesse an der Psychoanalyse. G. W. Bd. VIII

– (1913b): Zur Einleitung der Behandlung. G. W. Bd. VIII

– (1913c): Totem und Tabu. G. W. Bd. IX

– (1915): Vergänglichkeit. G. W. Bd. X

– (1916/1917): Vorlesungen zur Einführung in die Psychoanalyse. Die Symbolik im Traum. G. W. Bd. XI

– (1919): Das Unheimliche. G. W. Bd. XII

– (1920): Jenseits des Lustprinzips. G. W. Bd. XII

– (1926): Hemmung, Symptom und Angst. G. W. XIV

– (1932): Zur Gewinnung des Feuers. G. W. Bd. XVI

Frisch, M. (1957): Homo faber. Frankfurt a. Main: Suhrkamp 1977

Giacometti, A. (1998): »Mai 1920«. In: Objekte oder Poesie sonst nichts – Werke und Schriften. Zürich: Scheidegger & Spieß

Geleerd, E. R. (1965): Two Kinds of Denial – Neurotic Denial and Denial in the Service of the Need to Survive. In: Schur, M.: Drives, Affects, Behavior, Vol. II, S. 118 – 127

Green, A. (1978): Potential Space in Psychoanalysis. The Object in the Setting. In: Grolnick, S.A. & Barkin, L. (Hrsg.): Between Reality and Fantasy. New York, London: Aronson

Greenacre, Ph. (1968): The Psychoanalytic Process, Transference, and Acting Out. In: Ders.: Emotional Growth, Bd. 2. New York

Heimann, P. (1976): In Panel on »The Fundamentals of Psychic Change in Clinical Practice« reported by J. Naiman. In: Int. J. Psycho-Anal. 57, S. 416 ff.

Jacobson, E. (1964): The Self and the Object World. London: The Hogarth Press

Josephs, L. (1992): Charakter Strukture and the Organisation of the Self. New York: Columbia University Press

Klein, M. (1932): Die Psychoanalyse des Kindes. Wien: Internationaler Psychoanalytischer Verlag

Loewald, H. W. (1960): Zur therapeutischen Wirkung der Psychoanalyse. In: Ders. Psychoanalyse. Aufsätze aus den Jahren 1951 – 1979. Stuttgart: Klett-Cotta 1986

– (1979): The Waning of the Oedipus Complex. In: Ders.: Papers on Psychoanalysis. New Haven, London: Yale University Press. Dt.: Ders. Psychoanalyse. Das Dahinschwinden des Ödipuskomplexes. Aufsätze aus den Jahren 1951 – 1979. Stuttgart: Klett-Cotta 1986

– (1985): Oedipus Complex and Development of Self. In: The Psychoanal. Quaterly, Vol. LIV/3, S.435 – 443

Mayes, L. C., Cohen, D. J. (1933): Playing and Therapeutic Action in Child Analysis. In: Int. J. Psycho-Anal. 74, 5. 1235 – 1241

Meltzer, D., Williams, M. H. (1988): The Apprehension of Beauty, The Role of Aesthetic Conflict in Development, Violence and Art. The Roland Harris Library 14, The Clunie Press, p. XIII

Modell, A. H. (1968): Object Love and Reality. London: The Hogarth Press

– (1984/1985): Self preservation and the preservation of the self. In: Annual of Psychoanalysis 13, S. 69–86

Monchaux, de. C. (1993): Dreaming and the Organizing Function of the Ego. In: The Dream Discourse Today. London: The New Library of Psychoanalysis 17

Montaigne, M. de (1972): Essais, Le Livre de Poche, Librairie Générale Francaise, Vol. I

Niederland, W. G. (1957): River Symbolisms. Part I. In: Psychoanal. Quarterly 25, S. 469 – 504

Pontalis, J. B. (1993): Dream as an Object. In: The Dream Discourse Today, Ed.: S. Flanders. The New Library of Psychoanalysis 17. London, New York: Routledge

Rilke, R. M. (1915): Sämtliche Werke. Frankfurt a. Main: Insel

Ritvo, S. (1978): The Psychoanalytic Process in Childhood. In: The Psychoanalytic Study of the Child 33, S. 295 – 305

Rose, G. J. (1987): Trauma and Mastery in Life and Art. New Haven, London: Yale University Press

Sandler, S. (1960): Sicherheitsgefühl und Wahrnehmungsvorgang. In: Psyche 1961, 15, S. 124 – 131

Schacht, L. (1973): Subjekt gebraucht Subjekt. In: Psyche 2, XXVII. S. 151 – 168

– (1978): Die Entdeckung der Lebensgeschichte. In: Psyche 2, S. 97 – 110

– (1981): The Mirroring Function of the Child Analyst. In: J. Child Psychotherapy 7, S. 79 – 88

– (1982): Die Spiegelfunktion des Kinderanalytikers. In: Psyche 2, S. 47 – 58

– (1986): Die früheste Kindheitsentwicklung und ihre Störung aus der Sicht Winnicotts. In: v. Uexküll, T. (Hrsg.): Psychosomatische Medizin. München, Wien, Baltimore: Urban & Schwarzenberg, 3. Aufl., S. 68 – 80

– (1987a): Die Entfaltung der negativen Übertragung in der Analyse eines Kindes und die Funktion ihrer Interpretation. In: Bulletin der Europäischen Psychoanalytischen Föderation 28, S. 43 – 67

– (1987b): Der imaginäre Planet. In: Zs. f. psychoanalytische Theorie und Praxis 2, S. 88 – 107

– (1988): Die Entfaltung der Gegenübertragung in der Analyse eines Kindes. In: Bulletin der Europäischen Psychoanalytischen Föderation 30, S. 43 – 94

– (1989): »Nicht wahr, meine Schwester ist großzügig«. Eine klinische Studie zur Geschwistererfahrung. In: Forschen und Heilen, hrsg. von H. Bareuther. Frankfurt a.M.: Suhrkamp

– (1992): Die Elastizität des Settings. In: Bulletin der Europäischen Psychoanlytischen Föderation 38, S. 75 – 91

– (1993): Aspekte der hilfreichen Beziehung in der Kinderanalyse. In: Ermann, M. (Hrsg.): Die hilfreiche Beziehung in der Psychoanalyse. Göttingen: Vandenhoeck & Ruprecht, S. 106 – 122

– (1995): Zwischen Kinderanalyse und Erwachsenenanalyse: Kreative Augenblicke der Verknüpfung im Analytiker. In: Psychoanalyse in Europa, Bulletin 45

Schafer, R. (1983): The Analytic Attitude. London: The Hogarth Press

Sharpe, E. F. (1937): Dream Analysis. London: Maresfield Library 1988

Tyson, P. & Tyson, R. L. (1990): Psychoanalytic Theories of Development. New Haven, London: Yale Univ. Press

Winnicott, D. W. (1939): Aggression and its Roots. In: Winnicott, C. et al. (Hrsg.): Deprivation and Delinquency. London, New York: Tavistock 1984

– (1945): Primitive Emotional Development. In: Collected Papers. Through Paediatrics to Psycho-Analysis. London, New York: Tavistock

– (1949): Birth Memories, Birth Trauma, and Anxiety. In: Ders: Collected Papers. London, New York: Tavistock

– (1954): Metapsychological and Clinical Aspects of Regression within the Psycho-Analytical Set-up. In: Ders. Collected Papers. London, New York: Tavistock. Dt.: Metapsychologische und klinische Aspekte der Regression im Rahmen der Psychoanalyse. In: Von der Kinderheilkunde zur Psychoanalyse. München: Kindler 1976

– (1954/1955): The Depressive Position in Normal Emotional Development. In: Collected Papers. London, New York: Tavistock

– (1958): The Capacity of Being Alone. In: The Maturational Processes and the Facilitating Environment. London: The Hogarth Press. Dt.: »Über die Fähigkeit, allein zu sein«. In: Psyche 12 (1958/1959)

– (1960): Ego Distortion in Terms of True and False Self. In: The Matuarational Processes and the Facilitating Environment. London: The Hogarth Press

– (1962): Ego Integration and Child Development. Ebd.

– (1963): Communicating and not Communicating Leading to a Study of Certain Opposites. In: Ders.: The Maturational Process and the Facilitating Environment. London: The Hogarth Press

– (1967a): Die Lokalisierung des kulturellen Erlebens. In: Ders.: Vom Spiel zur Kreativität. Stuttgart: Klett-Cotta, 9. Aufl. 1998

– (1967b): Mirror-role of Mother and Family in Child Development. In: Lomas, P. (Hrsg.): The Predicament of the Family. London: Hogarth. Dt.: Die Spiegelfunktion von Mutter und Familie in der kindlichen Entwicklung . In. Ders.: Vom Spiel zur Kreativität. Stuttgart, S. 128 – 135

– (1971a): Brief an Mme Jeannine Kalmanovitch. In: Nouvelle Revue Psychanal. 3, S. 47f.

– (1971b): Playing. In: Ders.: Playing and Reality.London: Tavistock, S. 53 – 64. Dt.: Spielen – Schöpferisches Handeln und die Suche nach dem Selbst. In. Ders.: Vom Spiel zur Kreativität. Stuttgart: Klett-Cotta, 9. Aufl. 1998

– (1971c): The Use of an Object and Relating through Identifications. In: Ders.: Playing and Reality. Dt.: Objektverwendung und Indentifizierung. In: Vom Spiel zur Kreativität. Stuttgart: Klett-Cotta, 9. Aufl. 1998

– (1971d): Therapeutic Consultations in Child Psychiatry. London: The Hogarth Press

– (1974): Fear of Breakdown. In: Int. Rev. Psycho-Anal. 1, S. 103 –107

Wittgenstein, L. (1963): Tractatus logico-philosophicus. Logisch-philosophische Abhandlung. Frankfurt a.M.: Suhrkamp

Erstveröffentlichungsorte der Beiträge

Baustelle des Selbst: Zs. f. psychoanal. Theorie und Praxis, X, 1,1995. In französischer Sprache: Journal de la psychanalyse de l'enfant 17, 1995

Der Tod und der Junge: Analytische Kinder- und Jugendlichentherapie, Heft 82. In französischer Sprache: Journal de la psychanalyse de l'enfant 16, 1995

Der Traum als Mitteilung – und die Mitteilung eines Traumes: In italienischer Sprache: »Richard e Piggle«, Il Pensiero Scientifico Editore 7, 2, 1999

Der Stein, der wachsen soll: In: Weltanschauung und Menschenbild. Einflüsse auf die psychoanalytische Praxis. Hrsg. von Peter Kutter, Raúl Páramo-Ortega, Thomas Müller. Göttingen, Verlag Vandenhoeck & Ruprecht 1998. Wir danken für die freundliche Genehmigung des Abdrucks. In französischer Sprache: Journal de la psychanalyse de l'enfant 22, 1998

Psychisches Wachstum: In französischer Sprache erschienen in: Journal de la psychanalyse de l'enfant 26, 2000

Frühe Trennungserfahrungen: In: Trennungen. Bibliothek der Psychoanalyse. Hrsg. von Anne-Marie Schlösser, Kurt Höhfeld. Köln, Psychosozial Verlag 1999

Subjekt gebraucht Subjekt: In: Psyche 2, XXVII Jg., 1973

Meine erste Begegnung mit Winnicott: In: PsA-Info 37, Nov. 1991. Informationsschrift für Weiterbildungsteilnehmer und Kandidaten der Deutschen Psychoanalytischen Vereinigung

Traudel Simon-Wundt:

Märchendialoge mit Kindern – ein psycho-diagnostisches Verfahren

1997. 157 Seiten, broschiert, ISBN 3-608-89662-7

Leben lernen 117

Im Laufe ihrer psychotherapeutischen Arbeit mit Kindern entwickelte die Autorin ein diagnostisches Verfahren, das die Grundproblematik der zur Psychodiagnostik vorgestellten Kinder ebenso zuverlässig wie individuell herausarbeitet: Im Dialog mit Therapeuten erzählen die Kinder ein frei erfundenes Märchen. Diese Erzählung läßt immer auch Rückschlüsse auf die aktuelle Lebenssituation der Kinder und ihre Konflikte zu. Die Auswertung erfolgt anhand präziser Leitfragen.

Gudrun Görlitz:

Kinder ohne Zukunft?

Verhaltenstherapeutische Praxis im Erzieheralltag

1993. 224 Seiten, broschiert, ISBN 3-608-89631-7

Leben lernen 87

Das Buch soll Erziehern, Lehrern, Psychotherapeuten, Kinderärzten und Eltern eine Stütze im Dschungel vieler Erziehungsfragen des Alltags sein. Im Rückgriff auf die Methoden der Integrativen Verhaltenstherapie stellt die Autorin Möglichkeiten der Prävention von tiefgehenden seelischen Störungen sowie ein zukunftsorientiertes Modell von Kindererziehung vor. Zwar kann es keine Patentrezepte für gelungene Erziehung geben, doch es lassen sich einige elementare Regeln im Umgang mit Kindern formulieren, die eine gesunde Entwicklung und ein friedliches Zusammenleben unterstützen.

pfeiffer
bei Klett-Cotta